U0238511

妇产科疾病治疗与护理规范

FUCHANKE JIBING ZHILIAO YU HULI GUIFAN

主编　张韶兰　王海兰　王玲玲
　　　贾灵芝　王晓雪　周丽媛

山东大学出版社
SHANDONG UNIVERSITY PRESS
·济南·

图书在版编目（CIP）数据

妇产科疾病治疗与护理规范／张韶兰等主编. —济
南：山东大学出版社，2021.10
ISBN 978-7-5607-7193-9

Ⅰ.①妇…　Ⅱ.①张…　Ⅲ.①妇产科病－诊疗②妇产
科病－护理　Ⅳ.①R71②R473.71

中国版本图书馆 CIP 数据核字（2021）第 268255 号

策划编辑　徐　翔
责任编辑　毕文霞
文案编辑　毕玉璇
封面设计　宗　宁

出版发行　山东大学出版社
社　　址　山东省济南市山大南路20号
邮政编码　250100
发行热线　（0531）88363008
经　　销　新华书店
印　　刷　山东麦德森文化传媒有限公司
规　　格　787毫米×1092毫米　1/16
　　　　　17.5印张　2彩插　445千字
版　　次　2021年10月第1版
印　　次　2021年10月第1次印刷
定　　价　158.00元

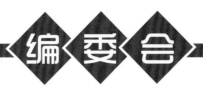

前 言
FOREWORD

21世纪是生命科学的世纪，是循证医学不断完善的世纪。如何迎接新世纪生命科学的发展，遵循循证医学的诊疗方式，适应社会科学与生命学科相互交叉、彼此渗透、立体发展的医学模式，是新时代医务工作者需要解决的重要问题。所以，现代医护人员需要应用经过科学论证过的证据指导临床实践，以审慎、明确、客观的观点为患者提供高质量的医疗服务。

医学科学技术日新月异的发展，无疑也促进了妇产科疾病诊疗与护理的基础理论与技术的研究，使原有的诊疗与护理方案在许多方面有了新的进展，这让工作在临床一线的各级医务人员，面临着知识更新以及临床应用的实际问题。因此，我们结合自身多年的临床工作经验，编写了《妇产科疾病治疗与护理规范》一书，希望能够帮助广大医师及护士提高诊疗与护理水平。

首先，本书简要叙述了女性生殖系统的生理学和妇产科常用的技术等基础知识，以帮助读者更好地理解后文对临床实际问题的剖析；其次，本书将近年妇产科领域的新技术巧妙地渗透到了对妇科内分泌疾病、妇科非特异性炎症、异常妊娠和异常分娩等各类常见疾病的诊疗方案阐述上，体现了理论与实际相结合的重要性；最后，本书较为全面地讲解了月经失调、子宫内膜异位症、异位妊娠和胎膜早破等多种疾病的护理操作，且指出了护理过程中需要注意的关键点。全书内容丰富，易学易懂，可供各级医院的临床医生、护理人员参阅。

鉴于我们编写水平有限，加之时间仓促，本书的不足乃至错误在所难免，诚请广大读者不吝赐教，以便修正。

《妇产科疾病治疗与护理规范》编委会

2021年9月

目 录
CONTENTS

第一章

概　述

第一节　女性生殖系统的生理特点

一、卵巢功能的兴衰

卵巢的生理功能是产生卵子和女性激素(雌二醇和黄体酮),这两种功能与卵巢内连续、周而复始的卵泡发育成熟、排卵和黄体形成相伴随,为卵巢功能期不可分割的整体活动。在女性一生中,卵巢的大小和功能随促性腺激素的强度的改变而发生变化,其功能的兴衰还与卵巢本身所含卵子的数量及卵泡消耗有关。女性一生卵巢功能的兴衰,下文将按胎儿期、新生期、儿童期、成人期四个时期分述。

(一)胎儿期卵巢

人类胎儿期卵巢的发生分四个阶段:①性腺未分化阶段;②性腺分化阶段;③卵原细胞有丝分裂及卵母细胞;④卵泡形成阶段。

1.性腺未分化阶段

性腺未分化阶段大约在胚胎的第5周,中肾之上的体腔上皮及其下方的间充质增生,凸向腹腔形成生殖嵴。生殖嵴的上皮细胞向内增生伸入间充质(髓质),形成指状上皮索,即原始生殖索,此为性腺内支持细胞的来源,此后原始生殖索消失。原始生殖细胞来自卵黄囊壁内,胚胎第4周仅有1 000~2 000个生殖细胞,胚胎第6周生殖细胞移行到生殖嵴。

生殖细胞在移行过程增生,至胚胎第6周,原始生殖细胞有丝分裂至10 000个,至胚胎第6周末,性腺含有生殖细胞、来自体腔上皮的支持细胞及生殖嵴的间充质。生殖细胞是精子和卵子的前体,此时性腺无性别差异,称为原始性腺。

2.性腺分化阶段

胚胎第6~8周,性腺向睾丸还是卵巢分化取决于性染色体。Y染色体上存在一个性别决定区(sex-determining region on the Y chromosome,SRY),它使原始性腺分化为睾丸。当性染色体为XX时,体内无决定睾丸分化的基因,原始性腺在胚胎第6~8周向卵巢分化,生殖细胞快速有丝分裂为卵原细胞为卵巢分化的第一征象。至胚胎第16~20周,卵原细胞达到600万~700万。

3.卵母细胞形成

胚胎第11～12周,卵原细胞开始进入第一次减数分裂,此时卵原细胞转变为卵母细胞。至出生时,全部卵母细胞处于减数分裂前期的最后阶段——双线期,并停留在此阶段;抑制减数分裂向前推进的因子可能来自颗粒细胞。卵母细胞减数分裂的第一次激活是在排卵时(完成第一次减数分裂),第二次是在精子穿入时(完成第二次减数分裂)。卵母细胞经历两次减数分裂,每次排出一个极体,最后形成成熟卵细胞。

4.卵泡形成阶段

胚胎第18～20周卵巢髓质血管呈指状,逐渐伸展突入卵巢皮质。随着血管的侵入,皮质细胞团被分割成越来越小的片段,随血管进入的血管周围细胞(间充质或上皮来源为颗粒细胞前体)包绕卵母细胞形成始基卵泡。始基卵泡形成过程与卵母细胞减数分裂是同步的,出生时所有处在减数分裂双线期的卵母细胞均以始基卵泡的形式存在。但卵母细胞一旦被颗粒细胞前体包绕,卵泡即以固定速率进入自主发育和闭锁的轨道。

至出生时,卵巢内生殖细胞总数下降至100万～200万个,生殖细胞的丢失发生于生殖细胞有丝分裂、减数分裂各个阶段,以及最后的卵泡形成阶段。染色体异常将促进生殖细胞的丢失,一条X染色体缺失(45,X)者的生殖细胞移行及有丝分裂均正常,但卵原细胞不能进入减数分裂,致使卵原细胞迅速丢失,出生时卵巢内无卵泡,性腺呈条索状。

(二)新生儿期卵巢

出生时卵巢直径为1 cm,重量为250～350 mg,皮质内几乎所有的卵母细胞均包含在始基卵泡内。此期可以看到不同发育程度的卵泡,卵巢可呈囊性,这是因为出生后1年内垂体促性腺素中的卵泡刺激素持续升高对卵巢的刺激;出生后1～2年,促性腺激素水平下降至最低点。

(三)儿童期卵巢

儿童期卵巢的特点是血浆垂体促性腺激素水平低下,下丘脑功能活动处抑制状态,垂体对促性腺激素释放激素不反应。但是儿童期卵巢并不是静止的,卵泡仍以固定速率分期、分批自主发育和闭锁。当然,由于缺乏促性腺素的支持,卵泡经常是发育到窦前期即闭锁。因此,此期卵泡不可能有充分的发育和功能表现。但卵泡闭锁使卵泡的残余细胞加入卵巢的间质部分,并使儿童期卵巢增大。

(四)成年期(青春期—生殖期—围绝经期—绝经后期)

至青春期开始时,生殖细胞数量下降到30万～50万个。在以后35～40年的生殖期,将有400～500个卵泡被选中排卵,每一个卵泡参与排卵,将有1 000个卵泡伴随生长,随之闭锁丢失。至绝经期卵泡仅剩几百个,在绝经前的最后10～15年,卵泡丢失加速,这可能与该期促性腺素浓度逐渐升高有关。

在女性生殖期,由卵泡成熟、排卵及黄体形成组成的周而复始活动是下丘脑-垂体-卵巢之间相互作用的结果。下丘脑神经激素、垂体促性腺素、卵泡和黄体产生的甾体激素,以及垂体和卵巢的自分泌/旁分泌共同参与排卵活动的调节。

二、女性一生各阶段的生理特点

女性一生根据生理特点和年龄,可划分为新生儿期、儿童期、青春期、性成熟期、围绝经期、绝经后期及老年期六个阶段。掌握女性各个生理阶段的特点,对各个生理时期的生殖健康保健十分重要。

（一）新生儿期

出生后 4 周内称新生儿期。女性胎儿在母体内受胎盘及母体性腺所产生的女性激素影响，新生儿出生时可见外阴较丰满，乳房隆起或有少许泌乳；出生后脱离胎盘循环，血中女性激素水平迅速下降，可出现少量阴道流血。以上这些生理变化短期内均自然消退。

（二）儿童期

从出生 4 周到 12 岁左右称儿童期。此期生殖器由于无性激素作用，呈幼稚型，阴道狭长，约占子宫全长的 2/3，子宫肌层薄。在儿童期后期（8 岁以后），下丘脑促性腺激素释放激素（GnRH）抑制状态解除，GnRH 开始分泌，垂体合成和分泌促性腺激素，卵巢受垂体促性腺激素作用开始发育并分泌雌激素。在雌激素作用下女孩逐步出现第二性征发育和女性体态。卵巢内卵泡由于在儿童期自主发育和后期在促性腺激素的作用下耗损，至青春期生殖细胞下降至 30 万个。

（三）青春期

青春期指自第二性征开始发育至生殖器官逐渐发育成熟至获得生殖能力（性成熟）的一段生长发育期。世界卫生组织（WHO）将女孩青春期年龄定为 10～18 岁，这一时期的生理特点如下。

1.第二性征发育和女性体态

乳房发育是青春期的第一征象（平均 9.8 岁），以后阴毛、腋毛生长（平均 10.5 岁），至 13～14 岁，女孩第二性征发育基本达成年型。骨盆横径发育大于前后径，脂肪堆积于胸部、髋部、肩部，形成女性特有体态。

2.生殖器官发育（第一性征）

由于促性腺激素作用，卵巢逐渐发育增大，卵泡开始发育和分泌雌激素，促使内、外生殖器开始发育。外生殖器从幼稚型变为成人型，大小阴唇变肥厚，色素沉着，阴阜隆起，阴毛长度和宽度逐渐增加，阴道黏膜变厚并出现皱襞，子宫增大，输卵管变粗。

3.生长突增

在乳房发育开始 2 年以后（11～12 岁），女孩身高增长迅速，每年增高 5～7 cm，最高可达 11 cm，这一现象称生长突增，与卵巢在促性腺激素作用下分泌雌激素，以及与生长激素、胰岛素样生长因子的协同作用有关。直至月经来潮后，生长速度减缓，与此时卵巢分泌的雌激素量增多，从而促进骨骺愈合有关。

4.月经来潮

女孩第一次月经来潮称月经初潮，为青春期的一个里程碑，标志着卵巢产生的雌激素已足以使子宫内膜增生，在雌激素达到一定水平而有明显波动时，引起子宫内膜脱落，即出现月经。月经初潮为卵巢具有产生足够雌激素能力的表现，但由于此时中枢对雌激素的正反馈机制尚未成熟，因而卵泡即使能发育成熟也不能排卵。因此，初潮后一段时期内，因排卵机制未臻成熟，月经一般无一定规律，甚至可反复发生无排卵性功能失调性子宫出血。

5.生殖能力

规律的周期性排卵是女性性成熟并获得生殖能力的标志。多数女孩在初潮后需 2～4 年才能建立规律性周期性排卵，此时女孩虽已初步具有生殖能力，但整个生殖系统的功能尚未完善。

（四）性成熟期

性成熟期一般在 18 岁左右开始，历时 30 年。每个生殖周期，生殖器官各部及乳房在卵巢分泌的性激素的周期性作用下发生利于生殖的周期性变化。

（五）围绝经期

1994 年,世界卫生组织将围绝经期定义为始于卵巢功能开始衰退直至绝经后一年内的一段时期。

卵巢功能开始衰退一般始于 40 岁以后,该期以无排卵、月经失调为主要症状,可伴有阵发性潮热、出汗等,历时短至 1～2 年,长至十余年。因长时间无排卵,子宫内膜长期暴露于雌激素作用,而无孕激素保护,故此时期妇女为子宫内膜癌的高发人群。至卵巢功能完全衰竭时,则月经永久性停止,称绝经。中国妇女的平均绝经年龄为 50 岁。

绝经后卵巢内卵泡发育及雌二醇分泌停止,此期因体内雌激素浓度急剧下降,血管舒缩症状加重,并可出现神经精神症状,表现为潮热出汗、情绪不稳定、不安、抑郁或烦躁、失眠等。

（六）绝经后期及老年期

绝经后期是指绝经一年后的生命时期。绝经后期的早期,虽然卵巢内卵泡耗竭,卵巢分泌雌激素的功能停止,但卵巢间质尚有分泌雄激素功能,此期经雄激素外周转化的雌酮成为循环中的主要雌激素。肥胖者雌酮转化率高于消瘦者。由于绝经后体内雌激素含量明显下降,特别是循环中雌二醇降低,出现低雌激素相关症状及疾病,如心血管疾病、骨矿含量丢失等。但由于雌酮升高,以及其对子宫内膜的持续刺激作用,该期仍可能发生子宫内膜癌。妇女 60 岁以后机体逐渐老化,进入老年期。卵巢间质的内分泌功能逐渐衰退,生殖器官渐萎缩,此时骨质疏松症甚至骨折发生率增加。

（张韶兰）

第二节　女性生殖系统的内分泌调节

在脑部存在两个调节生殖功能的部位,即下丘脑和垂体。多年来的科学研究已揭示了下丘脑-垂体-卵巢激素的相互作用与女性排卵周期性的动态关系,这种动态关系涉及下丘脑-垂体生殖激素对卵巢功能的调节,以及卵巢激素对下丘脑-垂体分泌的生殖激素的反馈调节,此为下丘脑-垂体-卵巢的内分泌调节轴。近年来,研究还发现垂体和卵巢的自分泌/旁分泌在卵巢功能的调节中起重要作用。

在女性生殖周期中,卵巢激素的周期性变化对生殖器官的作用,使生殖器官出现有利于生殖的周期性变化。对于灵长类动物,雌性在生殖周期若未受孕,则最明显的特征是周期性的子宫内膜脱落所引起的子宫周期性出血,称月经。因而,灵长类雌性生殖周期也称月经周期。

中枢生殖调节激素包括下丘脑和腺垂体分泌的与生殖调节有关的激素。

一、下丘脑促性腺激素释放激素

（一）化学结构

下丘脑促性腺激素释放激素是控制垂体促性腺激素分泌的神经激素,其化学结构由 10 个氨基酸（焦谷氨酸、组氨酸、色氨酸、丝氨酸、酪氨酸、甘氨酸、亮氨酸、精氨酸、脯氨酸及甘氨酸）组成。

（二）产生部位及运输

GnRH 主要是由下丘脑弓状核的 GnRH 神经细胞合成和分泌。GnRH 神经元分泌的 GnRH 经垂体门脉血管被输送到腺垂体。

（三）GnRH 的分泌特点及生理作用

下丘脑 GnRH 的生理分泌为持续的脉冲式节律分泌,其生理作用为调节垂体促卵泡生成素（FSH）和促黄体生成素（LH）的合成和分泌。

（四）GnRH 分泌调控

GnRH 的分泌受来自血流的激素信号的调节,如垂体促性腺激素和性激素的反馈调节,包括起促进作用的正反馈和起抑制作用的负反馈。控制下丘脑 GnRH 分泌的反馈有长反馈、短反馈和超短反馈。长反馈是指性腺分泌到循环中的性激素的反馈作用,短反馈是指垂体激素的分泌对下丘脑 GnRH 分泌的负反馈,超短反馈是指 GnRH 对其本身合成的抑制。另外,来自中枢神经系统更高中枢的信号还可以通过多巴胺、去甲肾上腺素、儿茶酚胺、内啡肽、5-羟色胺和褪黑素等一系列神经递质调节 GnRH 的分泌。

二、垂体生殖激素

腺垂体分泌的直接与生殖调节有关的激素有促性腺激素和泌乳素。

（一）促性腺激素

促性腺激素包括 FSH 和 LH,它们是由腺垂体促性腺激素细胞分泌的。FSH 和 LH 均为由 α 和 β 两个亚基组成的糖蛋白激素,LH 的相对分子量约为 28 000,FSH 的相对分子量约为 33 000。FSH、LH、人绒毛膜促性激素（HCG）和促甲状腺激素（TSH）四种激素的 α 亚基完全相同,β 亚基不同。α 亚基和 β 亚基均为激素活性所必需的,单独的 α 亚基或 β 亚基不具有生物学活性,只有两者结合形成完整的分子结构才具有活性。

（二）泌乳素

泌乳素主要由垂体前叶催乳素细胞合成分泌,泌乳素细胞占垂体细胞总数的 1/3～1/2。另外,子宫内膜的蜕膜细胞或蜕膜样间质细胞也可分泌少量的催乳素。催乳素能影响下丘脑-垂体-卵巢轴,正常水平的催乳素对卵泡的发育非常重要。过高的催乳素水平会抑制 GnRH、LH 和 FSH 的分泌,抑制卵泡的发育和排卵,导致排卵障碍。因此,高泌乳素血症患者会出现月经稀发和闭经。

垂体催乳素的分泌主要受下丘脑分泌的激素或因子调控。多巴胺是下丘脑分泌的最主要的催乳素抑制因子,它与催乳素细胞上的 D_2 受体结合后发挥作用。多巴胺能抑制催乳素 mRNA 的表达、催乳素的合成及分泌,是目前已知的最强的催乳素抑制因子。一旦下丘脑多巴胺分泌减少或下丘脑-垂体间多巴胺转运途径受阻,就会出现高泌乳素血症。下丘脑分泌的催乳素释放因子包括促甲状腺素释放激素（TRH）、血管升压素、催产素等。TRH 能刺激催乳素 mRNA 的表达,促进催乳素的合成与分泌。原发性甲状腺功能减退者发生的高泌乳素血症就与患者体内的 TRH 升高有关。血管升压素和催产素对催乳素分泌的影响很小,可能不具有临床意义。

许多生理活动都可影响体内的催乳素水平。睡眠后催乳素分泌显著增加,直到睡眠结束,醒后分泌减少。一般来说,人体内催乳素水平在早晨 5:00～7:00 最高,9:00～11:00 最低,下午较上午高。精神状态也影响催乳素的分泌,激动或紧张时催乳素分泌显著增加。另外,高蛋白饮食、性交和哺乳等也可使催乳素分泌增加。

三、卵巢生理周期及调节

本小节将阐述卵巢内卵泡发育、排卵及黄体形成至退化的生理周期变化及调节,以及垂体促性腺激素与卵巢激素相互作用关系。卵巢内激素关系与形态学和自分泌/旁分泌活动的关系使卵巢活动周而复始。

(一)卵泡的发育

近年来,随着生殖医学的发展,人们对卵泡发育的过程有了进一步的了解。目前认为,卵泡的发育成熟过程跨越的时间很长,仅从有膜的窦前卵泡发育至成熟卵泡就需要 85 天(图 1-1)。

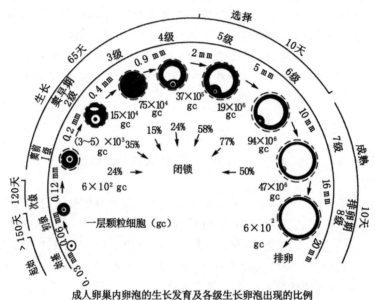

成人卵巢内卵泡的生长发育及各级生长卵泡出现的比例

图 1-1　卵泡发育示意图

始基卵泡直径约 30 μm,由一个卵母细胞和一层扁平颗粒细胞组成。新生儿两侧卵巢内共有 100 万～200 万个始基卵泡,青春期启动时有 20 万～40 万个始基卵泡。性成熟期,每月有一个卵泡发育成熟,女性一生中共有 400～500 个始基卵泡最终发育成成熟卵泡。

初级卵泡是由始基卵泡发育而来的,直径大于 60 μm,此期的卵母细胞增大,颗粒细胞也由扁平变为立方形,但仍为单层。初级卵泡的卵母细胞和颗粒细胞之间出现一层含糖蛋白膜,称为透明带。透明带是由卵母细胞和颗粒细胞共同分泌形成的。

初级卵泡进一步发育,形成次级卵泡。次级卵泡的直径不足 120 μm,由卵母细胞和多层颗粒细胞组成。

初级卵泡和次级卵泡均属窦前卵泡。随着次级卵泡的进一步发育,卵泡周围的间质细胞生长分化成卵泡膜,卵泡膜分为内泡膜层和外泡膜层两层。高庚(Gougen)根据卵泡膜内层细胞和颗粒细胞的生长,把有膜卵泡的生长分成 8 个等级,具体如下。

次级卵泡在第一个月经周期的黄体期进入第 1 级,1 级卵泡仍为窦前卵泡;约 25 天后在第 2 个月经周期的卵泡期发育成 2 级卵泡,此时颗粒细胞间积聚的卵泡液增加融合成卵泡腔,因此这种卵泡被称为窦腔卵泡,从此以后的卵泡均为窦腔卵泡。卵泡液中含有丰富的类固醇激素、促性腺激素和生长因子,它们对卵泡的发育具有极其重要的意义。20 天后,卵泡在黄体期末转入第3级,14天后转入第4级,4级卵泡直径约2 mm。10天后,卵泡在第3个月经周期的黄体晚期转入第5级。5级卵泡为卵泡募集的对象,被募集的卵泡从此进入第6、7、8级,每级之间间隔5天(图1-2)。

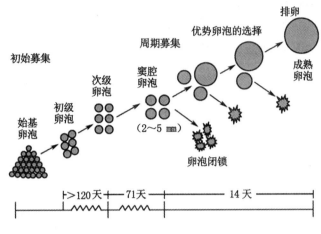

图 1-2　卵泡的募集和选择

1.初始募集

静止的始基卵泡进入到卵泡生长轨道的过程称为初始募集,初始募集的具体机制尚不清楚。目前认为,静止的始基卵泡在卵巢内同时受到抑制因素和刺激因素的影响,当刺激因素占上风时就会发生初始募集。FSH水平升高可导致初始募集增加,这说明FSH能刺激初始募集的发生。但是始基卵泡上没有FSH受体,因此FSH对初始募集的影响可能仅仅是一种间接影响。

一些局部生长因子在初始募集的启动中可能起关键作用,如生长分化因子-9(growth differentiation factor-9,GDF-9)和kit配体等。GDF-9是转化生长因子/激活素家族中的一员,它由卵母细胞分泌,对大鼠的初始募集至关重要。GDF-9发生基因突变时,大鼠的始基卵泡很难发展到初级卵泡。kit配体是由颗粒细胞分泌的,它与卵母细胞和颗粒细胞上的kit受体结合。kit配体是初始募集发生的关键因子之一。

2.营养生长阶段

从次级卵泡到4级卵泡的生长过程很缓慢,次级卵泡及其以后各期卵泡的颗粒细胞上均有FSH、雌激素和雄激素受体。泡膜层也是在次级卵泡期形成,泡膜细胞上有LH受体。由于卵泡上存在促性腺激素受体,所以促性腺激素对该阶段的卵泡生长也有促进作用。

不过促性腺激素对该阶段卵泡生长的影响较小。即使没有促性腺激素的影响,卵泡也可以发展成早期窦腔卵泡。与促性腺激素水平正常时的情况相比,缺乏促性腺激素时,卵泡生长得更慢,生长卵泡数更少。

由于该阶段卵泡的生长对促性腺激素的依赖性很小,可能更依赖卵巢的局部调节,如胰岛素样生长因子和转化生长因子-β等,因此Gougeon称此阶段为营养生长阶段(图1-3)。

3.周期募集

在黄体晚期,生长卵泡发育成直径为2~5 mm的5级卵泡。绝大部分5级卵泡将发生闭锁,只有少部分5级卵泡在促性腺激素(主要是FSH)的作用下,可以继续生长发育并进入到下个月经周期的卵泡期。这种少部分5级卵泡被募集到继续生长的轨道的过程,就称为周期募集(图1-2)。

4级卵泡以后的各级卵泡的生长对促性腺激素的依赖很大,如果促性腺激素水平比较低,这些卵泡将发生闭锁。另外,雌激素也能促进这些卵泡的生长,因此雌激素有抗卵泡闭锁的作用。在青春期前也有卵泡生长,但是由于促性腺激素水平低,这些生长卵泡在周期募集发生前都闭锁了。在青春期启动后,下丘脑-垂体-卵巢轴被激活,促性腺激素分泌增加,周期募集才开始成为可能。

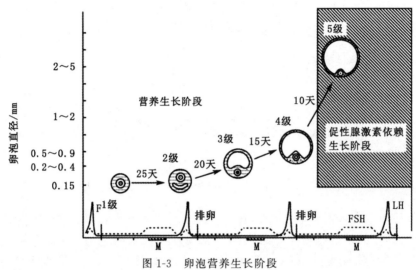

图1-3 卵泡营养生长阶段

在黄体晚期,黄体功能减退,雌孕激素水平下降,促性腺激素水平轻度升高。在升高的促性腺激素的作用下,一部分5级卵泡被募集,从而可以继续生长。由此可见,周期募集的关键因素是促性腺激素。

4.促性腺激素依赖生长阶段

周期募集后的卵泡的生长依赖促性腺激素,目前认为5级以后,卵泡的生长都需要一个最低水平的FSH,即阈值。只有FSH水平达到或超过阈值时,卵泡才能继续生长,否则卵泡将闭锁。因此5级及其以后的卵泡生长阶段被称为促性腺激素依赖生长阶段。雌激素对该阶段卵泡的生长也有促进作用,雌激素可使卵泡生长所需的FSH阈值降低。

5.优势卵泡的选择

周期募集的卵泡有多个,但是最终只有一个卵泡发育为成熟卵泡并发生排卵。这个将来能排卵的卵泡被称为优势卵泡,选择优势卵泡的过程称为优势卵泡的选择。

优势卵泡的选择发生在卵泡早期(月经周期的第5~7天)。目前认为优势卵泡的选择与雌激素的负反馈调节有关,优势卵泡分泌雌激素的能力强,其卵泡液中的雌激素水平高。一方面,雌激素能在卵泡局部协同FSH,促进颗粒细胞的生长,提高卵泡对FSH的敏感性。另一方面,雌激素对垂体FSH的分泌具有负反馈抑制作用,使循环中的FSH水平下降。卵泡中期,随着卵泡的发育和雌激素分泌的增加,FSH分泌减少。优势卵泡分泌雌激素的能力强,对FSH敏感,因此其生长对FSH的依赖较小,可继续发育。分泌雌激素能力低的卵泡,其卵泡液中的雌激素水平低,对FSH不敏感,生长依赖于高水平的FSH,FSH水平下降时它们将闭锁。

6.排卵

成熟卵泡也被称为格拉夫(Graaffian)卵泡,直径可达 20 mm 以上。成熟卵泡破裂,卵母细胞排出,这个过程称为排卵。排卵发生在卵泡晚期,此时雌二醇水平迅速上升并达到峰值,该峰值可达 350 pg/mL 以上。高水平的雌二醇对下丘脑-垂体产生正反馈,诱发垂体 LH 峰性分泌,形成 LH 峰。LH 峰诱发排卵,在 LH 峰出现 36 小时后发生排卵。

排卵需要黄体酮和前列腺素。排卵前的 LH 峰诱导颗粒细胞产生孕激素受体,孕激素受体缺陷者存在排卵障碍,这说明孕激素参与排卵的调节。排卵前的 LH 峰激活环氧合酶(COX-2)的基因表达,COX-2 合成增加,前列腺素生成增多。前列腺素缺乏会导致排卵障碍,这说明前列腺素也参与排卵的调节。

排卵过程的具体机制尚不清楚,下面把目前对排卵的一些认识作一简介(图 1-4)。LH 峰激活卵丘细胞和颗粒细胞内的透明质酸酶的基因表达,透明质酸酶的增加使卵丘膨大,目前认为卵泡膨大是排卵的必要条件之一。LH 峰还激活溶酶体酶,在溶酶体酶的作用下排卵斑形成。孕激素的作用是激活排卵相关基因的转录,前列腺素参与排卵斑的形成过程。排卵斑破裂是蛋白水解酶作用的结果,这些酶包括纤溶酶原激活物和基质金属蛋白酶等。

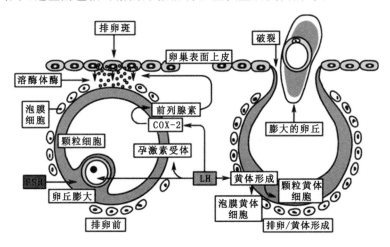

图 1-4　排卵机制
COX-2:环氧合酶

7.卵泡闭锁

在每一个周期中都有许多卵泡生长发育。但是,最终每个月只有一个卵泡发育为成熟卵泡并排卵,其余的绝大多数(99.9%)卵泡都闭锁了。在卵泡发育的各个时期都可能发生卵泡闭锁。卵泡闭锁属于凋亡范畴,一些生长因子和促性腺激素参与其中。

(二)卵母细胞的变化

在卵泡发育的过程中,卵母细胞也发生了重大变化(图 1-5)。随着卵泡的增大,卵母细胞的体积也不断增大。始基卵泡的卵母细胞为处于减数分裂前期Ⅰ的初级卵母细胞,LH 峰出现后进入到减数分裂中期Ⅰ,排卵前迅速完成第一次减数分裂,形成 2 个子细胞:次级卵母细胞和第一极体。次级卵母细胞很快进入到减数分裂中期Ⅱ,且停止于该期。直到受精后才会完成第二次减数分裂。

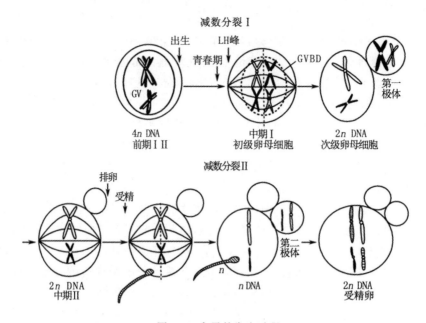

图 1-5　卵子的发生过程

GV:生发小泡;GVBD:生发小泡破裂(breakdown);$4n$ DNA:4 倍体

(正常体细胞为 2 倍体);$2n$ DNA:2 倍体;n DNA:单倍体。

（三）卵泡发育的调节

FSH 是促进卵泡发育的主要因子之一,窦前期卵泡和窦腔卵泡的颗粒细胞膜上均有 FSH 受体,FSH 本身能上调 FSH 受体的基因表达。FSH 能刺激颗粒细胞的增生,激活颗粒细胞内的芳香化酶。另外,FSH 还能上调颗粒细胞上 LH 受体的基因表达。LH 受体分布于卵泡膜细胞和窦期卵泡的颗粒细胞上,它对卵泡的生长发育也很重要。LH 的主要作用是促进卵泡膜细胞合成雄激素,后者是合成雌激素的前体。

雌激素参与卵泡生长发育各个环节的调节,颗粒细胞和卵泡膜细胞均为雌激素的靶细胞。雌激素能刺激颗粒细胞的有丝分裂,促进卵泡膜细胞上 FSH 受体和 LH 受体的基因表达。雌激素在窦腔形成和优势卵泡选择的机制中居重要地位。雄激素在卵泡发育中的作用目前尚不清楚,但临床上有证据提示,雄激素过多可导致卵泡闭锁。

四、卵巢的自分泌/内分泌

卵泡内还有许多蛋白因子,如抑制素、激活素、胰岛素样生长因子等,它们也参与卵泡发育的调节,但其具体作用还有待于进一步的研究。

（一）抑制素、激活素和卵泡抑素

抑制素、激活素和卵泡抑素属同一家族的肽类物质,由颗粒细胞在 FSH 作用下产生。抑制素是抑制垂体 FSH 分泌的重要因子。激活素的作用是刺激 FSH 释放,在卵巢局部起增强 FSH 的作用。卵泡抑素具有抑制 FSH 活性的作用,此作用可能是通过与激活素的结合完成的。

抑制素由 α、β 两个亚单位组成,其中 β 亚单位主要有两种,即 $β_A$ 和 $β_B$。α 亚单位和 $β_A$ 亚单位组成的抑制素称为抑制素 A($αβ_A$),α 亚单位和 $β_B$ 亚单位组成的抑制素称为抑制素 B($αβ_B$)。

激活素是由构成抑制素的 β 亚单位两两结合而成的,由两个 β_A 亚单位组成的激活素称为激活素 A($\beta_A\beta_A$),由两个 β_B 亚单位组成的称为激活素 B($\beta_B\beta_B$),由一个 β_A 亚单位和一个 β_B 亚单位组成的称为激活素 AB($\beta_A\beta_B$)。近年又有一些少见的 β 亚单位被发现,目前尚不清楚它们的分布和作用。

在整个卵泡期抑制素 A 水平都很低,随着 LH 的出现,抑制素 A 的水平也开始升高,黄体期达到峰值,其水平与黄体酮水平平行。黄体晚期抑制素水平很低,此时 FSH 水平升高,5 级卵泡募集。卵泡早期,FSH 水平升高,激活素和抑制素 B 水平也升高。卵泡中期抑制素 B 达到峰值,此时由于卵泡的发育和抑制素 B 水平的升高,FSH 水平下降,因此发生了优势卵泡的选择。优势卵泡主要分泌抑制素 A。排卵后,黄体形成,黄体主要分泌激活素 A 和抑制素 A。因此卵泡晚期和黄体期,抑制素 B 水平较低。绝经后,卵泡完全耗竭,抑制素分泌也停止。除卵巢外,体内其他一些组织器官也分泌激活素,因此绝经后妇女体内的激活素水平没有明显的变化。由于抑制素 B 主要由早期卵泡分泌,因此它可以作为评估卵巢储备功能的指标。同样,抑制素 A 可以作为评估优势卵泡发育情况的指标。

(二)胰岛素样生长因子

胰岛素样生长因子(IGF)为低分子量的单链肽类物质,其结构和功能与胰岛素相似,故称之为胰岛素样生长因子。IGF 有两种:IGF-1 和 IGF-2。循环中的 IGF-1 由肝脏合成(生长激素依赖),通过循环到达全身各组织发挥生物效应。近年来,大量研究表明,体内多数组织能合成 IGF-1,其产生受到生长激素或器官特异激素的调节。卵巢产生的 IGF 量仅次于子宫和肝脏。在卵巢,IGF 产生于卵泡颗粒细胞和卵泡膜细胞,促性腺素对其产生具有促进作用。

IGF 对卵巢的作用已经阐明,IGF 受体在人卵巢的颗粒细胞和卵泡膜细胞中均有表达。已证明 IGF-1 具有促进促性腺素对卵泡膜和颗粒细胞的作用,包括颗粒细胞增生、芳香化酶活性、LH 受体合成及抑制素的分泌。IGF-Ⅱ对颗粒细胞的有丝分裂也有刺激作用。在人类卵泡细胞,IGF-1 协同 FSH 刺激蛋白合成和类固醇激素合成。在颗粒细胞上出现 LH 受体时,IGF-1 能提高 LH 的促黄体酮合成作用及刺激颗粒细胞黄体细胞的增生。IGF-1 与 FSH 协同促进排卵前卵泡的芳香化酶活性。因此,IGF-1 对卵巢雌二醇和黄体酮的合成均具有促进作用。另外,IGF-1 的促卵母细胞成熟和促受精卵卵裂的作用在动物实验中均得到证实。离体实验表明,IGF-1 对人未成熟卵具有促成熟作用。

有 6 种 IGF 结合蛋白(IGFBPs),即 IGFBP-1、IGFBP-2、IGFBP-3、IGFBP-4、IGFBP-5、IGFBP-6,其作用是与 IGF 结合,调节 IGF 的作用。游离状态的 IGFs 具有生物活性,与 IGFBPs 结合的 IGFs 无生物活性。另外,IGFBPs 对细胞还具有与生长因子无关的直接作用。卵巢局部产生的 IGFBPs 的基本功能是通过在局部与 IGFs 结合,从而降低 IGFs 的活性。

IGF 的局部活性还可受到蛋白水解酶的调节,蛋白水解酶可调节 IGFBP 的活性。雌激素占优势的卵泡液中 IGFBP-4 浓度非常低;相反雄激素占优势的卵泡液中有高浓度的 IGFBP-4。蛋白水解酶可降低 IGFBPs 的活性及提高 IGF 的活性,这是保证优势卵泡正常发育的另一机制。

(三)抗米勒激素

抗米勒激素由颗粒细胞产生,具有抑制卵母细胞减数分裂和直接抑制颗粒细胞和黄体细胞增生的作用,并可抑制 EGF 刺激的细胞增生。

(四)卵母细胞成熟抑制因子

卵母细胞成熟抑制因子(OMI)由颗粒细胞产生,具有抑制卵母细胞减数分裂的作用,卵丘的完整性是其活性的保证,LH 排卵峰能克服或解除其抑制作用。

(五)内皮素-1

内皮素-1 是肽类物质,产生于血管内皮细胞,以前称之为黄素化抑制因子,可以抑制 LH 促进的黄体酮分泌。

五、黄体

排卵后卵泡壁塌陷,卵泡膜内的血管和结缔组织伸入到颗粒细胞层。在 LH 的作用下,颗粒细胞继续增大,空泡化,积聚黄色脂质,形成黄色的实体结构,称为黄体。颗粒细胞周围的卵泡膜细胞也演化成卵泡膜黄体细胞,成为黄体的一部分。如不受孕,黄体仅维持 14 天,以后逐渐被结缔组织取代,形成白体。受孕后黄体可维持 6 个月,以后也将退化成白体。

LH 是黄体形成的关键因素,研究表明,它对黄体维持也有重要的意义。在黄体期,黄体细胞膜上的 LH 受体数先进行性增加,以后再减少。但是即使在黄体晚期,黄体细胞上也含有大量的 LH 受体。缺少 LH 时,黄体酮分泌会明显减少。

在非孕期,黄体的寿命通常只有 14 天左右。非孕期黄体退化的机制目前尚不清楚,用 LH 及其受体的变化无法解释。有研究者认为可能与一些调节细胞凋亡的基因有关。

下丘脑-垂体-卵巢轴激素的相互关系:下丘脑-垂体-卵巢轴是一个完整而协调的神经内分泌系统。下丘脑通过分泌 GnRH 控制垂体 LH 和 FSH 的释放,从而控制性腺发育和性激素的分泌,卵巢在促性腺激素作用下,发生周期性排卵并伴有卵巢性激素分泌的周期性变化,而卵巢性激素对中枢生殖调节激素的合成和分泌又具有反馈调节作用,从而使循环中 LH 和 FSH 呈密切相关的周期性变化。

性激素反馈作用于中枢,使下丘脑 GnRH 和垂体促性腺激素合成或分泌增加时,称正反馈;反之,使下丘脑 GnRH 和垂体促性腺激素合成或分泌减少时,称负反馈。

当循环中雌激素低于 200 pg/mL 时,对垂体 FSH 的分泌起抑制作用(负反馈)。因此,在卵泡期,随着卵泡发育,卵巢分泌雌激素的增加,垂体释放 FSH 受到抑制,使循环中 FSH 下降。当卵泡接近成熟,卵泡分泌雌激素使循环中雌激素达到高峰,当循环中雌激素浓度达到或高于 200 pg/mL 时,即刺激下丘脑 GnRH 和垂体 LH、FSH 大量释放(正反馈),形成循环中的 LH、FSH 排卵峰。然后成熟卵泡在 LH、FSH 排卵峰的作用下排卵,继后黄体形成,卵巢不仅分泌雌激素,还分泌黄体酮。黄体期无论是垂体 LH 和 FSH 的释放还是合成均受到抑制作用,循环中 LH、FSH 下降,卵泡发育受限制。黄体萎缩时,循环中雌激素和孕激素水平下降。可见下丘脑-垂体-卵巢轴分泌的激素的相互作用是女性生殖周期运转的机制,卵巢是调节女性生殖周期的重要环节。若未孕,卵巢黄体萎缩,致使子宫内膜失去雌、孕激素的支持而萎缩、坏死,引起子宫内膜脱落和出血。因此月经来潮是一个生殖周期生殖的失败及一个新的生殖周期开始的标志。

(张韶兰)

第三节 子宫内膜及其他生殖器官的周期性变化

卵巢周期中,卵巢分泌的雌、孕激素作用于子宫内膜及生殖器官,使其发生支持生殖的周期性变化。

一、子宫内膜周期性变化及月经

(一)子宫内膜的组织学变化

子宫内膜在解剖结构上分为基底层和功能层。基底层靠近子宫肌层,对月经周期中激素变化没有反应;功能层是由基底层再生的增生带,在月经周期受卵巢雌、孕激素的序贯作用发生周期性变化,若未受孕,则功能层在每一周期最后脱落伴子宫出血,临床上表现为月经来潮。下文将以月经周期为 28 天为例来描述子宫内膜的组织学形态变化。

1.增生期

子宫内膜受雌激素影响,内膜的各种成分,包括表面上皮、腺体、腺上皮、间质及血管均处在一个增生生长过程,称为增生期。与卵巢的卵泡期相对应,子宫内膜的增生期一般持续 2 周,生理情况下可有10～20 天波动。子宫内膜厚度自 0.5 mm 增加到 3.5～5 mm,以腺体增生反应最为明显。根据增生程度一般将其分为早、中和晚期增生三个阶段。增生期早期(28 天周期的第4～7 天),腺体狭窄呈管状,内衬砥柱状上皮,间质细胞梭形,排列疏松,胞质少,螺旋小动脉位于内膜深层;增生期中期(28 天周期的第8～10 天),腺体迅速变长而扭曲,腺上皮被挤压呈高柱状,螺旋小动脉逐渐发育,管壁变厚;增生晚期(28 天周期的第11～14 天),相当于卵泡期雌激素分泌高峰期,子宫内膜雌激素浓度也达高峰,子宫内膜腺体更加弯曲,腺上皮细胞拥挤,致使细胞核不在同一平面而形成假复层,此时腺体向周围扩张,可与邻近腺体紧靠,朝内膜腔的子宫内膜表面形成一层连续的上皮层,含致密细胞成分的内膜基质此时因水肿变疏松。内膜功能层上半部,间质细胞胞质中含极丰富的 RNA,而下半部的间质细胞仅含少量 RNA,此两部分以后分别成为致密层和海绵层,螺旋小动脉在此期末到达子宫内膜表面的上皮层之下,并在此形成疏松的毛细管网。雌激素作用于子宫内膜生长的另一重要特征是纤毛和微绒毛细胞增加。纤毛发生在周期的第 7～8 天,随着子宫内膜对雌激素反应性增加,围绕腺体开口的纤毛细胞增加,对内膜分泌期的分泌活动十分重要;细胞表面绒毛的生成也是雌激素作用的结果,绒毛是细胞质的延伸,起到增加细胞表面营养物质交换的作用。增生期以有丝分裂活动为特征,细胞核 DNA增加,胞质 RNA 合成增加,在子宫的上 2/3 段的子宫内膜功能层即胚泡常见的着床部位最为明显。

2.分泌期

排卵后,子宫内膜除受雌激素影响外,主要受黄体分泌的黄体酮的作用。尽管子宫内膜仍受到雌激素的作用,但由于黄体酮的抗雌激素作用,使子宫内膜的总高度限制在排卵前范围(5～6 mm)。上皮的增生在排卵后 3 天停止,内膜内其他各种成分在限定的空间内继续生长,导致腺体进行性弯曲及螺旋动脉高度螺旋化。另外,黄体酮作用的另一重要特征是使子宫内膜的腺体细胞出现分泌活动,故此期称为分泌期。根据腺体分泌活动的不同阶段,将分泌期分为早、中和

13

晚期三个阶段。分泌期早期(28天周期的第16～19天),50％以上的腺上皮细胞核下的细胞质内出现含糖原的空泡,称核下空泡,为分泌早期的组织学特征;分泌期中期(28天周期的第20～23天),糖原空泡自细胞核下逐渐向腺腔移动,突破腺细胞顶端胞膜,排到腺腔,称顶浆分泌,为分泌中期的组织学特征,此过程历经7天。内膜分泌活动在中期促性腺素峰后7天达高峰,与胚泡种植时间同步。周期的第21～22天为胚泡种植的时间,此时另一突出的特征是子宫内膜基质高度水肿,此变化是由于雌、孕激素作用于子宫内膜,产生前列腺素,使毛细血管通透性增加所致。分泌晚期(28天周期的第24～28天),腺体排空,见弯曲扩张的腺体,间质稀少,基质水肿使子宫内膜呈海绵状。此时,表层上皮细胞下的间质分化为肥大的前脱膜细胞,其下方的间质细胞分化为富含松弛素颗粒的颗粒间质细胞。排卵后第7～13天(月经周期的第21～27天),子宫内膜分泌腺扩张及扭曲最明显。至排卵后第13天,子宫内膜分为三带:不到1/4的组织是无变化的基底层,子宫内膜中部(约占子宫内膜的50％)为海绵层,含高度水肿的间质和高度螺旋化动脉以及分泌耗竭扩张的腺体,在海绵层之上的表层(约占25％高度)是致密层,由水肿肥大的呈多面体的间质细胞呈砖砌样致密排列而成。

3.月经期

月经期即为子宫内膜功能层崩解脱落期。在未受孕情况下,黄体萎缩,雌孕激素水平下降,子宫内膜失去激素支持后最明显的变化是子宫内膜组织的萎陷和螺旋动脉血管明显的舒缩反应。在恒河猴月经期观察到的性激素撤退时子宫内膜的血管活动顺序是,随着子宫内膜的萎陷,螺旋动脉血流及静脉引流减少,继而血管扩张,以后是螺旋动脉呈节律的收缩和舒张,血管痉挛性收缩持续时间一次比一次长,且一次比一次强,最后导致子宫内膜缺血发白。

组织分解脱落机制如下。

(1)血管收缩因子:上述这些变化开始于月经前24小时,导致内膜缺血和淤血,接着血管渗透性增加,白细胞由毛细血管渗透到基质,血管的舒张变化使红细胞渗出至组织间隙,血管表面形成凝血块。此时,分泌期子宫内膜上因组织坏死释放的前列腺素2α($PGF_{2\alpha}$)及前列腺素E_2(PGF_{E_2})水平达到最高。来自腺体细胞的前列腺素$PGF_{2\alpha}$及脱膜间质细胞的内皮素-Ⅰ是强效血管收缩因子,血小板凝集产生的血栓素A(TXA_2)也具有血管收缩作用,从而使经期发生血管及子宫肌层的节律性收缩,而且全内膜血管收缩在整个经期呈进行性加强,使内膜功能层迅速缺血坏死崩解。

(2)溶酶体酶释放:在内膜分泌期的前半阶段,一些强效的组织溶解酶均限制在溶酶体内,这是因为黄体酮具有稳定溶酶体膜的作用。伴随雌、孕激素水平的下降,溶酶体膜不能维持,酶释放到内皮细胞的细胞质,最后到细胞间隙。这些活性酶将消化细胞,导致前列腺素的释放,红细胞外渗,促进组织坏死和血栓形成。

(3)基质金属蛋白酶家族:具有降解细胞外基质及基底膜的各种成分,包括胶原蛋白、明胶等。当黄体酮从子宫内膜细胞撤退时,引起基质金属蛋白酶的分泌,从而导致细胞膜的崩解及细胞外基质的溶解。

(4)细胞凋亡:有相当证据表明,细胞因子中,肿瘤坏死因子(tumor necrosis factor,TNF)是引起细胞凋亡的信号。月经期子宫内膜细胞上TNF-α的分泌达到高峰,可抑制子宫内膜的增生,引起细胞凋亡,引起粘连蛋白的丢失,而粘连蛋白的丢失导致细胞间联系的中断。

(二)月经的临床表现

正常月经具有周期性,间隔为24～35日,平均28天;每次月经持续时间称经期,为2～6天;

出血的第 1 日为月经周期的开始。经量为一次月经的总失血量,月经开始的头 12 小时一般出血量少,第 2～3 日出血量最多,第 3 日后出血量迅速减少。正常月经量为 30～50 mL,超过 80 mL 为月经过多。尽管正常月经的周期间隔、经期及经量均因人而异,但对有规律排卵的妇女(个体)而言,其月经类型相对稳定。周期间隔、经期持续日数及经量变化等的任何偏转,均可能是异常子宫出血,而非正常月经。经期一般无特殊症状,但由于前列腺素的作用,有些妇女下腹部及腰骶部有下坠不适或子宫收缩痛,并可出现腹泻等胃肠功能紊乱症状。少数患者可有头痛及轻度神经系统不稳定症状。

二、其他部位生殖器官的周期性变化

(一)输卵管的周期变化

输卵管在生殖中的作用是促进配子运输,提供受精场所和运输早期胚胎。输卵管可分为四部分:伞部、壶腹部、峡部和间质部。每一部分都有肌层和黏膜层,黏膜层由上皮细胞组成,包括纤毛细胞和分泌细胞。

伞部的主要功能是拾卵,这与该部位的纤毛细胞的纤毛向子宫腔方向摆动有关。壶腹部是受精的场所,该部位的纤毛细胞的纤毛也向子宫腔方向摆动。峡部的肌层较厚,黏膜层较薄。间质部位于子宫肌壁内,由较厚的肌层包围。

拾卵是通过输卵管肌肉收缩和纤毛摆动实现的,卵子和胚胎的运输主要靠输卵管肌肉收缩实现,纤毛运动障碍可造成输卵管性不孕。肌肉收缩和纤毛活动受卵巢类固醇激素的调节。雌激素促进纤毛的生成,孕激素使上皮细胞萎缩,纤毛脱落。

输卵管液是配子和早期胚胎运输的介质,输卵管液的成分随月经周期发生周期性变化。

(二)子宫颈黏液的周期变化

子宫颈黏液(cervical mucus scors,CS)主要由子宫颈内膜腺体的分泌物组成,此外还包括少量来自子宫内膜和输卵管的液体,以及子宫腔和子宫颈的碎屑和白细胞。子宫颈黏液的分泌受性激素的调节,随月经周期发生规律变化。

1.子宫颈黏液的成分

子宫颈黏液由水、无机盐、低分子有机物和大分子的有机物组成。水是子宫颈黏液中最主要的成分,占总量的 85%～95%。无机盐占总量的 1%,其主要成分为氯化钠。低分子有机化合物包括游离的单糖和氨基酸,大分子的有机化合物包括蛋白质和多糖。

2.羊齿植物叶状结晶

羊齿植物叶状结晶(简称羊齿状结晶)是由蛋白质或多糖与电解质结合而成的。羊齿状结晶并不是子宫颈黏液所特有的,它可以出现在含有电解质、蛋白质或胶态的溶液中,如鼻黏液、唾液、羊水、脑脊液等。一般在月经周期的第 8～10 天开始出现羊齿状结晶,排卵前期达到高峰。排卵后,在孕激素的作用下羊齿状结晶消失。

3.子宫颈分泌的黏液量

子宫颈腺体的分泌量随月经周期发生变化。卵泡早中期,子宫颈每天可分泌黏液 20～60 mg,排卵前分泌量可增加 10 倍,每天高达 700 mg。在子宫颈黏液分泌量发生变化的同时,子宫颈黏液的性质也发生了变化。此时的子宫颈黏液拉丝度好,黏性低,有利于精子的穿透。排卵后子宫颈黏液分泌量急剧减少,黏性增加。妊娠后黏液变得更厚,形成黏液栓堵住子宫颈口,可防止细菌和精子的穿透。

（三）阴道上皮周期变化

阴道黏膜上皮细胞受雌、孕激素的影响,也发生周期变化。雌激素使黏膜上皮增生,脱落细胞群中的成熟细胞数量相对增加。孕激素使阴道黏膜上皮细胞大量脱落,中层细胞数量增加。因此,我们可以根据阴道脱落细胞来评价女性生殖内分泌状况。

（四）乳房周期性变化

雌激素作用引起乳腺管的增生,而黄体酮则引起乳腺小叶及腺泡生长。在月经前 10 日,许多妇女有乳房肿胀和疼痛感,可能是由于乳腺管的扩张、充血,以及乳房间质水肿导致。月经期由于雌、孕激素撤退,所有这些变化的伴随症状将消退。

（邓慧卉）

第二章

妇产科常用检查技术

第一节　妇科体格检查

妇科体格检查是妇产科的一种基本检查方法,是正确诊断妇科疾病的重要手段,包括腹部检查、外阴阴道检查、双合诊、三合诊及肛腹诊,通过视诊和触诊了解女性内生殖器、外生殖器的情况。

一、检查前注意事项

(1)详细了解病情,对初次受检或精神过度紧张者应耐心解释,解除其思想顾虑和紧张情绪,取得患者的合作。

(2)检查前必须排空膀胱,必要时排空大便,以免误诊。

(3)月经期一般不做阴道检查,以免带进细菌而导致感染或引起子宫内膜异位。如有不正常阴道出血需做阴道检查时,应先消毒外阴,用消毒的润滑剂、窥器和手套检查。

(4)对未婚者禁做窥器检查及双合诊,限做肛腹诊。若确有必要,应先征得患者本人及家属同意。

二、检查内容和步骤

(一)腹部检查

观察腹部外形,有无蛙腹或隆起。触诊如有肿块,注意其部位、外形、大小、软硬度、活动度、有无压痛等。叩诊注意有无移动性浊音。

(二)外阴阴道检查

1.外阴部检查

观察外阴发育、阴毛数量和分布情况,有无畸形、水肿、皮炎、溃疡、赘生物或肿块。注意皮肤颜色、软硬度,有无增厚、变薄或萎缩。注意阴蒂长短,有无肥大、水肿、赘生物。未婚者处女膜多完整未破,经产妇的处女膜仅留处女膜痕。检查时注意尿道旁腺和前庭大腺有无肿胀,若有脓性分泌物,应涂片检菌和培养。

2.窥器检查

窥器检查的目的为观察阴道及宫颈情况,常用的窥器为两叶窥阴器。若有条件,应采用一次性窥阴器,避免交叉感染。

放置窥器时应将窥器两叶合拢,蘸润滑剂,避开敏感的尿道口周围,沿阴道侧后壁缓慢斜插入阴道内,待窥器进入一半后,逐渐将两叶转平并张开,暴露宫颈、阴道壁和穹隆部。若取阴道分泌物或做宫颈刮片,宜用生理盐水作为润滑剂,以免影响检查结果。

检查阴道时应观察阴道壁黏膜的色泽、弹性及是否光滑,有无阴道隔或双阴道等先天畸形,有无溃疡、肿物、膨出、异物、瘘管,注意穹隆部有无裂伤,注意阴道分泌物的多少、性质、颜色、有无臭味等。

检查子宫颈时应观察子宫颈大小、颜色,外口形状,有无糜烂、撕裂、外翻、腺囊肿、息肉、肿块,有无子宫颈延长、脱垂。

3.阴道检查

阴道检查主要检查阴道及子宫颈。检查者戴消毒手套,示指、中指蘸润滑剂后轻轻进入阴道,在通过阴道口时,用示指和拇指扪触阴道口两侧有无肿块或触痛(诊断有无前庭大腺炎或囊肿存在)。然后进一步检查阴道的松紧度、长度,有无狭窄、瘢痕、结节、肿块、畸形(阴道横隔、阴道纵隔),以及穹隆部有无触痛、饱满、硬结。扪触子宫颈时注意其大小、硬度、有无接触性出血。若拨动子宫颈时患者感疼痛,称宫颈举痛。如怀疑宫颈管有肿瘤,则应伸一指入松弛的宫颈管内触摸。

(三)双合诊

阴道内手指触诊的同时用另一手在腹部配合检查,称为双合诊。双合诊主要检查子宫及附件。

1.子宫

将阴道内手指放在前穹隆,另一手压下腹部,如两手间摸到子宫体,则为前位子宫。如在前穹隆未触及子宫体,则将阴道内手指放在后穹隆,两手配合,如能摸到子宫体,则为后位子宫。检查时注意子宫的位置、大小、形状、软硬度、活动度及有无压痛,表面是否光滑等。

2.附件

将阴道内手指置于一侧穹隆,另一手移向同侧下腹部,向下深压使两手能对合,以了解附件区情况。正常时输卵管不能扪及,而卵巢偶可扪及,应注意其位置、大小、软硬度、活动度以及有无触痛。若扪及肿块,应注意其位置、大小、形状、表面情况、活动度、囊性或实性、与子宫的关系。

(四)三合诊

腹部、阴道、肛门联合检查称为三合诊。一手示指放入阴道,中指放入直肠,另一手放置下腹部联合检查。三合诊的目的在于弥补双合诊的不足,主要借以更清楚地了解位于盆腔较后部及直肠子宫陷凹窝、子宫后壁、宫骶骨韧带、直肠阴道隔、主韧带、子宫颈旁、盆腔内侧壁以及直肠本身的情况。

(五)肛腹诊

一手示指伸入直肠,另一手在腹部配合检查,称为肛腹诊。肛腹诊一般适用于未婚、阴道狭窄或闭锁者。

(周丽媛)

第二节　产科体格检查

一、全身检查

应注意检查孕妇的全身发育、营养状况、身长、体质量、步态、精神状况、有无全身水肿、各器官有无病灶,特别注意血压测量、心肺检查(心脏有无扩大、杂音、心力衰竭现象、肺部有无呼吸音变化或啰音)、乳房检查(乳房发育、乳头大小,以及是否凹陷,能否矫正),腹壁有无妊娠纹、静脉怒张,有无腹水,肝、脾是否肿大,四肢有无畸形、活动度有无限制,下肢有无静脉曲张或水肿,外阴部有无瘢痕、畸形、水肿或静脉曲张。全身检查对于发现有关疾病,判断妊娠可否继续,或孕期中需要特别注意的事项,及时矫治并发症,甚至对分娩处理方法的决定都有重要关系,不容忽视。值得特别提出的是体质测量与血压测定。

二、胎儿检查

探测胎儿在宫内的情况,以及其大小、产式、先露部与胎位,有以下几种检查方法。

(一)视诊

观察腹部(实为子宫)大小及形状,借以估计胎儿大小。

(二)触诊

触诊除可查知胎儿的产式与胎位外,还可测知先露部是否入盆,鉴别异常情况,进一步了解胎儿大小。一般在妊娠3个月以后做腹部检查,6个月以后做四步诊查。

1.第一步

第一步检查子宫底在腹壁的高度及子宫底部为胎儿的哪一部分。

2.第二步

第二步主要鉴别胎背与胎肢的部位。检查者用两手掌分别向下移动至子宫两侧,左右手交替按触子宫,胎背平整,胎肢为不规则的隆凸且有移动性。

3.第三步

检查者将右手拇指及其他四指展开,深探耻骨联合上方,触摸先露部,注意其大小及性状,以鉴别是胎头还是胎臀,并从其深陷程度判断衔接情况。

4.第四步

检查者两手放在先露部两侧,沿骨盆入口方向向下缓缓探入,可查知先露部下降程度。

(三)听诊

自腹壁,即胎儿背部听取胎心音最清晰,其心率为120～160次/分,一般至妊娠5个月才能听到胎心音,借以了解胎儿在子宫内的生活状况,并能作为判断胎位的参考。

(四)腹围与子宫底的测量

测量腹围与子宫底以估计胎儿的大小。腹围可用带尺环绕脐周围测量,子宫底高度为子宫底部距耻骨联合上缘的距离,可用骨盆测量计测量,也可用横指粗测子宫底距耻骨联合上缘(耻骨上)或脐(脐上或脐下)或剑突(剑突下)的距离(横指数)。

三、肛诊

孕期一般不做肛诊,仅在妊娠后期,经腹部检查不能明确胎位时行之。

四、阴道检查

阴道检查常在妊娠早期进行,除了解子宫变化外,还要注意阴道、附件、盆腔及骨盆有无异常。妊娠28周后,腹部检查与肛诊不能明确胎位时,可在外阴消毒后进行阴道检查。

五、骨盆测量

骨盆测量可以大致估计骨产道是否能容许足月胎儿娩出。骨盆测量一般有内测量、外测量及X线测量三种。

(一)外测量

1.髂棘间径

髂棘间径为两髂前上棘外缘间的距离,平均为23 cm。

2.髂嵴间径

髂嵴间径为两髂嵴外缘间最宽距离,平均为26 cm。

3.大转子间径(粗隆间径)

大转子间径为左右股骨大转子间的距离,平均为30 cm。

4.骶耻外径

自第五腰椎棘突至耻骨联合上缘中点的距离,平均为19 cm。

5.出口横径

出口横径为两坐骨结节前端内缘的距离,平均为9 cm,为唯一可直接测量到的真骨盆主要经线。

(二)内测量

内测量仅在外测量发现骨盆径线小于正常及先露部受阻时应用。内测量时,孕妇取仰卧位,两腿弯曲,孕妇的外阴部须先消毒。检查者戴无菌手套,涂滑润剂,伸示指与中指入阴道检查。

1.骨盆入口前后径

骨盆入口前后径为骶岬中心至耻骨联合上缘稍下处,平均值为11 cm。

2.骶尾关节

触诊骶尾关节是否可动,如固定,即为病态。

3.骨盆中段前后径

以示指、中指于耻骨联合下缘触抵第四至五骶椎关节前,估计其距离。骨盆中段前后径平均距离为10~11.5 cm。

4.坐骨棘间径

阴道诊时用手指向左右探测坐骨棘是否突出,估计其间之距离。此径线平均为10~10.5 cm。

5.骨盆壁

通过阴道诊(也可肛诊)体会骨盆壁是否对称,有无向内倾突的情况(所谓内聚感)。

(三)X线测量

当骨盆外测量及内测量疑有异常,或需进一步了解胎儿与骨盆的关系时,可行X线骨盆测量。

六、实验室检查

（一）尿

主要检查尿蛋白、糖及其沉淀物的显微镜像，以便及时发现肾炎、妊娠中毒症或糖尿病，应在擦洗外阴后，接中段尿检查，必要时可行导尿术收集尿液。

（二）血常规

对于合并贫血者应做血常规检查，以便根据情况及早治疗。

（三）其他

如阴道分泌物异常，应结合临床检查，或取阴道分泌物做微生物检查（如滴虫、真菌），或做阴道细胞学检查，或在必要时做病理组织学检查等。

（王玲玲）

第三节　输卵管通畅检查

输卵管通畅检查的主要目的是检查输卵管是否畅通，了解子宫和输卵管腔的形态及输卵管的阻塞部位，常用的方法有输卵管通气术、输卵管通液术、子宫输卵管造影术。其中，输卵管通气术因有发生气栓的潜在危险，且准确率仅为 45％～50％，故临床上已逐渐被其他方法所取代。近年来随着内窥镜的临床应用，已普遍采用腹腔镜直视下输卵管通液检查、宫腔镜下经输卵管口插管通液试验和腹腔镜联合检查等方法。

一、输卵管通液术

输卵管通液术是检查输卵管是否通畅的一种方法，并具有一定的治疗功效。通过导管向宫腔内注入液体，根据注液阻力大小、有无回流及注入液体量和患者感觉等判断输卵管是否通畅。由于此方法操作简便，无须特殊设备，广泛用于临床。

（一）适应证

（1）不孕症，男方精液正常，疑有输卵管阻塞者。

（2）检验和评价输卵管绝育术、输卵管再通术或输卵管成形术的效果。

（3）对输卵管黏膜轻度粘连有疏通作用。

（二）禁忌证

（1）内外生殖器急性炎症或慢性炎症急性或亚急性发作者。

（2）月经期或有不规则阴道流血者。

（3）可疑妊娠期者。

（4）患有严重的全身性疾病，如心、肺功能异常等，不能耐受手术者。

（5）体温高于 37.5 ℃者。

（三）术前准备

（1）月经干净 3～7 天，禁性生活。

（2）术前半小时肌内注射阿托品 0.5 mg 解痉。

（3）患者排空膀胱。

（四）方法

1.器械

阴道窥器、宫颈钳、长弯钳、宫颈导管、20 mL 注射器、压力表、Y 形管等。

2.常用液体

生理盐水或抗生素溶液（庆大霉素 80 000 U、地塞米松 5 mg、透明质酸酶 1 500 U、注射用水 20～50 mL），可加用 0.5％的利多卡因 2 mL 以减少输卵管痉挛。

3.操作步骤

（1）患者取膀胱截石位，外阴、阴道、宫颈常规消毒，铺无菌巾，双合诊了解子宫的位置及大小。

（2）放置阴道窥器充分暴露子宫颈，再次消毒阴道穹隆部及宫颈，以宫颈钳钳夹宫颈前唇，沿宫腔方向置入宫颈导管，并使其与宫颈外口紧密相贴。

（3）用 Y 形管将宫颈导管与压力表、注射器相连，压力表应高于 Y 形管水平，以免液体进入压力表。

（4）将注射器与宫颈导管相连，并使宫颈导管内充满生理盐水，缓慢推注，压力不可超过 21.3 kPa（160 mmHg）。观察推注时阻力大小，经宫颈注入的液体是否回流，患者下腹部是否疼痛。

（5）术毕取出宫颈导管，再次消毒宫颈、阴道，取出阴道窥器。

（五）结果评定

1.输卵管通畅

顺利推注 20 mL 生理盐水无阻力，压力维持在 8.0～10.7 kPa（60～80 mmHg），或开始稍有阻力，随后阻力消失，无液体回流，患者也无不适感，提示输卵管通畅。

2.输卵管阻塞

勉强注入 5 mL 生理盐水即感有阻力，压力表见压力持续上升而不见下降，患者感下腹胀痛，停止推注后液体又回流至注射器内，表明输卵管阻塞。

3.输卵管通而不畅

注射液体有阻力，再经加压注入又能推进，说明有轻度粘连已被分离，患者感轻微腹痛。

（六）注意事项

（1）所用无菌生理盐水温度以接近体温为宜，以免液体过冷造成输卵管痉挛。

（2）注入液体时必须使宫颈导管紧贴宫颈外口，防止液体外漏。

（3）术后 2 周禁盆浴及性生活，酌情给予抗生素预防感染。

二、子宫输卵管造影

子宫输卵管造影（HSG）是通过导管向子宫腔及输卵管注入造影剂，X 线下透视及摄片，根据造影剂在输卵管及盆腔内的显影情况了解输卵管是否通畅，阻塞的部位及子宫腔的形态。该检查损伤小，能对输卵管阻塞作出较正确诊断，准确率可达 80％，且具有一定的治疗作用。

（一）适应证

（1）了解输卵管是否通畅，以及其形态、阻塞部位。

（2）了解宫腔形态,确定有无子宫畸形及畸形类型,有无宫腔粘连、子宫黏膜下肌瘤、子宫内膜息肉及异物等。

（3）内生殖器结核非活动期。

（4）不明原因的习惯性流产,于排卵后做造影了解宫颈内口是否松弛,宫颈及子宫是否畸形。

（二）禁忌证

（1）患有内、外生殖器急性或亚急性炎症者。

（2）严重的全身性疾病,不能耐受手术者。

（3）妊娠期、月经期。

（4）产后、流产、刮宫术后 6 周内。

（5）碘过敏者。

（三）术前准备

（1）造影时间以月经干净 3～7 天为宜,术前 3 天禁性生活。

（2）做碘过敏试验,阴性者方可造影。

（3）术前半小时肌内注射阿托品 0.5 mg 解痉。

（4）术前排空膀胱,便秘者术前行清洁灌肠,以使子宫保持正常位置,避免出现外压假像。

（四）方法

1.设备及器械

X 线放射诊断仪、子宫导管、阴道窥器、宫颈钳、长弯钳、20 mL 注射器。

2.造影剂

目前国内外均使用碘造影剂,分油溶性与水溶性两种。油剂(40％碘化油)密度大,显影效果好,刺激小,过敏少,但检查时间长,吸收慢,易引起异物反应,形成肉芽肿或形成油栓;水剂(76％泛影葡胺液)吸收快,检查时间短,但子宫输卵管边缘部分显影欠佳,细微病变不易观察,有的患者在注药时有刺激性疼痛。

3.操作步骤

（1）患者取膀胱截石位,常规消毒外阴、阴道,铺无菌巾,检查子宫位置及大小。

（2）以窥器扩张阴道,充分暴露宫颈,再次消毒宫颈及阴道穹隆部,用宫颈钳钳夹宫颈前唇,探查宫腔。

（3）将 40％碘化油充满宫颈导管,排出空气,沿宫腔方向将其置入宫颈管内,徐徐注入碘化油,在 X 线透视下观察碘化油流经输卵管及宫腔情况并摄片,24 小时后再摄盆腔平片,以观察腹腔内有无游离碘化油。若用泛影葡胺液造影,应在注射完后立即摄片,10～20 分钟后第二次摄片,观察泛影葡胺液流入盆腔情况。

（4）注入碘油后子宫角圆钝而输卵管不显影,则考虑输卵管痉挛,可保持原位,肌内注射阿托品0.5 mg 或针刺合谷、内关穴,20 分钟后再透视、摄片,或停止操作,下次摄片前先使用解痉药物。

（五）结果评定

1.正常子宫、输卵管

正常宫腔呈倒三角形,双侧输卵管显影形态柔软,24 小时后摄片,盆腔内见散在造影剂。

2.宫腔异常

患宫腔结核时,子宫失去原有的倒三角形态,内膜呈锯齿状不平;患子宫黏膜下肌瘤时可见宫腔充盈缺损；子宫畸形时有相应显示。

3.输卵管异常

患输卵管结核时显示输卵管形态不规则、僵直或呈串珠状，有时可见钙化点；有输卵管积水时输卵管远端呈气囊状扩张；24 小时后盆腔 X 线摄片未见盆腔内散在造影剂，说明输卵管不通；输卵管发育异常，可见过长或过短的输卵管、异常扩张的输卵管、输卵管憩室等。

（六）注意事项

（1）碘化油充盈宫颈导管时，必须排尽空气，以免空气进入宫腔造成充盈缺损，引起误诊。

（2）宫颈导管与子宫内口必须紧贴，以防碘油流入阴道内。

（3）导管不要插入太深，以免损伤子宫或引起子宫穿孔。

（4）注入碘化油时用力不可过大，推注不可过快，防止损伤输卵管。

（5）透视下发现造影剂进入异常通道，同时患者出现咳嗽，应警惕发生油栓，立即停止操作，取头低脚高位，严密观察。

（6）造影后 2 周禁盆浴及性生活，可酌情给予抗生素预防感染。

（7）有时可因输卵管痉挛而造成输卵管不通的假象，必要时重复进行造影。

三、妇产科内镜输卵管通畅检查

近年来，随着妇产科内镜的大量采用，为输卵管通畅检查提供了新的方法，包括腹腔镜直视下输卵管通液检查、宫腔镜下经输卵管口插管通液试验和腹腔镜联合检查等方法，其中腹腔镜直视下输卵管通液检查准确率可达 90%～95%。但由于内镜手术对器械要求较高，且腹腔镜仍是创伤性手术，故并不推荐作为常规检查方法。通常在对不孕、不育患者行内镜检查时例行输卵管通液（加用亚甲蓝染液）检查。内镜检查注意事项同上。

（王玲玲）

第四节　腹腔镜检查

妇科腹腔镜是融现代妇科手术和内镜诊治技术为一体的微创妇科诊治技术，也是当今妇科医生必备的一种手术技巧。腹腔镜手术是在密闭的盆、腹腔内进行检查或治疗的内镜手术。将接有冷光源照明的腹腔镜经腹壁进入腹腔，连接摄像系统，将盆腔、腹腔内脏器官显示于监视屏幕上。手术医生通过视屏检查诊断疾病称为诊断性腹腔镜手术；在腹腔外操纵进入盆、腹腔的手术器械，在屏幕直视下对疾病进行手术治疗称为手术性腹腔镜手术。

一、适应证

（一）诊断性腹腔镜

（1）若怀疑有盆腔子宫内膜异位症，腹腔镜检查是最佳的方法。

（2）盆腔粘连伴有腹痛症状。

（3）治疗无效及不明原因急、慢性腹痛和盆腔痛。

（4）不孕、不育。诊断性腹腹腔镜可明确或排除盆腔疾病、了解输卵管外观、判断输卵管通畅程度。

(5)绝经后或青春期前持续存在的小于 5 cm 的盆腔肿块。

(6)进行辅助生育技术治疗前,了解输卵管阻塞与否。

(7)治疗无效的痛经。

(二)手术性腹腔镜

国际妇产科联盟(FIGO)提出在 21 世纪应有 60% 以上妇科手术在内镜下完成。以下疾病是目前国内可用腹腔镜手术治疗的适应证。

(1)输卵管妊娠:可进行输卵管切除术或行切开输卵管去除胚胎及妊娠囊,局部注射药物治疗的手术。

(2)输卵管系膜囊肿切除手术。

(3)输卵管因素导致的不孕症(输卵管粘连、积水等):行输卵管粘连分离和整形、输卵管造口手术。

(4)卵巢良性肿瘤:可行卵巢肿瘤剥除术、患侧卵巢或附件切除术。

(5)多囊卵巢综合征:有生育要求患者由于排卵障碍,在药物治疗无效或在氯米芬治疗出现药物抵抗时行卵巢打孔治疗,以替代卵巢楔形切除。

(6)子宫肌瘤:行子宫肌瘤切除术、子宫切除术及腹腔镜辅助的阴式子宫切除手术,也可行肌瘤消融术、子宫动脉阻断等手术。

(7)盆腔子宫内膜异位症:进行盆腔腹膜病灶电凝或切除,剥除卵巢子宫内膜异位囊肿,分离粘连、深部浸润型子宫内膜异位症病灶切除手术等。

(8)输卵管卵巢囊肿或盆腔脓肿:可在腹腔镜下行输卵管卵巢囊肿或盆腔脓肿切开引流、开窗或切除术,以增加抗生素疗效,缩短应用抗生素的时间及减少盆腔粘连。

(9)早期子宫内膜癌和早期宫颈癌:可在腹腔镜下行筋膜外全子宫切除或广泛全子宫切除术,保留子宫的宫颈根治手术及腹主动脉旁、盆腔淋巴结切除手术。

(10)生殖道畸形:明确诊断后行有功能内膜的残角子宫切除、人工阴道成形等手术治疗。

(11)计划生育:节育环外游取出、子宫穿孔创面修补、绝育术、绝育术后输卵管复通治疗——输卵管端-端吻合手术。

(12)盆底功能障碍与妇科泌尿手术:子宫骶韧带折叠术、子宫骶骨固定术、阴道骶骨固定术、骶棘韧带固定术、阴道旁侧修补术、耻骨后膀胱尿道悬吊术或阴道侧穹隆筋膜髂耻韧带悬吊术(Burch 手术)。

(13)剖宫产憩室修补手术。

二、禁忌证

(1)严重心血管疾病及呼吸系统疾病不能耐受麻醉者。

(2)Ⅱ度以上的心脏左束支传导阻滞。

(3)凝血系统功能障碍。

(4)膈疝。

三、术前准备

(一)详细采集病史
准确掌握诊断性或手术性腹腔镜指征。

（二）术前检查

行全身体格检查、盆腔检查。辅助检查包括阴道分泌物检查、宫颈刮片细胞学检查,术前一周内行心电图及胸部 X 线检查以排除心血管疾病,术前 3 个月内肝肾功能检查示正常,常规进行血生化检查及乙肝病毒抗原、抗体检测。卵巢肿瘤患者常规进行糖类抗原(CA)125、CA199、CA153、癌胚抗原(CEA)、甲胎蛋白(AFP)、HCG 等肿瘤标志物测定。

（三）肠道、泌尿道、阴道准备

诊断性手术或无明显盆腔粘连的治疗性腹腔镜术前一天,行肥皂水灌肠或口服 20% 甘露醇 250 mL 及 2 000 mL 生理盐水或聚乙二醇电解质散溶液清洁肠道。疑有盆腔粘连的治疗性腹腔镜手术前 3 日行肠道准备:无渣半流饮食 2 日,手术前一天行双份流质饮食或禁食,并根据情况补液 2 000～3 000 mL,清洁灌肠,手术当日禁食。术前留置导尿管。拟行阴道操作者,术前行阴道冲洗。

（四）腹部皮肤准备

注意脐孔的清洁。

（五）体位、麻醉

在手术时取头低臀高(脚高)并倾斜 15°～25°位,使肠管滑向上腹部,暴露盆腔手术野。诊断性手术可在硬膜外麻醉＋静脉辅助用药或全身麻醉下进行。手术性腹腔镜应选择全身麻醉。

四、操作步骤

（一）腹腔镜检查

1.人工气腹

距脐孔旁 2 cm 处用布巾钳向上提起腹壁,可直接纵向切开脐孔中央皮肤放置腹腔套管,也可用气腹针于脐孔正中处与腹部皮肤呈 90°穿刺进入腹腔,连接自动 CO_2 气腹机,以 CO_2 充气流量 1～2 L/min 的速度充入 CO_2,腹腔压力达 1.9～2.0 kPa(14～15 mmHg)时机器自动停止充气,拔去气腹针。

2.放置腹腔套管

根据套管针外鞘直径,切开脐孔正中皮肤 10～12 mm,用布巾钳提起腹壁,与腹部皮肤呈 90°,用套管针从切开处穿刺进入腹腔,去除套管针芯,将腹腔镜自套管鞘进入腹腔,确认腹腔镜已经进入腹腔后连接好 CO_2 气腹机,并开始充气,打开冷光源,即可见盆腔内器官。

3.置举宫器

有性生活者常规消毒外阴、阴道后,放置举宫器。

4.盆腔探查

认识正常盆腔内各器官是辨别盆腔内器官疾病和进行腹腔镜手术的基础。患者取头低臀高(脚高)并倾斜 15°～25°位,使肠管滑向上腹部,暴露盆腔手术野,按顺序常规检查盆腔内各器官。探查后根据盆腔内各器官疾病进行输卵管通液、卵巢活检等进一步检查。

（二）腹腔镜手术

人工气腹及进入腹腔方法同诊断性腹腔镜操作。进行腹腔镜下治疗性手术需要在腹壁不同部位穿刺形成 2～3 个放置手术器械的操作孔,其步骤如下。

1.操作孔穿刺

常规妇科腹腔镜手术需要进行第二、第三穿刺,一般选择在脐孔中央做 10 mm 纵切口置入腹腔镜,在左右下腹部相当于麦氏切口位置的上下,根据手术需要还可以在耻骨联合上正中 $2\sim$ 4 cm 部位进行第四穿刺。将腹腔镜于直视下对准穿刺部位,通过透光,避开腹壁血管,特别是腹壁下动脉,根据手术器械直径切开皮肤 5 mm 或 10 mm,垂直于腹壁用 5 mm 或 10 mm 的套管穿刺针在腹腔镜的监视下穿刺进入盆腔。耻骨联合上的穿刺一定在膀胱空虚的条件下进行,以防损伤膀胱。

2.手术操作基础

必须具备以下操作技术方可进行腹腔镜手术治疗:①用腹腔镜跟踪、暴露手术野;②熟悉腹腔镜下组织解剖结构;③组织分离;④注水分离;⑤组织切开;⑥止血;⑦套圈结扎;⑧腔内打结、腔外打结;⑨缝合;⑩掌握各种电能源手术器械及其他能源使用技术,如激光、超声刀、血管闭合系统等。

3.手术操作原则

按经腹手术的操作步骤进行腹腔镜下手术。

4.手术结束

用生理盐水冲洗盆腔,检查无出血、无内脏损伤时,停止充入 CO_2 气体,并放尽腹腔内 CO_2 气体,取出腹腔镜及各穿刺点的套管鞘,10 mm 以上的穿刺切口需要缝合。

五、术后处理

(一)穿刺口

用无菌创可贴覆盖穿刺口。

(二)导尿管

手术当日需要留置导尿管,根据手术方式决定术后留置导尿管时间。

(三)饮食

术后数小时后恢复正常饮食。

(四)抗生素

根据手术类型应用抗生素,预防感染。盆腔炎及盆腔脓肿引流者可适当延长抗生素使用时间。

六、并发症及其防治

(一)大血管损伤

妇科腹腔镜手术穿刺部位临近腹膜后腹主动脉、下腔静脉和髂血管,损伤这些大血管,可能危及患者生命,应该严格避免此类并发症发生。一旦发生,应立即中转开腹止血,修补血管。

(二)腹壁血管损伤

腹壁下动脉损伤是较严重的并发症。第二或第三穿刺应在腹腔镜直视下避开腹壁血管进行,对腹壁血管损伤应及时发现并在腹腔镜监视下进行电凝或缝合止血。

(三)术中出血

出血是手术性腹腔镜手术中最常见的并发症,特别是进行腹腔镜全子宫切除时。手术者应熟悉盆腹腔解剖,熟练掌握手术操作技术,熟练应用各种腹腔镜手术能源。

(四)脏器损伤

这主要指与内生殖器官邻近的脏器损伤,如膀胱、输尿管及直肠损伤,多在手术操作不熟练或组织粘连导致解剖结构异常时发生。未能在手术中发现的肠道损伤,特别是脏器电损伤将导致术后数天发生肠瘘、腹膜炎,严重者可导致全身感染、中毒性休克。患者预后差。

（五）与 CO_2 气腹相关的并发症

皮下气肿、术后上腹部不适及肩痛是常见的与腹腔 CO_2 气腹有关的并发症。上腹部不适及右肩疼痛,是由于 CO_2 气腹对膈肌刺激所致,术后数天内症状减轻或消失。如手术中发现胸壁上部及颈部皮下气肿,应该及时检查各穿刺孔是否存在腹腔气腹皮下泄漏并及时降低气腹压力以防 CO_2 气体蓄积体内。

（六）其他术后并发症

穿刺口不愈合、穿刺口痛、术后尿潴留可发生于手术后,但较少出现。

（王晓雪）

第三章

优 生 优 孕

第一节　婚前医学检查

婚前保健服务的内容包括婚前卫生指导、婚前卫生咨询和婚前卫生检查。婚前医学检查是婚前保健技术服务的主要内容之一。婚前医学检查是对准备结婚的男女双方是否患影响结婚和生育的疾病进行的医学检查。

一、婚前医学检查的主要疾病

（一）严重遗传性疾病

严重遗传性疾病指由于遗传因素，患者全部或部分丧失自主生活能力，子代再现风险高，医学上认为不宜生育的疾病。

（二）指定传染病

指定传染病包括《中华人民共和国传染病防治法》中规定的艾滋病、淋病、梅毒以及医学上认为影响结婚和生育的其他传染病。

（三）有关精神病

精神分裂症、躁狂抑郁型精神病以及其他重型精神病。

（四）其他与婚育有关的疾病

其他与婚育有关的疾病如重要脏器疾病和生殖系统疾病等。

二、婚前医学检查项目

婚前医学检查项目包括询问病史、体格检查、常规辅助检查和其他特殊检查。

（一）病史询问

1.一般情况

姓名、出生日期、出生地、文化程度、职业、工作单位、地址、邮编以及电话等。

2.现病史

现在存在的疾病以及其发生、发展、变化和治疗的全过程。

3.既往病史

应重点询问与结婚和生育有关的疾病,即严重的遗传疾病、指定传染病、有关精神病、重要脏器疾病、生殖系统疾病以及手术史。

4.月经史

询问女性受检者初潮年龄、月经周期、经期、经量、是否痛经以及末次月经的日期等。

5.既往婚育史

如女性受检者为再婚,应特别注意有无流产、死胎、早产及死产史,若生育过先天性缺陷儿,则应注意了解孕期患病、用药、不良环境接触史及可能的发生原因。

6.与遗传有关的家族史

家族史是病史询问的重要部分,详细询问家庭成员中有无遗传性疾病,如血友病、盲、聋、哑、智力低下以及有关精神病等。

7.家族近亲婚配

近亲是指有血缘关系的直系血亲和三代以内的旁系血亲,询问婚检双方是否为直系血亲和三代以内的旁系血亲。

(二)体格检查

1.全身检查

血压、体重、身高、姿势、步态、身材、有无强迫体位和被动体位、站立时躯干四肢是否对称和直立。精神状态、音调、语言及行为有否异常;皮肤、毛发分布,是否有异常色素、异常皮疹、水肿以及淋巴结肿大;有否盲、聋、哑、近视、色盲及面部特殊体征;有否颈蹼,甲状腺是否肿大;乳腺检查,双侧乳房是否对称,有无乳头凹陷或泌乳,有无肿块,若发现肿块,注意肿块大小、位置、硬度、边界、活动度、有无粘连及压痛等;心率、心界是否扩大以及各瓣膜有否异常;肝脾是否肿大;脊柱及四肢有无畸形。

2.男女生殖器官及第二性征检查

(1)生殖器官检查:检查女性生殖器官时应做肛门腹壁双合诊,如果发现异常需做阴道检查时,必须说明理由,并征得本人或家属同意后进行。除处女膜发育异常外,严禁对其完整性进行描述。对可疑发育异常者,应慎重诊断。

检查男性生殖器官时,应取直立位检查,注意阴茎头有无瘢痕、粘连、包皮垢、疱疹、破损、溃疡,以及分泌物性状;阴囊皮肤有无湿疹及静脉曲张;睾丸的位置和纵轴线;精索有无增粗、结节或触压痛。

(2)第二性征检查:①女性第二性征除生殖器发育的特征外,表现为音调变高,乳房丰满而隆起(按 WHO 乳房发育的分期标准),骨盆宽大,肩、胸及臀部皮下脂肪丰满,形成女性体态。②男性第二性征除生殖器成熟发育的特征外,表现为声音低沉、喉结突起、长出胡须,体毛多、肌肉发达、肩膀宽大,还应注意有无男性乳腺女性化的表现。

3.辅助检查

(1)常规辅助检查包括胸部 X 片(女性受检者如有怀孕可能,应避免胸部 X 片)、血常规、尿常规、梅毒筛查、血转氨酶和乙肝表面抗原检测、女性阴道分泌物滴虫及真菌检查。

(2)根据需要或自愿原则确定是否要做其他特殊检查,如乙型肝炎血清标志检测,淋病、艾滋病、支原体和衣原体检查,精液常规,B 型超声,乳腺及染色体检查等。

三、婚前医学检查的转诊

婚前医学检查实行逐级转诊制度。对不能确认的疑难病症,应由原婚前医学检查单位填写统一的转诊单,转至设区的市级以上人民政府卫生行政部门指定的医疗保健机构进行确诊。该机构应将确诊结果和检测报告反馈给原婚前医学检查单位。原婚前医学检查单位应根据确诊结果填写《婚前医学检查证明》,并保留原始资料。

对婚前医学检查结果有异议的,可申请母婴保健技术鉴定。

四、医学意见

婚前医学检查单位应向接受婚前医学检查的当事人出具《婚前医学检查证明》,并在医学意见栏内注明。

(1)双方为直系血亲、三代以内旁系血亲关系,以及医学上认为不宜结婚的疾病,如发现一方或双方患有重度、极重度智力低下,不具有婚姻意识能力,注明"建议不宜结婚"。对于重型精神病,在病情发作期有攻击危害行为的,注明"建议不宜结婚"。

(2)发现医学上认为不宜生育的严重遗传性疾病或其他重要脏器疾病,以及医学上认为不宜生育的疾病的,注明"建议不宜生育"。

(3)发现指定传染病在传染期内、有关精神病在发病期内或其他医学上认为应暂缓结婚的疾病时,注明"建议暂缓结婚";对于婚检发现的可能会终身传染的不在发病期的传染病患者或病原体携带者,在出具婚前检查医学意见时,应向受检者说明情况,提出预防、治疗及采取其他医学措施的意见。若受检者坚持结婚,应充分尊重受检双方的意愿,注明"建议采取医学措施,尊重受检者意愿"。

(4)未发现前述第(1)、第(2)、第(3)类情况,为婚检时法定允许结婚的情形,注明"未发现医学上不宜结婚的情形"。

在出具任何一种医学意见时,婚检医生应当向当事人说明情况,并进行指导。

五、随访

在婚前医学检查中发现有以下情况者,应列入随访范围。

(1)建议暂缓结婚或不宜生育者,了解其是否已落实好相应措施。

(2)患有不能确诊的疑难病症者或需进一步化验、检查而转诊至指定医疗机构者。

(3)对患有和婚育互有影响的某些重要脏器疾病而不宜受孕者,在咨询时已提供避孕指导,应随访其使用情况以避免其失效而人工流产。对生殖器发育异常会影响性生活或生育,已劝说其婚前矫治者,应了解其矫治结果。

(4)随访期限:随访至婚育问题得到妥善解决。

(张韶兰)

第二节 婚前卫生指导

婚前卫生指导是对准备结婚的男女双方进行的以生殖健康为核心,与结婚和生育有关的保健知识的宣传教育。

一、婚前卫生指导内容与方法

(一)内容

(1)有关性保健和性教育。

(2)新婚避孕知识及计划生育指导。

(3)受孕前的准备、环境和疾病对后代的影响等孕前保健知识。

(4)遗传病的基本知识。

(5)影响婚育的有关疾病的基本知识。

(6)其他生殖健康知识。

(二)方法

通过多种方法系统地为服务对象进行婚前生殖健康教育,并提供婚前保健宣传资料。宣教时间不少于 40 分钟,并进行效果评估。

二、生育保健指导

生育保健指导见孕前保健。

三、新婚避孕指导

避孕是指用科学的方法来阻止和破坏正常受孕过程中的某些环节,以避免怀孕,防止生育。避孕可以降低非意愿妊娠,降低人工流产率及人工流产对妇女健康的影响,节省有限的卫生资源。理想的避孕方法,应符合安全、有效、简便、实用及经济的原则,对性生活及性心理无不良影响,男女双方均能接受并乐意持久使用。

(一)避孕原理

1.抑制卵子产生

女性甾体激素避孕药通过干扰下丘脑-垂体-卵巢轴的正常调节功能,从而抑制卵泡发育和排卵。

2.阻止精子与卵子结合

通过使用机械屏障、外用杀精药物、改变宫颈黏液性状以及阻断运送精卵的通道等阻止精卵相遇。

3.改变子宫内环境

使子宫环境不利于精子获能及生存,或不适宜受精卵着床和发育。

4.抑制精子的产生

通过药物或物理的方法来抑制睾丸的生精功能。

（二）常用避孕方法

目前常用的女性避孕方法有宫内节育器、药物避孕及外用避孕等。在我国，男性避孕方法主要是阴茎套。

1.宫内节育器

宫内节育器(intrauterine device,IUD)是一种安全、有效、简便、可逆的避孕工具。宫内节育器的避孕机制复杂，至今尚未完全明了。大量研究表明，IUD 的抗生育作用主要是局部组织对异物的组织反应而影响受精卵着床。活性 IUD 的避孕机制还与活性物质有关。

2.激素避孕

激素避孕通过抑制排卵，改变宫颈黏液性状，改变子宫内膜形态与功能以及改变输卵管的功能来达到避孕的目的。甾体避孕药的种类有以下几种。

（1）口服避孕药：包括复方短效口服避孕药及复方长效口服避孕药。

（2）长效避孕针：目前的长效避孕针有单孕激素制剂和雌、孕激素复合制剂两种。

（3）探亲避孕药：除双炔失碳酯外均为孕激素类制剂或雌、孕激素复合制剂。

（4）缓释避孕药：有皮下埋置剂、缓释阴道避孕环、微球和微囊避孕针、避孕贴片。

3.屏障避孕法

阴茎套和阴道隔膜。

4.自然避孕法

自然避孕法包括中断性交（体外射精）和安全期避孕。

5.紧急避孕

无保护性生活后或避孕失败后几小时或几日内，妇女为防止意外妊娠的发生而采用的补救避孕法，称为紧急避孕，包括放置宫内节育器和口服紧急避孕药。

（三）新婚避孕方法选择

1.原则

新婚夫妇年轻、尚未生育，应选择使用简便易行、不影响生育功能和下一代健康的避孕方法。

2.选用方法

婚后短期避孕可采用复方短效口服避孕药，使用方便、避孕效果好、不影响性生活，应为首选。男用阴茎套也是较理想的避孕方法，性生活适应后可选用阴茎套；还可选用外用避孕栓及薄膜等。婚后要求长期避孕或再婚后不准备生育，可选用宫内节育器，长效、安全、简便、经济，不适宜用安全期及体外排精的方法长期避孕。

（四）避孕失败的补救措施

1.人工终止妊娠的方法

人工终止妊娠是指妊娠 14 周以内，因为意外怀孕、优生或疾病等原因而采取的终止妊娠的方法，可分为手术和药物两类。负压吸引术常用于妊娠 10 周以内，进行钳刮术常用于妊娠 10~14 周，妊娠 16 周以上需进行引产，妊娠 49 天以内亦可采用米非司酮配伍米索前列醇药物抗早孕。以上各种方法，应根据不同对象，不同条件分别选用。

2.人工终止妊娠的危害性

无论是人工流产还是药物流产，都对女性的生殖健康有危害。

人工流产可能引起子宫损伤、出血、感染、不全流产、宫颈或宫腔粘连、子宫内膜异位症、月经失调、慢性盆腔炎以及不孕症等并发症；药物流产主要的不良反应是药物流产后出血时间长、出血量多以及药流不全,其远期不良反应尚需进一步观察。所以,尚未生育过的新婚夫妇更当慎重对待,应尽量避免人流,以免遗憾终生。

人工流产只能作为避孕失败后的补救措施,千万不能以人流作为节制生育的主要手段。人流次数越多,间隔越短,发生并发症和后遗症的可能性亦越大。只有认真落实好避孕措施,坚持正确使用,才能预防计划外妊娠。

（张韶兰）

第三节　婚前卫生咨询

婚检医生应针对医学检查结果发现的异常情况以及服务对象提出的具体问题进行解答,交换意见,提供信息,帮助受检对象在知情基础上作出适宜的决定。医生在提出"暂缓结婚""不宜生育"和"不宜结婚"等医学意见时,应充分尊重服务对象的意愿,耐心、细致地讲明科学道理,对可能产生的后果给予重点解释,并由受检双方在体检表上签署知情意见。

一、咨询的基本原则

成功和有效的咨询应遵守以下基本原则。

（一）与服务对象建立良好的人际关系

与服务对象建立良好的关系是成功咨询的第一步。咨询医生需要有热情、真诚、关心的态度,设身处地为服务对象考虑问题。使服务对象对咨询者产生起码的信任,并愿意向其倾诉自己的问题。

（二）确定服务对象的需要

认真倾听服务对象的诉求,仔细观察服务对象的表情,善于捕获"弦外之音",通过反复提问,尽快总结归纳服务对象的需求。

（三）尊重对方价值观

当医生的价值观与服务对象不同时,切忌将自己的价值观准则强加于对方。

（四）鼓励参与

咨询不是劝告,更不是强迫,避免说服对方或使对方依赖于接受服务者的意见。

（五）帮助作出决定

提供足够信息,使对方充分认识问题后作出决定。

（六）保密

尊重服务对象的隐私权。

二、咨询技巧

（一）语言交流技巧

人类语言交流由两个部分组成:一为语言,是语言行为的核心;二为说话,是运用语言的行为。语言交流技能在咨询服务中极为重要。信息、科学知识、提出问题、回答问题以及感情交流等都需要通过语言表达。如何把话说得恰到好处,是咨询医生应当努力学会的技能。

语言要求:使用对方能听懂的词汇,用词文明;使用短语断句;经常停下来问"是否懂?""有何问题?",经常讲"嗯""是";要求重复;多用表扬鼓励语气。

(二)非语言交流技巧

在咨询服务中,语言交流着重于能让服务对象敞开心扉,说出问题,医生借助语言传递信息,帮助服务对象接受知识,转变态度和行为。而非语言交流技能则侧重于如何从服务对象的声音、面部表情以及身体姿势等洞察其内心世界和感受,从而使谈话有的放矢。同时,医生能通过自己的表情和姿势等强化语言交流的作用。

非语言交流技能包括说话声音、面部表情、身体姿势以及手势等。声音特点包括音调、音量、频率及音色。声音特点可以表达谈话者的情绪与感情。在面部表情中,眼神最能表现出人瞬间变化的内心世界。身体姿势与手势亦称为身体语言,它不仅反映人的心理状态,也反映出文化背景、风俗习惯和情感。

从事咨询服务的医生应当掌握的非语言交流技能有以下几个。

(1)与服务对象面对面相坐,保持合适距离,身体微向前倾。

(2)面带微笑,目光注视服务对象。

(3)常常用点头的方式表示对服务对象的赞同。

(4)行为端庄大方,礼貌待人,态度认真,和蔼可亲,平易近人。

(三)听和问的技巧

1.听的技巧

(1)全神贯注:医生在和服务对象交谈时应当聚精会神地倾听,不让任何事情打断自己的注意力。在倾听的过程中,目光应当集中在服务对象的面部,并且用目光和点头动作表示"我在认真地听"。应避免无关动作、打哈欠、不耐烦的表情、心不在焉以及不专心听讲,遇此情况,服务对象会感到医生很不礼貌,不尊重他人而中止谈话。

(2)不随意打断对方讲话,要处理好以下情况:表示自己已明确了对方的来意;对对方讲的内容感兴趣,但希望尽快将话题深入;对对方讲的内容不感兴趣,希望尽快结束;认为自己将要讲的比对方讲的更重要;因外界干扰而需中断谈话时。

(3)及时反馈:医生在倾听的同时应当用非语言交流技能给予服务对象及时的反馈。例如,不断点头,服务对象会因之感到已得到医生的理解,精神上会受到鼓舞。

2.提问技能

(1)问题的类型:①限制性问题:此种问题是将答案予以限定。医生希望得到肯定或否定的答案且简单明确。例如,询问年龄、职业及婚育史等。②非限制性问题:此种问题的回答非常灵活。例如,"你为什么要来做婚前检查?",询问这类问题可以了解服务对象的知识、信仰及态度等,而且可以依次深入谈话的内容。③追问性问题:这类问题是接着服务对象的陈述进行追问,以了解问题的根源,扩大线索,有时还能由此发掘出潜在的问题或危害。例如,"你怎么会知道这种药对胎儿有影响?"④诱导性问题:此类问题就像提问者设好了一个范围,让服务对象自觉或不自觉地按提问者的思路钻入这个范围。例如,"难道你不知道梅毒会通过性生活传播吗?"。从事咨询服务时,在任何情况下医生都不能应用诱导性问题向服务对象提问。因为,其作用是问话者充当了"关门者",会使服务对象将真实想法掩盖起来。

(2)有效提问技能:医生与服务对象刚开始交谈时,可以先问限制性问题,以避免服务对象因紧张而出现的僵局;在此基础上再问非限制性问题和追问性问题,但不宜过多提问,而且一次只问一个问题。如果服务对象未听懂问题,应变换口气再提问。避免用"为什么""怎么不"开头提问,也不要提诱导性问题,因为这类问题均会使服务对象处于困境,丧失信心。

三、婚前卫生咨询的对象

婚前卫生咨询的对象包括对生殖健康有问题的、准备结婚的男女和新婚夫妇,咨询内容涉及面较为广泛,包括性功能障碍、节育方法、生育保健、遗传病、重要脏器疾病、生殖器官疾病、精神病以及传染病等。有两类咨询对象所涉及的重要问题,需要通过医生主动、耐心、细致的咨询服务方能达到保护母婴健康和减少严重遗传病患儿出生的目的。一是"暂缓结婚"问题;二是"不宜生育"问题。

(一)暂缓结婚

《母婴保健法》第九条规定:"经婚前医学检查,对患指定传染病在传染期内或者有关精神病在发病期内的,医生应当提出医学意见;准备结婚的男女双方应当暂缓结婚。"

指定传染病是指《中华人民共和国传染病防治法》规定的艾滋病、淋病、梅毒、麻风病以及医学上认为影响结婚和生育的其他传染病。传染病患者在传染期内结婚不仅危害本人,还殃及对方,如果婚后妊娠,还可以传染胎儿,导致胎儿不良结局,所用药物可能导致胎儿畸形。因此,在婚前医学检查时,如果发现服务对象所患传染病在传染期内,医生应当阐明科学道理。耐心与服务对象交谈。明确提出"暂缓结婚"的医学意见。对于婚检发现的可能会终身传染的、不在发病期的传染病患者或病原体携带者,应向受检者说明情况,提出预防、治疗及采取其他医学措施的意见。若受检者坚持结婚,应充分尊重受检双方的意愿。

有关精神病是指精神分裂症、躁狂抑郁症以及其他重型精神病,如偏执性精神病、器质性精神障碍及精神活性物质所致的精神障碍等。这几类精神病患者在发病期间会丧失自控能力,又大量服用抗精神病药,这些药物有些可能会导致胎儿畸形,由于结婚紧张频繁的社交活动又可能加重病情。因此,对这类患者医生应当提出"暂缓结婚"的医学意见,充分说明对健康和家庭幸福的危害性,建议在精神病专科医生的指导下接受治疗。一般主张经过积极治疗,病情稳定2年以上再结婚较为妥善。

对于患有生殖器官发育障碍或畸形的患者,可能影响婚后性生活的,医生亦应提出在进行矫治后再结婚的医学意见,并征得患者同意,向对方说明情况,积极帮助患者进行治疗。

(二)不宜生育

《母婴保健法》第十条规定:"经婚前医学检查,对诊断患医学上认为不宜生育的严重遗传性疾病的,医生应当向男女双方说明情况,提出医学意见;经男女双方同意,采取长效避孕措施或者施行结扎手术后不生育的,可以结婚。"

严重遗传性疾病是指疾病由遗传因素导致,患者全部或部分丧失自主生活能力,无有效治疗方法,子代再发风险高,无法进行产前诊断,很难避免生出严重遗传病患儿。因此,医生应当提出"不宜生育"的医学意见,帮助服务对象作出有利于家庭和对社会负责的正确决定。按照《母婴保健法》第十九条的规定,经当事人同意并签署意见,本人无行为能力的应当经其监护人同意,并签署意见后,医生帮助服务对象采用长效避孕措施,如宫内放置节育器或皮下埋植避孕等,或者施行结扎手术。医生应进行宣教指导、耐心解释、使之充分理解而服从劝告,按照"知情同意"和"知情选择"的原则,为服务对象提供优质咨询服务。

除法律规定的条款外,对于患有严重疾病的男女,妊娠后可能危及孕产妇的生命安全,医生亦应提出"不宜生育"的医学意见;如果婚后已经妊娠,则应建议其在孕早期行人工流产术。

四、婚前卫生咨询的步骤

（一）问候

咨询服务时的问候并非一般的寒暄,而是与服务对象建立良好关系的开端,特别是初次见面时的问候更为重要。问候时要注意语气、语调和其他非语言交流技巧,要让服务对象感到亲切;问候不仅是打招呼,而且是医生与服务对象的第一次情感交流。

（二）询问问题

婚前卫生咨询常涉及"性"和"生殖"问题,在谈话之初,服务对象可能吞吐含糊,医生必须运用听和问的技能,明确服务对象的需求。

（三）阐明科学道理

针对服务对象的需求,医生讲述和阐明科学知识时,一定要通俗易懂。如果发现错误概念或误传时,医生应当及时澄清,但语调要温和,对事不对人。介绍方法时,要用直观教具,以免服务对象误解。如果是需要实际操作的内容,应当让服务对象当场练习。

（四）反馈

在交谈的全过程中,医生要不断获得服务对象的反馈,然后进行再次阐明。如此反复,以完成有效的双向交流。

（五）帮助选择

医生将解决问题的方案或方法全部告诉服务对象,得到服务对象的理解后,就应帮助其作出选择,但是绝不要包办代替。如果服务对象难以在诊断室里作出决定,应建议其回家后思考,与家人商议,之后再次与医生交谈。

（六）回访

在一次交谈结束前,医生应向服务对象约定下次咨询日期;或者医生随访咨询后服务对象所做决定的效果,以便帮助服务对象强化坚持健康行为的信心。

五、进行两项重点问题咨询时对医生的要求

(1)"暂缓结婚"和"不宜生育"均涉及人的生殖权利。因此,在进行咨询服务前,疾病诊断必须准确,应请专科医生确诊。

(2)对医学上认为需要"暂缓结婚"或"不宜生育"的服务对象,应明确提出医学意见,反复阐明科学道理。虽然不强制,但一定要帮助服务对象作出符合法律要求的决定。

(3)提供合理治疗。婚前保健的单位不具备条件时,应主动介绍服务对象到专科医院或有条件的综合医院就诊。

(4)建立个案病历,随访治疗效果,再次进行婚前医学检查和咨询服务。

(5)对遗传性疾病的咨询应遵循遗传咨询的原则和步骤。

（张韶兰）

第四节 孕前保健

孕前保健是向准备怀孕的夫妇提供健康教育、遗传咨询、医学检查以及生育指导等系统的保健服务来减轻或消除生殖健康的不良影响因素,引导夫妇接受知识、转变态度及改变行为,共同做好妊娠准备。

一、孕前保健的对象与时机

(一)对象

准备生育的夫妇。

(二)时机

无慢性病者孕前 3～6 个月;有慢性病者孕前 6～12 个月。

二、孕前保健的内容

(一)孕前医学检查

通过咨询和孕前医学检查,对准备怀孕夫妇的健康状况做出初步评估。针对存在的可能影响生育的健康问题,提出建议。

孕前医学检查(包括体格检查、实验室和影像学等辅助检查)应在知情选择的基础上进行,同时应保护服务对象的隐私。

1.了解一般情况

了解准备怀孕夫妇和双方家庭成员的健康状况,重点询问与生育有关的孕育史、疾病史、家族史、生活方式、饮食营养、职业状况、工作环境、运动(劳动)情况、社会心理以及人际关系等。

2.孕前医学检查

在健康教育、咨询及了解一般情况的基础上,征得夫妻双方同意,通过医学检查,掌握准备怀孕夫妇的基本健康状况。同时,对可能影响生育的疾病进行专项检查。

(1)体格检查:按常规操作进行,包括男女双方生殖系统的专业妇科及男科检查。

(2)辅助检查:血常规、血型、尿常规、血糖或尿糖、肝功能、生殖道分泌物、心电图及妇科 B 超等,必要时进行激素检查和精液检查。

(3)专项检查:包括严重遗传性疾病,如广东、广西及海南等地的地中海贫血;可能引起胎儿感染的传染病及性传播疾病,如乙型肝炎及结核病;弓形体、风疹病毒、巨细胞病毒、单纯疱疹病毒、梅毒螺旋体及艾滋病病毒等感染;精神疾病;其他影响妊娠的疾病,如高血压病、心脏病、糖尿病及甲状腺疾病等。

(二)孕前评估及分类

1.对保健对象的客观评价

根据以上询问、病史、体征及辅助检查进行全面评估。

(1)生育史评估:根据目前年龄,有无不孕、习惯性流产以及多次人工流产等评估对妊娠的可能影响。

（2）家族史评估：有无必要进行遗传学咨询，评估对子代的风险。

（3）医疗评估：相应的医学专家对疾病进行评估，评估疾病对妊娠以及妊娠对疾病的影响，治疗药物及治疗方法对妊娠及胎儿的影响，评估目前疾病的适宜生育时机。

（4）心理评估：有无心理疾病，心理状态对妊娠准备、妊娠及分娩的影响，以及分娩期心理承受能力。

2.评估分类及处理

（1）对未发现问题，适宜怀孕的夫妇进行怀孕前指导：①有准备、有计划地怀孕，避免大龄生育；②合理营养，控制饮食，增补叶酸、碘、铁、钙等营养素及微量元素；③接种风疹、乙肝及流感等疫苗；及时对已感染病毒及传染性疾病情况采取措施；④积极预防、筛查和治疗慢性疾病与传染病；⑤合理用药，避免使用可能影响胎儿正常发育的药物；⑥避免接触生活及职业环境中的有毒有害物质（如放射线、高温、铅、汞、苯及农药等），避免密切接触宠物；⑦改变不良生活习惯（如吸烟、饮酒及吸毒等）及生活方式；⑧保持心理健康，解除精神压力，预防孕期及产后心理问题的发生；⑨合理选择运动方式；⑩对于有高遗传风险的夫妇，指导其做好相关准备，提示孕期检查及产前检查中可能发生的情况。

（2）对于发现有问题的妇女：①有不良因素暴露史（接触有毒有害物质）的妇女应当暂缓生育，督促其离开不良的生活和工作环境。②若年龄大于 35 岁，本人有不孕史、不良生育史，双方有遗传病或家族史，则应行不孕不育专科检查和治疗或进行遗传咨询和产前诊断。咨询对象为曾生育过一个有遗传病或畸形儿的夫妇；夫妇一方或家系成员患有某种遗传病或为先天畸形者；有原因不明的流产、死胎、死产及新生儿死亡的妇女；夫妇为近亲结婚者；性腺发育不全或两性畸形者；原发闭经或不明原因的闭经者；年龄超过 35 岁者；常规检查或常见遗传病筛查发现异常者。③有重要脏器疾病（心、肝、肺及肾）等内科疾病及精神病者应到有关专科门诊明确诊断，进行治疗，向医生询问能否妊娠的意见。对患有慢性病、准备妊娠的妇女，应改变治疗药物，避免胚胎受影响或发生先天缺陷，如慢性高血压及糖尿病等。④有急性传染病、生殖系统感染性疾病和性传播疾病者，应在相关专科治疗。医生应告知其在控制或治疗疾病后再生育。

三、生育保健指导

（一）受孕原理

1.生命的由来

生命来自精卵的结合。精子由睾丸产生，首先贮存在附睾，使精子获能并激活。当有射精活动时，精子与精囊液及前列腺液组成的精液排出体外。一次射精后排出的精子有上千万条，仅 1%～5% 的精子可能进入宫腔，能到达输卵管的精子少之又少，受精的精子只有一个。当精子进入女性阴道后，有活力的精子经宫颈管进入子宫腔及输卵管腔，其上行能力除依靠自身的活动外，还受宫颈黏液性状、子宫肌肉收缩、宫腔液体流动、输卵管上皮（内膜）纤毛活动以及神经反射等因素影响。

妇女一生中一般只有 400～500 个卵泡发育成熟并排卵。女性进入性成熟期后，卵巢每月发育一批卵泡，其中一般只有一个优势卵泡可以完全成熟并排出卵子，其余的卵泡在发育的不同阶段通过细胞凋亡机制而自行退化，称为卵泡闭锁。卵巢排卵后，通过输卵管伞部的捡拾而进入管腔，停留在输卵管壶腹部与峡部连接处，等待受精。男女成熟生殖细胞（精子和卵子）结合的过程称为受精。受精卵由于输卵管壁纤毛活动和肌肉收缩，逐渐向子宫方向移动，同时开始进行有丝分裂,从一个细胞分裂为 2 个、8 个、16 个细胞,称为桑葚胚,随后早期胚泡形成。受精后 3～5 天早期胚泡到达宫腔,7～8 天着床。此后,孕卵便逐渐发育,从胚胎成长为胎儿。受精后 8 周的人胚称为胚胎,9 周起称为胎儿。妊娠的全过程约为 40 周(280 天)。

2.受孕的必备条件

(1)男方能产生足够数量、健全和活跃的精子,并有运送精子的正常输精管道。

(2)女方可以排出成熟而健康的卵子,并能被输卵管摄入而有机会和精子相遇。

(3)适时的性交是精卵相遇的先决条件。卵子排出后,在体内存活 24 小时,最长不会超过 48 小时。精子在女性生殖道内通常只能生存 24～72 小时。通常精卵只有在射精后 3 天内和排卵后 24 小时内才有相遇机会,何况女性一个月仅排卵一次,错过了适当的时机就不容易怀孕。

(4)宫颈黏液的性状适合于精子的生存和穿透。宫颈黏液受性激素的影响而有周期性变化。在排卵临近时,黏液的理化性状有利于精子的穿透和输送,并能起保护精子及补充能量的作用。在月经周期的其他阶段,宫颈黏液的变化反而对精子的活力起到抑制作用。

(5)通畅而蠕动正常的输卵管是受孕的必备条件。精卵结合一般发生在输卵管壶腹部,受精后的卵子又必须适时地被运送到宫腔。

(6)宫腔内环境具备适合受精卵种植和发育的条件。

(7)正常的神经内分泌调节功能是两性生殖活动的主宰。在受孕过程的各个环节中,神经系统及内分泌系统的共同作用贯穿于其始终。

(二)计划受孕前的准备

1.选择适宜的受孕年龄和季节

男性生育的最佳年龄是 25～35 岁,有证据表明男性在最佳年龄产生的精子质量最高,生命力最强。如果男性生育年龄过大,所生育的孩子先天畸形和遗传病的发病率也会较高。

女性生育的最佳年龄是为 25～29 岁。因为过早生育,女性全身各器官尤其是生殖器官和骨盆尚未完全发育成熟,妊娠及分娩的额外负担对母婴健康均为不利,也会增加难产的机会,甚至造成一些并发症或后遗症;而且过早承担教养子女的责任,会影响工作、学习和家庭生活的安排。但也应避免过晚生育,女性一般不要超过 30 岁,因为年龄过大,妊娠及分娩中发生并发症(如宫缩乏力、产程延长、产后出血等)的机会增多,难产率也会提高;尤其在 35 岁以后,卵巢功能逐渐趋向衰退,卵子中染色体畸变的机会增多,容易造成流产、死胎或畸胎。如能选择在最佳年龄生育,这个时期是生殖力最为旺盛的阶段,计划受孕容易成功,精子和卵子的质量较好,难产的机会减少,有利于下一代健康素质的提高。

一般来说,怀孕头 3 个月往往是整个妊娠最关键的时期。一年中的四季各有特点,不同季节受孕会对胎儿的发育产生不同的影响。也有报道,受孕季节以 7～9 月为最佳,经过十月怀胎到第 2 年的 4～6 月份分娩最为合适。我国幅员辽阔,气候差别较大,最佳生育季节因地制宜,不可生搬硬套。

2.调整避孕方法

计划怀孕前,需要对当前的避孕方法进行调整。如果采用口服避孕药避孕者,应停药;如放置宫内节育器避孕者,应取出节育器。一般在停药和取出节育器数月后再怀孕,以彻底消除药物的影响和调整子宫内环境。在此期间可以采用屏障法避孕。

3.身体状况及心理状况的准备

父母的健康是优化下一代身体素质的基础。计划受孕最好在男女双方具备良好的身心条件下进行。若身体有传染病如肝炎、肺结核及性病等,应先治疗,无传染性后再怀孕。若身体有慢性病如贫血、心脏病、肾病、高血压及糖尿病等,先查体及咨询专科医生,由专科医生评估,身体状况能够承担妊娠全过程再怀孕。有需手术的疾病可先手术治疗。

心理状况如近期有较大精神打击,会影响神经内分泌系统,使胎儿发育异常,应等精神状态良好再孕。精神病患者应在治愈后 2 年无复发后再怀孕。

此外,在受孕前的准备阶段,就应注意加强营养,做好劳逸安排,以促进身心健康,有利于妊娠的发展。

4.避免不利因素的干扰

外界环境中的某些不良刺激往往会影响妊娠的进展和胎儿的发育,甚至会降低精子及卵子的质量。所以,在计划受孕前,应尽力排除以下几种不利因素的干扰,创造一种良好的受孕氛围。

(1)烟酒危害:烟酒对生殖细胞和胚胎发育的不良影响已被广泛公认。烟草中含有尼古丁、氢氰酸、一氧化碳及烟焦油等各种有毒物质。不论主动或被动吸烟都对胎儿有害,母亲吸烟可导致胎儿宫内发育迟缓、低出生体重、先天性心脏病和小头畸形。母亲吸烟还影响胎儿出生后的体格发育和智力发育。男性吸烟会影响精子运动能力,降低精子质量,增加精子形态异常。酒精对生殖细胞的发育有害,酒后受孕可导致胎儿发育迟缓及智力低下。孕妇饮酒过量会导致流产、死胎或死产、低体重儿或过熟儿及弱智儿的发生率增加。所以,在计划受孕前,夫妻双方都应该避免接触烟酒。

(2)理化刺激:在工作或生活的周围环境中,某些理化因素会影响受孕的质量。如高温环境可使男性精子减少,活力降低,畸形增多;放射线的照射会引起染色体畸变或基因突变,导致胎儿畸形;甚至噪声及振动等物理因素都可影响胎儿发育。有些化学物质如铅、汞、镉及砷等金属,苯、甲苯及二甲苯等有机溶剂,氯化烯及苯乙烯等高分子化合物,某些农药等都有害于妊娠的发展和胎儿的发育,应当在受孕前就尽可能避免接触。

(3)生物因素:妊娠期尤其是孕早期感染弓形虫、风疹病毒、巨细胞病毒及单纯疱疹病毒等病原体可能导致死胎、早产、胎儿发育迟缓、智力障碍和畸形。孕前注射风疹疫苗可以预防风疹病毒感染。预防弓形虫感染可以在孕前停止养猫,养成不吃生的鱼片、肉片以及接触生肉后要洗净双手和用具的习惯。

(4)药物致畸:许多药物都可以通过胎盘,从母血进入胎儿体内,对胎儿造成不良影响。如果由于治疗疾病需要应用某些可能有害于受孕的药物,或虽已停用但在其作用尚未消失之前均应避免受孕。

总之,理想的计划受孕,必须具备良好的身心健康状态,融洽的夫妻感情,和谐的两性关系,安全舒适的周边环境以及宽松稳定的经济条件。

(三)计划受孕方法

夫妻双方了解了受孕原理,选择好了受孕时机,又为计划受孕准备好了各方面的条件,为使受孕计划能成功实现,必须先掌握一些科学的受孕方法和技巧。

1.日程推算法

大部分妇女排卵发生于下次月经来潮前 12～16 天(平均 14 天)。单独使用日程推算法并不十分可靠,因为排卵日期可受环境、情绪、患病或某些药物等影响而发生变化,所以最好和其他方法结合使用。

2.基础体温测量法

正常妇女基础体温在月经周期中呈周期性变化,排卵后基础体温的升高提示排卵已经发生,一般排卵发生在基础体温上升前或由低向高上升的过程中。在基础体温处于升高水平的 3 天内为"易孕期",从第 4 天起直至下次月经来潮前即为"安全期"。

3.宫颈黏液观察法

宫颈黏液的性状会随着月经周期中不同阶段性激素水平的改变而有所变化。在雌激素水平较低的月经期前后,黏液常稠厚而量少,甚至毫无黏液,提示不易受孕。在月经周期的中期,当雌激素水平逐步升高时,黏液会随之越来越薄,量亦越来越多,越接近排卵期,越变得清澈透亮,状似蛋清,且富有弹性,拉丝度越高,润滑感亦最甚。出现这种黏液的最后一天称为"高峰日",其前后48 小时之间会发生排卵("高峰日"大多相当于排卵日或排卵前一天)。这种排卵期的宫颈黏液对受孕颇为有利,能对精子起到保护、营养、增强活力以及引导穿透等作用。因此,出现阴部湿润感的阶段即为"易孕期"。

4.排卵检测试纸

用于体外定性检测妇女尿液中促黄体生成激素的含量的变化,从而确定排卵时间及妇女月经周期中的"安全期",达到选择受孕最佳时机或使用"安全期"避孕的目的。

5.B 超测排卵

月经规律,周期28～30 天者,月经周期第10 天起,做 B 超检测,观察有无优势卵泡发育。卵泡平均直径大于等于 16 mm,表示卵泡已成熟,随时有排卵的可能。排卵标志:卵泡消失或缩小;子宫直肠窝有液性暗区 3～10 mm;卵泡边缘模糊,内有稀疏光点,有时可见血肿。如光点密集,形成光团,即为黄体。简而言之,B 超监测排卵系借助超声的方法以监测卵巢卵泡的生长及排出情况的检查方法。

第 1～4 种方法具有简便、易行、经济的优点,但准确性稍差。B 超较为准确,但需要专门的仪器。

四、孕前营养指导

(一)营养评估

根据体重指数(BMI)评估营养状况,判断备孕女性。有无肥胖、超重或消瘦等问题;根据饮食习惯及膳食分析了解饮食习惯是否科学等。按照《中国成人超重和肥胖症预防控制指南》标准,BMI 小于 18.5 属低于标准体重;BMI 为 18.5～23.9 属标准体重;BMI 为 24.0～27.9 属超重;BMI 大于等于 28 属肥胖。

注:BMI＝体重(kg)/身高^2(m^2)

(二)孕前妇女膳食指南

(1)孕前妇女应多摄入富含叶酸的食物和补充叶酸。妊娠的头 4 周是胎儿神经管分化和形成的关键时期,此时缺乏叶酸可增加胎儿发生神经管畸形及早产的危险。妇女应从计划妊娠开始尽可能早地多摄取富含叶酸的动物肝脏、深绿色蔬菜及豆类。叶酸补充剂与食物中的叶酸相比,能更好地被机体吸收利用,建议最迟从孕前 3 个月开始补充叶酸 0.4 mg/d,至孕早期 3 个月,可以预防胎儿神经管畸形。曾经生育过神经管缺陷儿的母亲,再次怀孕则需每天补充叶酸 4 mg(此剂量参考原卫生部《2010 年增补叶酸预防神经管缺陷项目管理方案》中的剂量)。

(2)孕前妇女应常吃含铁丰富的食物。孕前缺铁易导致早产、孕期母体体重增长不足以及新生儿低出生体重,孕前女性应储备足够的铁为孕期利用。建议选择富含铁的食物,如动物血、肝脏及瘦肉等动物性食物,以及黑木耳、红枣和黄花菜等植物性食物。必要时在医生指导下补充小剂量的铁剂(10~20 mg/d)。维生素 C 可以促进铁吸收利用。

(3)保证摄入加碘食盐,适当增加海产品的摄入。围孕期和孕早期碘缺乏均可致新生儿发生以智力低下、聋哑、性发育落后、运动技能障碍、语言能力下降以及生长发育障碍为特征的克汀病。建议至少每周摄入一次富含碘的海产食品,如海带、紫菜以及海产鱼虾贝类等。

(4)戒烟、禁酒:夫妻一方或双方经常吸烟或饮酒,不仅会影响精子或卵子的发育,造成精子或卵子的畸形,而且会影响受精卵在子宫的顺利着床和胚胎发育,导致流产。酒精可以通过胎盘进入胎儿血液,造成胎儿宫内发育不良、中枢神经系统发育异常以及智力低下等。建议夫妻双方务必在计划怀孕前的 3~6 个月就都停止吸烟及饮酒,计划怀孕的妇女要远离吸烟的环境,减少被动吸烟的伤害。

(三)营养指导

要平衡膳食,粗、细、荤、素搭配;养成良好的饮食习惯;肥胖、高血脂、高胆固醇及高血糖等特殊人群应到营养门诊接受营养指导。

1.孕前咨询中对肥胖者的建议(BMI≥28)

合理安排饮食,饮食注意低能量、低脂肪、适宜优质蛋白和复杂糖类;适当的运动和锻炼,即中等或低强度运动为好;培养健康的饮食行为,如每餐不过饱,细嚼慢咽,不暴饮暴食,挑选低脂肪食品等。

2.孕前咨询中对体重过低者的建议(BMI<18.5)

应注意纠正厌食、挑食及偏食习惯,减少零食;停止药物减肥;注意检查潜在疾病,如贫血等造成的营养不良;合理膳食,增加糖类、优质蛋白及新鲜蔬菜水果;禁烟、酒及成瘾药物;最好让BMI达到理想标准,即 BMI 为 18.5~23.9 再怀孕。

3.孕前咨询中对正常体重的建议(BMI 18.5~23.9)

按膳食标准适当调整目前饮食的成分,创造更好条件来适应妊娠,如增加优质蛋白(如奶、蛋、瘦肉、鱼、虾及豆制品等);一日三餐要保证,早餐一定要及时、营养;孕前 3 个月增加多种维生素及补充叶酸;调整运动量,以中等强度运动为宜;夫妇禁酒、戒烟、戒成瘾药物。

(张韶兰)

第五节　孕　期　保　健

一、妊娠期概念

(一)定义

妊娠期全过程从末次月经第一日开始计算,孕龄 280 日,即 40 周。

(二)妊娠分期

临床上将妊娠分为三个时期:早期妊娠、中期妊娠及晚期妊娠。

1.早期妊娠

早期妊娠指从妊娠开始至妊娠 13 周末。

2.中期妊娠

中期妊娠指妊娠第 14～27 周末。

3.晚期妊娠

晚期妊娠指妊娠第 28 周及其以后。

(三)妊娠时限和推算预产期方法

卵子受精是妊娠的开始,妊娠时限一般为 40 周(280 天)。如果月经周期规律(平均 28～30 天),推算预产期的方法为从末次月经第一天算起,月份减 3 或加 9,日数加 7。

(四)常见基本概念

1.孕足月

妊娠 37 周之后。

2.早产

妊娠 28 周～37 周前(196～258 日)。

3.过期妊娠

妊娠 42 周之后。

4.产褥期

胎盘娩出至产后 6 周的期间。

二、早期妊娠保健

(一)早期妊娠胎儿生长发育

从受精卵形成开始,细胞就开始进行分化,到妊娠早期结束时,经历了受精卵、胚胎、胎儿的演变过程。这一过程主要以细胞分裂为主,各器官系统除了神经和生殖系统等尚未成熟,其他重要器官系统基本完成。所以,早孕期对外界因素的刺激非常敏感,如果受到疾病或外界不良因素(如药物、辐射及污染等)影响,非常容易导致胎儿发育畸形。

怀孕满 13 周以前应该到医院检查一次,筛查相关影响胚胎发育的因素,如风疹及流感等病毒的感染,可导致胎儿发生畸形,孕妇患病时,应在医生指导下医治,千万不可随意用药,某些药物也会对胎儿有害。

(二)早期妊娠的身体变化

1.早孕反应

早孕反应通常发生在停经 6 周后,一般会在 6 周后自然消失。

2.尿频

尿频由前倾增大的子宫在盆腔内压迫膀胱所致,当子宫增大超出盆腔后,尿频症状自然消失。

3.乳房变化

乳房有胀痛感,同时,乳晕的颜色加深。

4.体重增加

体重随着停经月份的增加而逐渐增加。

（三）早期妊娠保健

1.预防先天性畸形发生

应尽量避免一切不利于胎儿生长发育的因素,尽量避免生活在有污染的环境中,如高温、高噪声、强磁场、放射线、化学制剂、重金属、挥发性气体以及粉尘;准妈妈不要在妊娠早期做 X 射线检查,不要居住在新装修的房屋内,尽量避免接触农药,在生食蔬菜及水果前,务必要清洗干净;准妈妈要避免吸烟、酗酒;铅会影响胎儿的生长发育,孕期最好不染发、少化妆。

保证平衡的营养,适当补充叶酸,预防神经管畸形的发生。建议在妊娠早期到营养专科医生处咨询,以得到合理的营养保健指导。

2.早期妊娠检查

孕 13 周之前,进行第一次早期妊娠检查,建立保健手册,进行一般体检、妇科检查和辅助检查[血常规、尿常规、肝功能、肾功能、艾滋病、梅毒筛查、心电图及 B 超等,妊娠 $11\sim13^{+6}$ 周行 B 型超声测量胎儿颈后透明带(NT)厚度]。

3.早期妊娠的心理保健

胎儿的到来,使准妈妈的身体产生巨大的变化,加上对未来的不了解,可能会使准妈妈感到有些恐慌和焦虑,此时,家人的关心和理解是最重要的。随着对孕育知识的进一步了解以及对身体变化的逐渐适应,这种焦虑会在亲人和医生的帮助下很快解除。

4.早期妊娠注意事项

(1)注意劳逸结合,适当休息,避免过重的体力劳动,不宜过性生活,以防发生流产。

(2)不要参加长途的旅游活动,因活动安排紧张,旅途的劳累,异地生活的不适应,容易造成流产或者胎儿停止发育。

(3)准妈妈孕早期的服装选择以舒适为宜,不必过于肥大。

(4)准妈妈在孕早期由于体重变化不多,因此对鞋的要求不是很高,以不穿高跟鞋为好。

三、中期妊娠保健

（一）中期妊娠身体的变化

(1)呕吐消失,食欲增加。

(2)身体笨拙迟钝。

(3)乳房增大,乳晕变深。

(4)头发和指甲快速生长。

（二）中期妊娠胎儿生长发育

胎儿各器官系统基本发育完成:在此期间,通过一些相关的化验和辅助诊断方法(如唐氏筛查、彩色 B 超等),能大致了解胎儿发育是否正常,起到产前筛查的重要作用。如果发现严重危及生命的严重畸形(如无脑儿、开放性神经管畸形以及复杂心脏畸形等),可考虑终止妊娠。

（三）中期妊娠准妈妈的心理特征

准妈妈逐渐适应了身体变化,情绪也趋于稳定,此时,准妈妈更多牵挂的是宝宝生长发育是否正常以及宝宝的性别等问题,同时,还担心自己的体形将来能否恢复,等等。孕妇身体日益笨拙、腰酸、背痛及便秘等症状也逐渐加重,有些人还出现失眠的情况,部分准妈妈会产生焦虑情绪。

此时,准准妈妈可以多听音乐、写宝宝日记以及摆弄花草等,借此放松心情、缓解焦虑的情绪。

（四）中期妊娠准妈妈营养个体化

妊娠中期是胎儿生长发育的加速期，由于各种营养素之间的相互影响，不能仅针对某一营养素的缺乏或过量进行单一的调整，必须考虑到各营养素之间的转换、协同以及拮抗作用。还要考虑食物搭配的多样性。妊娠中期建议到营养专科进行合理的营养保健指导。

（五）中期妊娠的膳食要点

（1）补充充足的能量：孕 4～6 个月时，胎儿生长开始加快，母体子宫、胎盘及乳房等也逐渐增大，加上早孕反应导致的营养不足，孕中期需要补充充足的能量。

（2）注意铁的补充：孕中期血容量及红细胞迅速增加，并持续到分娩前，对铁需要量增加，富含铁、吸收率又较高的食物包括动物肝脏和血、肉类及鱼类。

（3）保证充足的鱼、禽、蛋、瘦肉和奶的供给。

（六）中期妊娠生活与环境

1.衣服

应选择宽大、透气的服装，以棉、麻质地为佳。

2.鞋子

由于脚趾变得较粗大，孕中期后会感到脚的尺寸增大，因此要选择合适尺码的鞋子，以透气性好、宽松、轻便的布鞋、胶底鞋等平跟鞋为好。

3.床褥

床褥不宜过于柔软，因过于柔软的床褥不利于翻身，还会导致脊柱位置异常。

4.运动

孕妇可以遵循自己的习惯进行一些舒缓的运动，如散步、上肢体操等，避免跑、跳及仰卧起坐等剧烈运动，骑自行车应限制在半小时以内，同时，最好不要长时间驾车旅游。适当运动对母子有益处；孕中期适度的运动能解除孕妇的疲劳，改善睡眠，缓解紧张的情绪，减轻下肢水肿、静脉曲张以及便秘等症状，有效地调节神经系统的平衡，保持精神饱满和心情舒畅。胎儿的正常发育也需要适当的运动刺激，适当的运动能够促进孕妇的血液循环，增加氧的吸入量，提高血氧含量，加速羊水的循环，从而有助于胎儿大脑、感觉器官以及循环和呼吸系统的发育，增强胎儿的免疫功能，使腹中的胎儿处于最佳的状态。

（七）中期妊娠检查内容

准妈妈每次检查都必须做基本的检查，包括称体重、量血压、问诊，以及看宝宝的胎心音、尿常规的检查等。中期妊娠大概要进行三次产前检查，以及时筛选高危妊娠，发现有高危因素应转高危门诊就诊，酌情增加检查次数，并给予必要的纠正治疗。

三次产前检查的重点项目分别如下所述。

（1）15～19 周时，行唐氏征筛检，检测结果提示高风险的可在孕 16～20 周施行羊膜穿刺抽取羊水进行产前诊断。

（2）20～24 周时，行 ABO 溶血筛查及彩色 B 超（Ⅲ级）。

（3）24～28 周行妊娠糖尿病筛检，检测空腹、口服 75 g 葡萄糖后 1 小时、2 小时血糖，只要有 1 次以上指数高于标准值，即代表准妈妈有妊娠糖尿病，高危人群在妊娠早期就要行血糖的检测,患有妊娠期糖尿病要采取饮食及运动控制,控制不好的需采取注射胰岛素治疗。

（八）中期妊娠异常症状

如果准妈妈发现自己出现以下异常症状,请及时去医院检查。

(1)短时间内体重增加过多(一周体重增加超过 0.5 kg)。

(2)出现头痛、视物不清、恶心、呕吐及上腹部不适等症状。

(3)突然腹痛或阴道出血。

(4)出现心慌、憋气,夜间不能入睡,伴呛咳,甚至不能平卧。

(5)胎动减弱或消失。

四、晚期妊娠保健

（一）晚期妊娠身体变化

(1)腹部明显胀起。

(2)体重增加迅速。

(3)食欲缺乏。

(4)乳头排出乳汁。

（二）晚期妊娠心理变化

随着预产期的临近,准妈妈对分娩的焦虑和担忧往往造成心理压力,常感觉心烦、情绪波动大,这些焦虑抑郁情绪表现为睡眠障碍、容易疲倦、便秘以及食欲减退等,这时应适时调节自己的情绪,通过适当运动如散步、与家人聊天以及听音乐等方式转移、排解焦虑情绪。

（三）晚期妊娠检查内容

孕 28～36 周每 2 周一次,有高危因素应增加检查次数,定期到医院检查。孕 37 周以后每周一次,晚期妊娠期间至少进行一次产前检查,检查内容包括测血压、体重、宫高以及腹围,重点了解孕妇的健康情况和胎儿的生长发育情况,辅助检查孕 28～36 周(血常规、尿常规、肝功能、肾功能、心电图、B 超以及胎心监护)及孕 37～40 周(尿常规及胎心监护)。

（四）晚期妊娠自我监护

1.胎动监护

孕妇孕 30 周开始自数胎动,异常:胎动次数小于 3 次/小时或小于等于 20 次/12 小时或比平时减少一半或胎动突然频繁。

2.胎心监护

正常胎心范围是 120～160 次/分。

3.体重监测

妊娠晚期增重最好控制在每周 0.5 kg 以内。

（五）晚期妊娠常见不适及处理

1.尿频明显

孕晚期胎儿改变姿势,胎头下降,压迫膀胱,可导致孕妇尿频。孕妇应及时解尿,不憋尿,睡前 1～2 小时不喝水,减少起夜次数。

2.消化不良及肠胃不适

孕激素分泌的增加,导致胃酸含量下降,使胃肠道蠕动减慢;子宫增大会挤压肠道,导致消化道排泄废物的速度减慢。

3.失眠

失眠主要是因体内激素水平的改变所致,可睡前冲澡,或在32～35 ℃水中泡脚20分钟,可选择一个最舒适的体位,放松全身肌肉。

4.气短及呼吸不畅

胀大的子宫会压迫横膈,挤压肺部,气短是呼吸系统为了吸入和利用更多的氧气而加快呼吸频率。

(六)晚期妊娠出现以下情况要及时到医院检查

(1)胎动频繁、减少或消失。

(2)不规则下腹胀痛。

(3)阴道出血。

(4)阴道流水。

(5)下肢水肿。

(七)晚期妊娠应注意并发症

1.预防早产

孕晚期防止劳累、防止过度紧张,出现宫缩、阴道出血或流水,应及早就医;分娩前一个月不宜性交;应积极治疗阴道炎症和内外科并发症。

2.关注产前出血

妊娠晚期阴道出血,同月经量,称为产前出血。产前出血最常见的原因是前置胎盘和胎盘早剥,是造成我国孕产妇死亡的主要原因之一。一旦出现产前出血,应及时到医院就诊。

3.预防巨大儿

出生体重达到或超过4 000 g的胎儿,称为巨大儿。除有遗传因素以外,孕妇患有妊娠期糖尿病或妊娠期营养过剩,常使胎儿发育较大,发生巨大胎儿,巨大儿发生难产及手术产机会增加;出生后发生低血糖、低钙抽搐及高胆红素血症的机会增加。因此,胎儿不是越大越好,要预防巨大儿的发生。

准妈妈应注意孕期科学营养膳食,孕34周前咨询营养专科医生,进行营养指导,适当运动,合理控制体重增加。

4.避免过期妊娠

平素月经周期正常,妊娠满42周及以上者为过期妊娠。过期妊娠常可使胎儿过熟,颅骨过硬,分娩时,胎儿头可塑性差,发生难产及手术产机会增加;由于胎盘功能减退,常使胎儿发生宫内窘迫,新生儿出生窒息率高,围产儿死亡率明显增加。因此,应该积极避免过期妊娠。准妈妈应定期产前检查,适时终止妊娠。

(八)如何识别临产及假临产

假临产:什么是真、假临产?这是孕妇,特别是初产妇最容易混淆的问题,孕妇在分娩前有时会出现假临产现象,往往是深更半夜全家动,匆忙赶去医院,经医生检查后被告知"未临产",这种情况会给产妇和家人带来不必要的麻烦。所谓假临产,其特点是腹痛无规律,持续的时间较短,间隔时间不规律,常常在夜间出现、清晨消失。

临产:在产前先兆的基础上腹痛逐渐加剧,间隔时间越来越短,为5～6分钟,疼痛持续时间长达30秒以上,同时伴随宫口开大,或"破水"。

(九)提倡自然分娩及降低剖宫产率

阴道分娩的好处:对母亲而言,产后身体恢复快,没有手术的风险及麻醉意外的发生;对胎儿而言,经过产道的分娩,能够将鼻腔及口腔部分羊水挤出,减少新生儿羊水吸入;对家庭而言,能够减少经济负担,且住院时间短。

阴道分娩符合自然的生理过程,阴道分娩的母子近、远期并发症减少。

(1)剖宫产不能降低围产儿病死率。

(2)剖宫产产妇产后患病率是阴道分娩产妇的12倍。

(3)剖宫产产妇术后贫血和异位妊娠等发生率明显高于自然分娩的产妇。

(4)剖宫产产妇产科伤口感染率为自然分娩产妇的30倍。

(5)剖宫产产妇术后腹腔存在粘连的可能。

然而剖宫产亦是解决难产和高危妊娠的一种有效手段,需要剖宫产时,必须及时剖宫产,保障母婴安全。

(张韶兰)

第四章

妇科内分泌疾病

第一节 性 早 熟

一、性早熟的发生机制和分类

对女孩来说,8 岁之前出现第二性征就称为性早熟。根据发病机制,性早熟可分为 GnRH 依赖性性早熟和非 GnRH 依赖性性早熟两大类。

(一)正常青春期的启动机制

了解正常的青春期启动机制是理解性早熟发生机制的基础。正常女孩的青春期启动发生在 8 岁以后,临床上表现为 8 岁以后开始出现第二性征的发育。性早熟患儿在 8 岁前就出现青春期启动。

正常青春期启动由两个生理过程组成,它们分别被称为性腺功能初现和肾上腺皮质功能初现。女性性腺功能初现是指青春期下丘脑-垂体-卵巢轴(H-P-O 轴)被激活,卵巢内有卵泡的发育,卵巢性类固醇激素分泌显著增加,临床上表现为乳房发育和月经初潮。肾上腺皮质功能初现是指肾上腺皮质雄激素分泌显著增加,临床上主要表现为血脱氢表雄酮(DHEA)和硫酸脱氢表雄酮(DHEAS)水平升高及阴毛出现,青春期阴毛出现称为阴毛初现。目前认为性腺功能初现和肾上腺功能初现是两个独立的过程,两者之间不存在因果关系。对女性来讲,青春期启动主要是指卵巢功能被激活。

青春期出现的最主要的生理变化是第二性征的发育和体格生长加速。女性第二性征的发育表现为乳房发育、阴毛生长和外阴发育。乳房是雌激素的靶器官,乳房发育反映的是卵巢的内分泌功能,坦纳(Tanner)把青春期乳房发育分成 5 期(表 4-1)。阴毛生长是肾上腺皮质分泌的雄激素作用的结果,因此反映的是肾上腺皮质功能初现。Tanner 把青春期阴毛生长也分成 5 期,Tanner 2 期为青春期启动的标志。一般来说,肾上腺皮质功能初现的时间较性腺功能初现的时间早,月经初潮往往出现在乳房开始发育后的 2～3 年。

青春期体格生长加速又称为生长突增,女孩青春期生长突增发生的时间与卵巢功能初现发生的时间一致,临床上表现为生长突增发生在乳房开始发育的时候。青春期启动前女孩生长速度约为每年 5 cm,生长突增时可达 9～10 cm。生长突增时间持续 2～3 年,初潮后生长速度明显减慢,整个青春期女孩身高可增加 25 cm。

表 4-1　女孩青春发育分期(Tanner 分期)

女性	乳房发育	阴毛发育	同时的变化
1 期	青春期前	无阴毛	
2 期	有乳核可触及,乳晕稍大	有浅黑色阴毛,稀疏地分布在大阴唇	生长速度开始增快
3 期	乳房和乳晕继续增大	阴毛扩展到阴阜部	生长速度达高峰,阴道黏膜增厚角化,出现腋毛
4 期	乳晕第二次凸出于乳房	类似成人,但范围小,阴毛稀疏	月经初潮(在 3 期或 4 期时)
5 期	成人型	成人型	骨骺闭合,生长停止

(二)性早熟的发生机制及病因分类

GnRH 依赖性性早熟又称为真性性早熟或中枢性性早熟(CPP),是由下丘脑-垂体-卵巢轴提前激活引起的。其中未发现器质性病变的 GnRH 依赖性性早熟,称为特发性 GnRH 依赖性性早熟。非 GnRH 依赖性性早熟又称为假性性早熟或外周性性早熟,该类性早熟不是由下丘脑-垂体-卵巢轴功能启动引起的,患者体内性激素水平的升高与下丘脑 GnRH 的作用无关。所谓同性性早熟是指提前出现的第二性征与患者的性别一致,如女性提前出现乳房发育等女性第二性征。异性性早熟是指提前出现的第二性征与其性别相反或不一致,如女性提前出现男性的第二性征。不完全性性早熟又称为部分性性早熟。单纯乳房早发育可以认为是正常的变异,其中一部分可以发展为中枢性性早熟,因此需要长期随访。单纯性阴毛早现是由肾上腺皮质功能早现引起的,多数单纯的月经初潮早现与分泌雌激素的卵巢囊肿自然消退有关。

1.GnRH 依赖性性早熟

(1)特发性性早熟。

(2)中枢性神经系统异常:①先天性:如下丘脑错构瘤、中枢神经发育不良、蛛网膜囊肿等;②获得性:化疗、放疗、炎症、外伤、手术等;③肿瘤。

(3)原发性甲状腺功能减退。

2.非 GnRH 依赖性性早熟

(1)女性同性性早熟:①麦克思-奥尔布莱特(McCune-Albright)综合征;②自律性卵泡囊肿;③分泌雌激素的卵巢肿瘤;④分泌雌激素的肾上腺皮质肿瘤;⑤异位分泌促性腺激素的肿瘤;⑥外源性雌激素。

(2)女性异性性早熟:①先天性肾上腺皮质增生症;②分泌雄激素的卵巢肿瘤;③分泌雄激素的肾上腺皮质肿瘤;④外源性雄激素。

3.不完全性性早熟

(1)单纯性乳房早发育。

(2)单纯性阴毛早现。

(3)单纯性月经初潮早现。

McCune-Albright 综合征是一种少见的鸟嘌呤核苷酸结合蛋白(G 蛋白)病,临床上以性早熟、多发性骨纤维异常增殖症及皮肤斑片状色素沉着为最常见的症状,病因是胚胎形成过程中的 G 蛋白α 亚基(Gsα)基因发生突变,使 α 亚基的 GTP 酶活性增加,引起腺苷酸环化酶活性持续被激活,导致 cAMP 水平升高,最后出现卵巢雌激素分泌。McCune-Albright 综合征是一个典型的假性性早熟,它还可以有其他内分泌异常:结节性甲状腺增生伴甲状腺功能亢进,甲状旁腺腺瘤、多发性垂体瘤伴巨人症或高泌乳素血症,肾上腺结节伴库欣综合征等。

原发性甲状腺功能减退引起性早熟的机制与促甲状腺素释放激素有关。一般认为 TRH 水平升高时不仅使促甲状腺素和泌乳素分泌增加,也可使 FSH 和 LH 分泌增加,这可能是原发性甲状腺功能减退引起性早熟的原因。有研究者认为原发性甲状腺功能减退引起性早熟的机制与过多的 TSH 和 FSH 受体结合,导致雌激素分泌有关。

(三)诊断及鉴别诊断

8 岁之前出现第二性征就可以诊断为性早熟。为区别性早熟的类型和病因,临床上要做一系列辅助检查。

1.骨龄测定

骨龄超过实际年龄 1 年或 1 年以上就视为提前,是判断骨质成熟度最简单的指标。

2.超声检查

超声检查可了解子宫和卵巢的情况。卵巢功能启动的标志是卵巢容积大于 1 mL,并有多个直径大于 4 mm 的卵泡。另外盆腔超声可鉴别卵巢肿瘤,肾上腺超声可鉴别肾上腺肿瘤。

3.头颅 MRI 检查

对 6 岁以下的女性性早熟者应常规做头颅 MRI 检查,目的是除外中枢神经系统病变。

4.激素测定

性早熟儿体内的雌激素水平明显升高,升高程度与 Tanner 分期相关。另外肿瘤患者体内的激素水平异常升高,21-羟化酶患者体内的睾酮水平常大于等于 2 ng/mL,17-羟孕酮水平超过正常水平的数十倍或数百倍。

非 GnRH 依赖性性早熟者体内的促性腺激素水平通常不升高,但异位分泌促性腺激素的肿瘤患者例外。从理论上讲,GnRH 依赖性性早熟患者体内的促性腺激素水平升高,但临床上测定时却可能发现 GnRH 依赖性性早熟患者体内的促性腺激素水平并无升高。这与青春期启动早期促性腺激素分泌存在昼夜差别有关,在青春期早期促性腺激素分泌增加只出现在晚上。因此,白天测定出来的促性腺激素水平并无增加。

测定甲状腺功能对鉴别甲状腺功能是否减退是必要的。

5.促性腺激素释放激素(GnRH)兴奋试验

该试验是鉴别 GnRH 依赖性性早熟和非 GnRH 依赖性性早熟的重要方法。GnRH 50～100 μg 或 2.5～3.0 μg/kg 静脉注射,于 0 分钟、30 分钟、60 分钟和 90 分钟分别采集血样,测定血清 FSH 和 LH 浓度。如果 LH 峰值大于 12 U/L,且 LH 峰值/FSH 峰值大于 1,则考虑诊断为 GnRH 依赖性性早熟。

(四)性早熟的处理原则

性早熟的处理原则是去除病因,抑制性发育,减少不良心理影响,改善最终身高。对由中枢神经系统病变引起的 GnRH 依赖性性早熟,有手术指征者给予手术治疗,无手术指征者治疗原则同特发性 GnRH 依赖性性早熟。特发性 GnRH 依赖性性早熟主要使用 GnRH 类似物(GnRH-a)治疗,目的是改善成年身高,防止性早熟和月经早初潮带来的心理问题。甲状腺功能减退者需补充甲状腺素。

二、特发性 GnRH 依赖性性早熟的治疗

特发性 GnRH 依赖性性早熟的治疗目的是阻止性发育,使已发育的第二性征消退;抑制骨

骺愈合,提高成年身高;消除不良心理影响,避免过早性交。目前,临床上常用的药物有孕激素、GnRH 类似物、达那唑和生长激素等,首选 GnRH 类似物。

(一)孕激素

用于治疗特发性 GnRH 依赖性性早熟的孕激素有甲羟孕酮、甲地孕酮和环丙孕酮。

1.甲羟孕酮

甲羟孕酮的主要作用机制是通过抑制下丘脑-垂体轴,抑制促性腺激素的释放,另外甲羟孕酮还可以直接抑制卵巢类固醇激素的合成,可使用口服或肌内注射给药。口服,$10\sim40$ mg/d;肌内注射 $100\sim200$ mg/m^2,每周 1 次或每 2 周 1 次。临床上多选口服制剂。

长期大量使用甲羟孕酮的主要不良反应:①皮质醇样作用,能抑制促肾上腺皮质激素(ACTH)和皮质醇的分泌。②增加食欲,使体重增加。③可引起高血压和库欣综合征样表现。

2.甲地孕酮

其作用机制和不良反应与甲羟孕酮相似。用法:甲地孕酮 $10\sim20$ mg/d 口服。

3.环丙孕酮

环丙孕酮有抗促性腺激素、孕激素活性,作用机制和不良反应与甲羟孕酮相似。环丙孕酮最大的特点是有抗雄激素活性。用法:每天 $70\sim100$ mg/m^2 口服。

由于孕激素无法减缓骨龄增加速度,因此对改善最终身高没有益处。另外,许多患儿不能耐受长期大量使用孕激素。目前临床上更主张用 GnRH 类似物来代替孕激素。

(二)达那唑

达那唑能抑制下丘脑-垂体-卵巢轴,增加体内雌二醇的代谢率,因此能降低体内的雌激素水平。临床上常用达那唑治疗雌激素依赖性疾病,如子宫内膜异位症、子宫内膜增生症和月经过多等。有作者用达那唑治疗 GnRH 依赖性性早熟也取得了不错的疗效。北京市儿童医院有医生用 GnRH 激动剂治疗特发性 CPP $1\sim2$ 年后,改用达那唑治疗 1 年,剂量为 $8\sim10$ mg/kg,结果发现达那唑药物治疗可以促进骨龄超过 12 岁的性早熟患儿的身高生长。另外,达那唑还可以作为 GnRH 激动剂停药后继续用药的选择(表 4-2)。

表 4-2 GnRH 激动剂治疗最后 1 年与达那唑治疗 1 年后的比较

项目	GnRH 激动剂治疗的最后 1 年	达那唑治疗 1 年后
生物年龄(CA)/岁	9.76 ± 1.70	10.60 ± 1.70
骨龄(BA)/岁	11.85 ± 0.99	12.81 ± 0.78
$\Delta BA/\Delta CA$	0.58 ± 0.36	0.95 ± 0.82
身高增长速度/(厘米/年)	4.55 ± 2.63	6.78 ± 3.11
预测身高(PAH)/cm	156.79 ± 7.3	158.01 ± 6.66

达那唑的主要不良反应如下:①胃肠道反应:恶心、呕吐等不适。②雄激素过多的表现:皮脂增加、多毛等。③肝功能受损。由于达那唑的不良反应比较明显,因此许多患儿无法耐受。事实上,在临床上达那唑也很少用于治疗性早熟。

(三)GnRH 类似物

根据作用机制可以将 GnRH 类似物分为 GnRH 激动剂和 GnRH 拮抗剂两种,它们均可用于治疗 GnRH 依赖性性早熟。目前,临床上最常用的是长效 GnRH 激动剂,如亮丙瑞林、曲普瑞林、戈舍瑞林等,一般每 4 周肌内或皮下注射一次。长效 GnRH 激动剂对改善第二性征、抑制下丘脑-垂体-卵巢轴有非常好的疗效。另外,由于它能延缓骨龄增加速度,增加骨骺愈合时间,所以能改善最终身高。

1.GnRH 激动剂治疗规范

关于 GnRH 激动剂的使用,中华医学会儿科学分会内分泌遗传代谢学组提出以下建议供参考。

(1)GnRH 激动剂的使用指征:为改善成年身高,建议使用指征如下。①骨龄:女孩小于等于 11.5 岁,骨龄大于年龄 2 岁或以上。②预测成年身高:女孩身高不足 150 cm。③骨龄/年龄大于1,或以骨龄判断身高的标准差积分(SDS)小于等于-2。④发育进程迅速,骨龄增长/年龄增长大于1。

(2)慎用指征:有以下情况时,GnRH 激动剂改善成年身高的疗效差,应酌情慎用。①开始治疗时骨龄:女孩大于 11.5 岁。②已有阴毛显现。③其靶身高低于同性别、同年龄正常身高平均值2个标准差($\overline{x}-2S$)。

(3)不宜使用指征:有以下情况不宜应用 GnRH 激动剂,因为治疗几乎不能改善成年身高。①骨龄:女孩大于等于 12.5 岁。②女孩月经初潮。

(4)不需应用的指征:因性发育进程缓慢(骨龄进展不超越年龄进展)而对成年身高影响不大的 CPP 不需要治疗,但需定期复查身高和骨龄变化。

(5)GnRH 激动剂使用方法。

剂量:首剂为 80~100 $\mu g/kg$,2 周后加强 1 次,以后每 4 周 1 次,剂量为 60~80 $\mu g/kg$,根据性腺轴功能抑制情况(包括性征、性激素水平和骨龄进展)而定,抑制差者可参照首次剂量,最大剂量为每次 3.75 mg。为确切了解骨龄进展的情况,临床医生应自己对治疗前后的骨龄进行评定和对比,不宜只按放射科的报告。

治疗监测:首剂 3 个月末复查 GnRH 激发试验,LH 激发值在青春前期水平说明剂量合适,以后对女孩只需定期复查基础血清雌二醇(E_2)浓度,以判断性腺轴功能抑制状况。治疗过程中每2~3 个月测量身高和检查第二性征,每 6 个月复查骨龄,同时超声复查子宫和卵巢。

疗程:为改善成年身高,GnRH 激动剂的疗程至少即需要 2 年。一般在骨龄 12~12.5 岁时可停止治疗。对年龄较小即开始治疗者,在年龄已追赶上骨龄,且骨龄已达正常青春期启动年龄时可停药,使其性腺轴功能重新启动。

停药后监测:治疗结束后第 1 年内应每 6 个月复查身高、体重和第二性征。

2.GnRH 激动剂的不良反应

GnRH 激动剂没有明显的不良反应,少部分患者有变态反应及注射部位硬结或感染等。临床上人们最关心的是 GnRH 激动剂对患者的远期影响,目前的研究表明长期使用 GnRH 激动剂不会给下丘脑-垂体-卵巢轴造成永久性的抑制。一旦停用 GnRH 激动剂,受抑制的下丘脑-垂体-卵巢轴会很快恢复活动。另外,有患者担心使用 GnRH 激动剂可造成将来的月经失调,目前尚无证据说明患者以后的月经失调与 GnRH 激动剂治疗之间存在着联系。

3.GnRH 拮抗剂

GnRH 拮抗剂也可用于治疗 GnRH 依赖性性早熟,它与 GnRH 激动剂的区别在于开始使用时就会对下丘脑-垂体-卵巢轴产生抑制作用。

(四)生长激素

生长激素(GH)是由垂体前叶生长激素细胞产生的一种蛋白激素,循环中的生长激素可以单体、二聚体或聚合体的形式存在。80%的生长激素为相对分子质量 22×10³ 单体,含有 191 个氨基酸,20%的生长激素为相对分子质量 20×10³ 单体,含有 176 个氨基酸。GH 对正常的生长是必需的。青春期性激素和 GH 水平的同步增加提示这两类激素之间存在着相互调节作用,一般认为是性激素驱动 GH 的分泌和促生长作用。

GnRH 激动剂可以减慢生长速率及骨骼成熟,提高患儿最终身高,但一部分患儿生长速率过缓,以致不能达到成年预期身高。近年来,为了提高 CPP 患者的最终身高,采取了 GnRH 激动剂与生长激素联合治疗的方案。帕斯基诺(Pasquino)等用曲普瑞林治疗 20 例特发性中枢性早熟(ICCP)患儿 2~3 年后,发现这些患儿的身高比正常同龄儿童低 25 个百分点。随后他们把这些患儿平均分成两组,一组继续单用曲普瑞林,而另一组同时加用 GH 继续治疗,2 年后发现,GnRH 激动剂加生长激素组的平均成年身高比治疗前预期成年身高高(7.9±1.1)cm,而单用 GnRH 激动剂组只比治疗前预期成年身高高(1.6±1.2)cm。国内一些研究者的研究也得出了类似的结果。这说明 GnRH 激动剂联合生长激素治疗可提高患者的成年身高。

临床上使用的生长激素是用基因重组技术合成的,是与天然生长激素具有完全相同的药效学和药代学的人生长激素(HGH)。HGH 半衰期为 3 小时,皮下注射后 4~6 小时出现 GH 峰值。用法:每周皮下注射 0.6~0.8 U/kg,分 3 次或 6 次给药,晚上注射,一般连续治疗 6 个月以上才有意义。

不良反应:①注射部位脂肪萎缩,每天更换注射部位可避免。②亚临床型甲状腺功能减退,约 30% 的用药者会出现此症状,此时需要补充甲状腺素。③少数人会产生抗 rGH 抗体,但在多数情况下抗体不会影响生长速度。

(五)心理教育

青春期过早启动可能会对儿童的心理产生不利影响。为了避免这种情况的发生,家长和医生应告诉患儿有关知识,让她们对性早熟产生正确的认识。另外,还应对患儿进行适当的性教育。

三、其他性早熟的治疗

对于除特发性 GnRH 依赖性性早熟以外的性早熟治疗来说,治疗的关键是去除原发病因。

(一)颅内疾病

颅内疾病包括颅内肿瘤、脑积水及炎症等。颅内肿瘤主要是下丘脑和垂体部位的肿瘤,这些肿瘤可以引起 GnRH 依赖性性早熟,治疗主要采用手术、放疗或化疗。脑积水者应行引流减压术。

(二)自律性卵泡囊肿

自律性卵泡囊肿是非 GnRH 依赖性性早熟的常见病因。青春期前儿童卵巢内看到生长卵泡属于正常现象,但这些卵泡直径通常小于 10 mm。个别情况下,卵泡增大成卵泡囊肿,直径可大于 5 cm。如果这些卵泡囊肿反复存在且分泌雌激素,就会导致性早熟的出现。

自律性卵泡囊肿发生的具体机制尚不清楚,有研究提示部分患者的发病可能与 FSH 受体或 LH 受体基因突变,导致受体被激活有关。

自律性卵泡囊肿有时需要与卵巢颗粒细胞瘤相鉴别。另外,自律性卵泡囊肿与其他卵巢囊肿一样,也可出现扭转或破裂,临床上表现为急腹症,此时需要手术治疗。

自律性卵泡囊肿的处理:可以在超声监护下行卵泡囊肿穿刺术,另外,也可口服甲羟孕酮抑制雌激素的合成。

(三)卵巢颗粒细胞瘤

青春期儿童可以发生卵巢颗粒细胞瘤,由于卵巢颗粒细胞瘤能分泌雌激素,因此这些儿童会发生性早熟。一旦诊断为卵巢颗粒细胞瘤,应立即手术,术后需要化疗。

卵巢颗粒细胞瘤能分泌抑制素和抗苗勒管激素(AMH),这两种激素被视为卵巢颗粒细胞瘤的肿瘤标志物,可用于诊断和治疗后随访。

（四）McCune-Albright 综合征

McCune-Albright 综合征的发病机制和临床表现见前面所述,治疗为对症处理,对性早熟者可用甲羟孕酮治疗。

（五）先天性肾上腺皮质增生症

肾上腺皮质分泌雄激素过多的先天性肾上腺皮质增生症患者会发生女性异性性早熟,临床上表现为女性儿童有男性化体征,这些疾病中最常见的是 21-羟化酶缺陷。

（六）芳香化酶抑制剂的使用

芳香化酶是合成雌激素的关键酶,其作用是将雄激素转化成雌激素。芳香化酶抑制剂可以抑制芳香化酶的活性,阻断雌激素的合成,从而降低体内的雌激素水平。目前临床上有研究者认为可用芳香化酶抑制剂如来曲唑等,治疗非 GnRH 依赖性性早熟,如 McCune-Albright 综合征等。

（张韶兰）

第二节　功能失调性子宫出血

功能失调性子宫出血(简称功血)是指由于神经内分泌机制失常引起的异常子宫出血,需排除全身及内外生殖器官器质性病变存在,或指下丘脑-垂体-卵巢轴调节功能失常导致异常子宫出血,而非直接由全身及内外生殖器器质性病变引起的异常子宫出血。功血是妇科常见病,可发生于月经初潮至绝经间的任何年龄,临床主要表现为月经周期、经期、经量的异常,如月经周期长短不一、经期延长、经量过多或不规则阴道流血。临床分为无排卵性功血和排卵性功血两类,无排卵性功血约占 80%,其中 90% 见于青春期和绝经前期,即生殖功能开始发育和衰退过程中生殖内分泌功能波动大的两个阶段,少数发生于生育期,如流产后、产后需要重新恢复排卵功能的阶段。无排卵性功血的特点为月经周期和月经量的异常,表现为月经周期紊乱、经期延长、经量多或淋漓不净。排卵性功血多见于育龄期妇女,常需与器质性病变相鉴别,其月经周期相对有规律,主要表现为月经周期缩短、经量异常增多、经期延长、经间期出血等。

功血属中医崩漏、月经先期、月经过多、经期延长、经间期出血范畴,排卵性功血和无排卵性功血均可伴不孕。

一、病因

正常月经周期的建立,有赖于下丘脑-垂体-卵巢-子宫之间的功能协调。正常月经的发生是基于排卵后黄体生命结束,雌激素和孕激素撤退,使子宫内膜功能层皱缩坏死而脱落出血。正常月经的周期、持续时间和血量,表现为明显的规律性和自限性。功血的发生是由于体内外多种因素如过度紧张、恐惧、忧伤、环境和气候骤变,以及全身性疾病、营养不良、贫血及代谢紊乱等影响了下丘脑-垂体-卵巢轴的功能,而致异常子宫出血,分为无排卵性功血和有排卵性功血。

（一）无排卵性功血

无排卵性功血主要发生于青春期和绝经过渡期,两者发病机制不完全相同。青春期功血患者,下丘脑-垂体-卵巢轴的调节功能尚未成熟,大脑中枢对雌激素的正反馈作用存在缺陷,此时垂体分泌 FSH 呈持续低水平,LH 无高峰形成,导致卵巢不能排卵。绝经过渡期患者,由于卵巢功能衰退,对促性腺激素的反应下降,致使卵泡在发育过程中退化,因而不能发生排卵。各种原因引起的无排卵均可导致子宫内膜受单一雌激素刺激且无孕激素对抗而发生雌激素突破性出血或雌激素撤退性出血。雌激素突破出血有两种类型:低水平雌激素维持在阈值水平,可发生间断少量出血,内膜修复慢使出血时间延长;高水平雌激素且持续维持在有效浓度,则引起长时间闭经,因无孕激素参与,内膜无限制地增厚,却无致密坚固的间质支持,致使突破性出血,出血量多。雌激素撤退性出血表现在子宫内膜受雌激素作用持续增生,当雌激素短期内大幅度下降,子宫内膜缺少足量的雌激素作用,出现脱落、出血。

此外无排卵功血的出血还与子宫内膜剥脱出血的自限性机制缺陷有关,包括:①子宫内膜组织脆性增加。②子宫内膜剥脱不完整。③内膜血管结构与功能异常,小动脉螺旋化缺乏。④纤溶亢进和凝血功能异常。⑤子宫肌层合成前列环素增多,使血管扩张,抑制血小板凝集。

（二）排卵性功血

排卵性功血多发生在育龄期,主要由于卵泡发育不良或下丘脑垂体功能不足,引起排卵后黄体功能不足,或黄体期缩短,或黄体萎缩不全,导致子宫内膜不规则出血。目前认为黄体功能不足的原因有:①卵泡期 FSH 缺乏,卵泡发育缓慢,雌激素分泌减少。②LH 不足,排卵后黄体发育不全,孕激素分泌减少。③LH/FSH 比例异常,使卵泡发育不良,排卵后黄体发育不全。④部分患者同时有血催乳素(PRL)水平升高。⑤生理因素如初潮、分娩、绝经前,性腺轴功能紊乱。⑥下丘脑-垂体-卵巢功能失调,或溶黄体机制失常,引起黄体萎缩不全。

二、临床表现

（一）症状

无排卵性功血最常见的症状是子宫不规则出血,其特点是月经周期紊乱,经期长短不一,经量时多时少,甚至大量出血。有时停经数周或数月后阴道流血,往往出血较多;有时开始即阴道不规则流血,量少淋漓不净。出血量多或时间长者可继发贫血,短期大量出血可导致休克。

排卵性功血月经症状:①黄体功能不足,主要表现为月经周期明显缩短,月经频发。有的月经周期虽然在正常范围内,但卵泡期延长、黄体期缩短,可导致患者不易受孕或孕早期流产。或由于黄体过早衰退,不能支持子宫内膜,或子宫内膜反应不良,以至于经前数日即有少量出血,然后才有正常的月经来潮。②子宫内膜不规则脱落多见于育龄期妇女,表现为月经周期正常,但经期延长,可长达 9～10 天,且出血量多,症状以经期延长为主,可伴出血量多。

以上两种功血,若病程日久,或出血量多时,患者可出现头晕、乏力、易疲倦、心悸、气短、水肿、食欲下降、失眠等虚弱症状。

（二）体征

妇科检查:子宫大小多属正常。

（三）常见并发症

1.贫血

病程久、出血量多时出现贫血,表现为头晕、乏力、易疲倦、心悸、气短、水肿、食欲下降、失眠等。

2.失血性休克

失血性休克可见于大出血的无排卵性功血患者,表现为意识障碍,面色苍白,四肢冷,皮肤湿冷,口唇青紫,脉搏细数,血压低。

3.不孕

无排卵性功血患者小卵泡发育,但无卵泡成熟及排卵;排卵性功血患者黄体期孕激素分泌不足或黄体过早衰退,以致患者不易受孕。

4.盆腔炎

功血患者出血时间过长,容易并发盆腔感染,而致盆腔炎。

三、实验室和其他辅助检查

(一)妊娠试验

有性生活者应行妊娠试验,排除妊娠及妊娠相关疾病。

(二)血液学检查

血液学检查包括血常规、凝血功能、血清铁蛋白检查,必要时需行骨髓穿刺检查,排除血液系统疾病。轻度贫血者,血红蛋白 $91\sim110$ g/L;中度贫血者,血红蛋白 $61\sim90$ g/L;重度贫血者,血红蛋白低于 60 g/L。感染者,白细胞含量高于 10.0×10^9/L。

(三)激素测定

青春期无排卵性功血患者血中 FSH、LH 水平可稍低,血雌二醇(E_2)水平偏低或正常。绝经期无排卵性功血患者血 FSH、LH 可正常或稍高,血 E_2 水平可正常或稍高,血睾酮(T)水平可正常或略高。排卵性功血患者在基础体温(BBT)上升后第 7 天血中孕酮(P)水平偏低。此时,应测定血清催乳素水平及甲状腺功能,以排除其他内分泌疾病。

(四)B 型超声波

无排卵性功血可见小卵泡发育,但无卵泡成熟及排卵;有排卵功血有卵泡发育,卵泡或成熟或不成熟,均有排卵。

(五)基础体温测定

无排卵性功血患者基础体温呈单相型曲线,提示无排卵;黄体功能不足的排卵性功血患者基础体温呈双相型者,提示有排卵,但高温相持续少于 11 日;子宫内膜不规则脱落的排卵性功血患者基础体温高温相下降缓慢。

(六)阴道细胞学检查

无排卵性功血表现为中、高度雌激素影响。

(七)宫颈黏液结晶检查

无排卵性功血患者的宫颈黏液仅有羊齿植物状结晶,尤其是经前出现羊齿植物状结晶;有排卵功血经后为羊齿植物状结晶,排卵后及经前可见椭圆形结晶。

(八)诊断性刮宫

诊断性刮宫可了解子宫内膜有无病变,同时也可起到止血作用。年龄大于 35 岁,药物治疗无效或存在子宫内膜癌高危因素的异常子宫出血患者,应行诊断性刮宫,明确子宫内膜病变。不规则阴道流血或大量阴道出血时可随时行诊断性刮宫,诊断性刮宫时必须搔刮整个宫腔,尤其是两个宫角,并注意宫腔形态、大小,宫壁是否平滑,刮出物性质和数量。疑有子宫内膜癌时行分段诊断性刮宫。

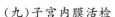

（九）子宫内膜活检

为了解卵巢排卵情况及黄体功能,应在经前期或月经来潮 6 小时内刮宫;若怀疑为子宫内膜脱落不全,则应在月经来潮第 5 日刮宫。

1.无排卵性功血子宫内膜的病理改变

（1）增殖期子宫内膜:增殖期子宫内膜见于月经周期后半期其至月经来潮后,提示未排卵。

（2）子宫内膜增生症:①单纯性增生(旧称腺囊型增生)。②复杂性增生(旧称腺瘤型增生)。③不典型增生:癌前期病变,癌变率为 10%～15%,已不属于功血范畴。

（3）萎缩型子宫内膜:萎缩型子宫内膜见于绝经期。

2.排卵性功血子宫内膜的病理改变

有排卵而黄体不健者,分泌期子宫内膜落后于正常内膜 2 天以上,有排卵而黄体萎缩不全者月经来潮第 5 天子宫内膜仍有分泌相。

（十）宫腔镜检查

宫腔镜检查可提高宫腔病变如子宫内膜息肉、子宫黏膜下肌瘤、子宫内膜癌的诊断率。

（十一）腹腔镜检查

腹腔镜检查用于排除盆腔内器质性病变。

四、诊断要点

功血的诊断应采用排除法,主要依据病史、体格检查及辅助检查做出诊断。

（一）病史

详细询问患者的年龄、月经史、婚育史、避孕措施、激素类药物使用史,是否受环境和气候变化、精神紧张、劳累过度等因素的影响,或存在营养不良、代谢紊乱等因素。了解子宫出血的经过,如发病的时间,目前出血情况,出血前有无停经史及以往治疗经过(尤应注意以往内分泌治疗的情况),特别注意过去有无月经过多、月经频发、子宫不规则出血等病史。

（二）症状

1.无排卵性功血的月经表现

（1）月经过多:周期规则,但经量过多(>80 mL)或经期延长(>7 天)。

（2）月经过频:周期规则,但短于 21 天。

（3）子宫不规则过多出血:周期不规则,经期延长,经量过多。

（4）子宫不规则出血:周期不规则,经期延长而经量正常。

2.排卵性功血的月经异常表现

排卵性功血的月经异常表现主要为月经周期缩短,有时月经周期虽在正常范围内,但卵泡期延长,黄体期缩短,以致患者不易受孕或在孕早期流产,或表现为月经周期正常,但经期延长,长达 9～10 天,且出血量多。

（三）体格检查

1.一般情况

应注意患者的精神、营养、发育状况,有无贫血及其程度,第二性征、乳房的发育及毛发分布,有无泌乳等。

2.妇科检查

患者子宫大小多属正常。

（四）辅助检查

1.诊断性刮宫

诊断性刮宫结果显示分泌反应至少落后 2 天者，提示有黄体功能不足可能；在月经周期的第5～6 天诊断性刮宫，显示子宫内膜仍呈分泌期反应，且与出血期及增生期内膜并存，提示有子宫内膜不规则脱落可能。

2.B 超

B 超可了解子宫大小、形状、内膜厚度，宫腔内有无赘生物及血块等，有助于排除其他疾病；动态观察卵泡发育、优势卵泡大小及排卵情况。

3.宫腔镜检查

可在宫腔镜直视下选择病变区进行活检，有助于诊断子宫内膜息肉、子宫黏膜下肌瘤及子宫内膜癌等宫腔内病变。

4.凝血功能测定

通过血小板计数，出、凝血时间，凝血酶原时间等了解凝血功能。

5.血红细胞计数及血红蛋白

血红细胞计数及血红蛋白检查可了解贫血情况。

6.BBT 测定

无排卵性功能失调性子宫出血患者的 BBT 呈单相型，黄体功能不足者的 BBT 呈双相型，但黄体期不足 11 天；子宫内膜不规则脱落者的 BBT 呈双相改变，但下降缓慢。

7.宫颈黏液检查

经前宫颈黏液见羊齿植物状结晶，提示有雌激素作用但无排卵；见成排出现的椭圆体，提示有排卵。

8.阴道脱落细胞涂片检查

其结果一般表现为中、高度雌激素影响。

9.女性生殖内分泌激素测定

血清黄体酮为卵泡期低水平则提示无排卵；雌二醇可反映体内雌激素水平；催乳素及甲状腺激素有助排除其他内分泌疾病；高雄激素应考虑多囊卵巢综合征。

五、鉴别诊断

必须排除由生殖器官病变或全身性疾病所引起的子宫出血，应注意与下列疾病相鉴别。

（一）病理妊娠或妊娠并发症

病理妊娠或妊娠并发症，如流产、异位妊娠、滋养细胞疾病、产后子宫复旧不全、胎盘残留等，可通过 HCG 测定、B 型超声检查或诊断性刮宫等协助鉴别。

（二）生殖道感染

生殖道感染，如急性或慢性子宫内膜炎、子宫肌炎等，妇科检查可有带下增多，或子宫附件压痛。

（三）生殖道肿瘤

生殖道肿瘤，如子宫内膜癌、子宫肌瘤、卵巢肿瘤等，通过 B 超或诊断性刮宫可鉴别。宫颈病变可通过妇科检查结合宫颈细胞学检查、宫颈活检等鉴别。

（四）全身性疾病

血液病通过血液及骨髓检查可诊断；B超及肝功能检查有助于鉴别肝功能损害。检测甲状腺功能有助于鉴别甲状腺功能亢进或低下。

（五）性激素类药物使用不规范

含孕激素的避孕器，如节育器、阴道环、皮下埋置剂，由于持续释放低剂量孕激素，可使子宫内膜不规则脱落，表现为阴道不规则出血。

（六）生殖道损伤

妇科检查可诊断生殖道损伤。

六、治疗

治疗原则为减少经量或控制异常出血，调整月经周期。青春期少女以调整月经周期为主，预防复发及远期并发症；围绝经期妇女止血后以调整周期、减少经量为原则。治疗方法包括药物治疗和非药物治疗，需根据患者年龄、对生育的要求、内膜情况、B超等辅助检查结果选用合适的方法。一般先用药物治疗，已婚患者可行刮宫术，久治不愈已无生育要求者可采用子宫内膜去除、子宫切除等外科治疗。治疗分为止血和止血后调整周期两部分，出血阶段应迅速有效地止血及纠正贫血，止血后应尽可能明确病因，并根据病因进行治疗。对于育龄期妇女的排卵性功血，应首先排除妊娠，然后止血及调整周期，若有生育要求则行促排卵治疗，增加妊娠率。若药物难以控制出血之势，可采取手术止血。

（一）无排卵性功血患者的止血治疗

1.激素类药物治疗

应根据患者出血量、出血时间、贫血程度选择激素的种类和剂量。对大量出血患者，要求在性激素治疗6～8小时明显见效，24～48小时内血止，若96小时以上仍不止血，应考虑有无器质性病变存在。

（1）孕激素内膜脱落止血法：孕激素是治疗无排卵性功血的主要药物。无排卵性功血的病理基础是缺乏孕激素，因此用孕激素使子宫内膜转为分泌期，停药后会发生撤退性出血。常用黄体酮20 mg肌内注射，每日1次，连用3～5天；或地屈孕酮10 mg/次，每日2次，连用10天；或口服微粒化孕酮每日200～300 mg，连用5～7天。对更年期患者，为预防撤退性出血过多，在用黄体酮的同时，可合用丙酸睾酮，每次25～50 mg肌内注射。

（2）雌激素内膜生长止血法：该止血方法的原理是用雌激素使子宫内膜生长，修复创面止血。常用药物是苯甲酸雌二醇，首次剂量2 mg，肌内注射，根据出血情况每6～8小时重复一次，直至血止，每日最大量一般不超过12 mg，血止后2～3天可逐步减量，直至每次1 mg，维持至用药20日左右；也可用相应剂量的其他雌激素制剂，有报道用大剂量结合雌激素（CEE）治疗功血。使用结合雌激素的剂量为每天0.6 mg/kg体重，大部分患者在用药后6小时内出血明显减少，最佳作用见于用药第5～7天，效用持续10～14天，最大剂量可达60 mg/d。

（3）内膜萎缩法：此法的止血原理为大剂量的合成孕激素或雌、孕激素制剂，通过抑制垂体分泌促性腺激素进而抑制卵巢分泌雌激素，内源雌激素的减少使子宫内膜萎缩，达到出血迅速减少或停止的效果。

（4）合成孕激素制剂：常用的药物有左旋-18-炔诺孕酮、炔诺酮、醋酸甲地孕酮、甲羟孕酮。炔诺酮同时具有孕、雄、雌激素样作用，对内膜作用效价高，可作为首选止血药，常用5～7.5 mg

口服,每 6 小时一次,一般用药 4 次止血或出血明显减少。然后每 3 次递减 1/3 量,直至维持量每日 5 mg,连续用 21 天左右;在此期间积极纠正贫血,待血红蛋白回升接近正常后,可停药,会有撤退性出血。

在孕激素基础上配伍使用雌、雄激素也有较好效果,具体可用三合激素(黄体酮 12.5 mg,苯甲酸雌二醇 1.25 mg,睾酮 25 mg)肌内注射,每 12 小时一次,血止后递减至每 3 日一次,20 日后停药。

2.其他药物治疗

(1)非甾体类抗感染药物:前列腺素是子宫内膜血管出血和止血功能的重要调节因子。口服氟芬那酸 0.2 g,每天 3 次,甲芬那酸 0.5 g,每天 3 次,可减少月经量 25%～35%,同时应注意胃肠道不良反应。

(2)抗纤溶药物:酚磺乙胺能增强血小板功能及毛细血管抗力,每次 0.25～0.5 g 肌内注射,每日 0.5～1.5 g,或静脉滴注,每日 5～10 g;氨甲苯酸或氨甲环酸 300 mg 静脉滴注,每日 2～3 次。

(3)甲状腺素治疗:青春期出血伴有肥胖、基础代谢率低、甲状腺功能低下者,用甲状腺素治疗,除能调整内分泌失调、提高垂体及卵巢的活性外,并能促进雌激素的分解和排泄,可使雌激素过剩的水平降低。一般用小剂量甲状腺制剂 0.03 mg,每日 1～2 次。

(4)米非司酮:米非司酮是一种强效孕激素拮抗剂,还伴有一定的抗糖皮质激素作用,可直接和间接作用于下丘脑-垂体系统,导致促性腺激素分泌减少。米非司酮还可抑制卵巢功能,表现为抑制卵泡期卵泡的发育及排卵延迟,还可诱导黄体溶解,直接作用于卵巢颗粒细胞,促使其凋亡,增加闭锁卵泡数,从而加速残存卵泡的萎缩,导致绝经,对于围绝经期功血治疗有一定疗效。可每次口服 12.5 mg,每天 1 次,90 天为一个疗程。目前对该药物治疗功血的研究较多,临床上应用有一定疗效,但其功用还未列入《药典》。

(5)左炔诺孕酮宫内节育系统(levonorgestrel intrauterine system,LNG-IUS):可局部释放左旋-18-炔诺孕酮(每日 20 μg),使子宫内膜萎缩,从而减少出血或出现闭经,达到避孕和减少出血的双重目的。

(6)其他止血药:子宫收缩剂治疗,如与凝血、止血药物合用,可进一步减少出血量,常用催产素和麦角新碱,急性出血可静脉注射,一般可肌内注射,有血管硬化与冠心病者忌用。凝血、止血药物中,卡巴克络和酚磺乙胺可减低微血管通透性,6-氨基己酸、对羧基苄氨、氨甲环酸等可抑制纤维蛋白溶酶,有减少出血量的辅助作用,但不能赖以止血,有血栓性血管病史者慎用。氨基己酸 4～6 g,以 5%葡萄糖注射液或生理盐水 100 mL 稀释后静脉滴注,15～20 分钟滴完。氨甲环酸每日 200～400 mg,溶于 25%～50%葡萄糖注射液 20～40 mL 内,缓慢静脉注射。

3.刮宫术

刮宫术为快速有效的止血方法,尤其适用于病程较长的已婚育龄期或围绝经期患者,但半年内曾用此法治疗者不宜再次使用。出血超过 14 天或不规则流血者可随时刮宫;围绝经期首选分段刮宫术,以排除宫颈管和宫腔内器质性病变;青春期患者一般以药物治疗为主。

(二)调整无排卵性功血患者的月经周期

对于青春期、育龄期无排卵性功血患者,止血后当继续用药以建立或恢复月经周期,使用性激素人为地控制流血量并形成周期治疗的目的,一方面暂时抑制患者本身的下丘脑-垂体-卵巢轴,使能恢复正常月经的内分泌调节;另一方面直接作用于生殖器官,使子宫内膜发生周期性变化,并按预期时间脱落,所伴出血量不致太多。一般连续用药3个周期。在此过程中当积极纠正贫血,加强营养,以改善体质。常用的调整月经周期的方法有以下几种。

1.雌、孕激素序贯法

雌、孕激素序贯法适用于青春期功血患者。本方法亦称人工周期,为模拟自然月经周期中卵巢的内分泌变化,序贯应用雌、孕激素,使子宫内膜发生相应变化,引起周期性脱落。用法:己烯雌酚1~2 mg(或戊酸雌二醇1~2 mg或炔雌醇0.02~0.05 mg),于出血第5日起,每晚1次,连服20日,至服药第11日,每日加用黄体酮10 mg肌内注射(或甲羟孕酮6~10 mg口服),两药同时用完,停药后3~7出血。于出血第5日重复用药,一般连续使用3个周期。用药2~3个周期后,患者常能自发排卵。

2.雌、孕激素合并应用

雌、孕激素合并应用适用于育龄期(有避孕要求)和围绝经期功血患者。雌激素使子宫内膜再生修复,孕激素可以限制雌激素引起的内膜增生程度。

(1)单独雌、孕激素合并应用:己烯雌酚1 mg(或戊酸雌二醇1 mg)及甲羟孕酮4 mg,于出血第5日起两药并用,每晚1次,连服20~22日,停药后出现出血,血量较少。

(2)复方雌、孕激素合并应用:复方避孕药限制子宫内膜生长,使过度增生的内膜逐渐退化,至少可减少60%的正常月经量。在出血第5日开始,每晚口服1丸,21日为1个周期,连用3个周期。我国研制的避孕药Ⅰ号、Ⅱ号及三相片均能有效地调控月经周期,尤其在三相片服用中发生突破出血、点滴出血的概率较单相制剂显著为少。

3.左炔诺孕酮宫内缓释系统

左炔诺孕酮可有效治疗功血,原理为在宫腔内局部释放左炔诺孕酮,抑制子宫内膜生长。

(三)促进无排卵性功血患者排卵

本方法适用于青春期和育龄期无排卵性功血患者。

1.氯米芬

氯米芬适用于体内有一定雌激素水平的功血患者。该药为非甾体化学物,有微弱的雌激素作用,在下丘脑竞争性地结合雌激素受体产生抗雌激素作用,通过抑制内源性雌激素对下丘脑的负反馈,诱导促性腺激素的释放而诱发排卵。于出血第5日起,每晚服50 mg氯米芬,连续5日。若排卵失败,可重复用药,剂量逐步增至每日100~150 mg。不宜长期应用,以免发生卵巢过度刺激综合征或引起多胎妊娠。服药后排卵率为80%,妊娠率仅其半数。

2.人绒毛膜促性腺激素

HCG适用于体内FSH有一定水平、雌激素中等水平者。HCG具有类似LH作用而诱发排卵。监测卵泡发育接近成熟时,连续3日肌内注射HCG,剂量依次为1 000 U,2 000 U及5 000 U。

3.人绝经期促性腺激素(HMG)

其制剂分75 U(每支含FSH及LH各75 U)和150 U(每支含FSH及LH各150 U)两种。FSH促使卵泡生长发育和颗粒细胞成熟,分泌雌激素;LH促使卵泡的泡膜细胞合成雌激素前体——雄烯二酮和睾酮。在两者作用下卵泡发育成熟。在月经来潮第3~5天开始用药,连用7~12天,应用5天后监测卵泡发育情况,根据卵泡发育情况增减剂量,若卵泡发育成熟,停用HMG,加用HCG 5 000~10 000 U,每日肌内注射1次,共2~3日,以提高排卵率。注意使用HMG时易并发卵巢过度刺激综合征。

4.促性腺激素释放激素

过去应用 GnRH 脉冲式给药诱发排卵,现多主张用 GnRH 做预治疗,约需 8 周时间达到垂体去敏感状态,导致促性腺激素呈低水平,继之性腺功能低下,此时再给予 GnRH 脉冲治疗或应用 HMG 及 HCG,可达到 90％的排卵率。

(四)无排卵性功血患者的手术治疗

1.子宫切除术

子宫切除术现很少被用于治疗功血,适用于患者年龄超过 40 岁,病理诊断为子宫内膜腺瘤型增生过长或子宫内膜不典型增生,或年龄较大,反复出血,久治不愈造成严重贫血者。

2.子宫内膜部分或完全切除术

子宫内膜切除术是去除子宫内膜后引起纤维反应,从而达到减少月经量、减轻痛经及人为闭经的有效方法。对于顽固性功血而无生育要求者,尤其对施行子宫切除术有禁忌证者,可施行宫腔镜内膜切除术和热球法子宫内膜切除术,即在宫腔镜下,通过电切割、激光行子宫内膜去除术以达到减少出血的治疗效果。有研究报道,子宫内膜切除术后月经改善的成功率为 95％左右。热球法治疗原理是通过球内被加热液体的热能使子宫内膜凝固、坏死、剥离脱落,以减少子宫腔内膜面积,达到治疗目的。热球法子宫内膜切除与宫腔镜电切割、激光切割技术相比,有同等的治疗效果,且因为不用危险的能源,安全性高,其远期效果需进一步观察。子宫内膜切除术需注意防止并发症,如子宫穿孔、低钠血症、术后晚期腹痛及痛经的出现。

(五)排卵性功血的治疗

1.月经量多的治疗

排卵性功血的周期规律,其导致的月经量多通常伴随雌激素含量较高,一般选用以下药物治疗。

(1)对抗雌激素药物:丙酸睾酮 25 mg/d,肌内注射,连用 3 天;或达那唑每天 200 mg。

(2)抗前列腺素合成药:如氟芬那酸 200 mg,每日 3 次,可减少经量 25％～30％。

(3)抗纤溶药:如氨甲环酸、氨基己酸等,治疗方法同无排卵性功血。

2.经间期出血或经期延长的治疗

经间期出血或经期延长的治疗有以下几种。

(1)围排卵期出血:多数因子宫内膜对雌激素波动过度敏感或血内雌激素水平下降过多,一般无须过多处理,仅予对症止血治疗。

(2)经前出血:考虑黄体功能不足引起,治疗方法主要有以下几种。①促进卵泡发育:卵泡发育不良是黄体功能不足的主要原因,因此促进卵泡发育和正常排卵有利于正常黄体的形成。可选用氯米芬诱发卵泡生长发育,必要时可选用人绝经期促性腺激素(HMG),使用方法同无排卵性功血。②黄体功能替代疗法:基础体温上升后第 2～3 天可开始口服甲羟孕酮,每次 4 mg,每天 2 次,共 10 天;或肌内注射黄体酮注射液,每天 20 mg,共 10 天;或于排卵后第 4、6、8、10 天分别注射 HCG 2 000 U,辅助黄体功能。

(3)经期延长:可能为新发育的卵泡分泌雌激素不足或黄体萎缩不全引起,治疗方法主要有以下几种。①小剂量雌激素补充疗法:可于月经第 5 天开始给予口服己烯雌酚 1～2 mg,每天 1 次,或口服戊酸雌二醇 1～2 mg,每天 1 次,持续 5～7 天,促进子宫内膜修复。②孕激素疗法:可于月经周期第 20～22 天开始口服甲羟孕酮,每次 4 mg,每天 2 次,共 5 天;或肌内注射黄体酮注射液,每天 20 mg,共 5 天,促使子宫内膜规则脱落。

七、经验与体会

（一）无排卵性功血的治疗体会

无排卵性功血的群体以青春期、围绝经期女性为多。青春期的 H-P-O 轴功能发育尚不完善，围绝经期的卵巢功能逐渐衰竭，尽管二者均为无排卵，但二者卵巢功能的结局不同，因此治疗法则也不尽相同。

（1）对于青春期无排卵功血的总体治疗，以对症止血以及调整 H-P-O 轴功能为主，以恢复月经周期为治愈标志，中医治疗原则——补肾是贯穿始终的治疗大法。

关于青春期功血的调周问题，目前有两种治疗认识，一是控制异常出血后，当积极调周，并且以建立排卵功能为治愈标准；二是认为治疗仅达到对症止血或建立月经周期，不强调有排卵，让患者生殖轴随着青春发育的进一步成熟，自行建立有排卵月经周期。第一种观点的目的是彻底治愈，防止复发，并为今后育龄期的生殖功能正常打下基础。第二种观点的目的是顺其自然，让有限的卵泡在育龄期有生殖需要时释放，以免卵泡耗竭。卵巢的生殖功能持续时间有一定年限，青春期非生殖最佳年龄，从保全卵巢功能于生殖最佳年龄时处于活跃状态着想，让机体在自然状态下，而不是药物状态下恢复正常排卵功能有一定科学意义，相当于在最佳生育年龄前不动用储备始基卵，让卵巢处于半苏醒状态，但需要长期观察，如接近 18 周岁仍然为无排卵周期，则应积极唤醒卵巢功能。

卵巢功能与中医先天禀赋相关，先天肾气充足，则卵巢功能持续时间较长，排卵的年限相应也较长久，故多为自身便能先建立正常月经有排卵周期；反之，机体如在自身建立正常排卵周期时有障碍，属于先天禀赋不足，卵巢自排卵功能的年限相对较短，治疗时当根据患者的需要制订卵巢功能状态调节的长远计划。对于 18 岁以下，尤其是 11～13 岁月经刚初潮的少女，在必要时可只调节为有正常周期的月经，即让卵巢处于半休眠状态，而不强求一定恢复为有排卵月经。因此，对于青春期功血的治疗，需根据患者的禀赋情况进行判定，对于采取第二种治疗方法者，有必要进行临床远期随访。

（2）围绝经期无排卵功血的治疗主要为对症止血，控制围绝经期伴随症状，帮助其平稳过渡至绝经期，无须维持正常月经周期，中医方面，健脾益气养血是主要的治疗方法。

（二）功能失调性子宫出血的出血期应当顺势治疗

无论是排卵性功血还是无排卵性功血，对于出血期的治疗，应根据具体情况，止血治疗有三种体现方式：一是直接减少血量或止血；二是出血量先多，然后减少至停止；三是逐渐延长不出血时间至正常周期，当视患者的具体情况而定。以上治疗方法我们称之为顺势治疗。

1.顺应月经周期

对于功血出血期的治疗，首先应准确判断当以止塞为主或当以通下为主。对于病程短者，在接近既往正常月经周期时，当顺势以通下为主，目的是尽量不扰乱自身生殖轴内分泌功能，为日后调周打下基础，其余时间的出血则以止塞流为主；对于病程长，反复阴道不规则流血者，注意寻找是否有每月一次出血明显增多的周期性变化，如有此变化，则尝试以出血量多时为月经周期，或通下或顺其自然，3～5 天后则以止塞为主治疗。顺应月经周期治疗，是止血与调周的有序治疗。

2.顺应胞宫生理藏泻

胞宫生理是亦藏亦泻，藏泻有时。其泻表现为行经、分娩，其藏表现为蓄经、育胎。功血患者的胞宫功能则处于藏泻失调，在治疗中当分辨胞宫处于或藏或泻，或正由泻向藏的功能转化，或正由藏向泻的功能转化。顺应胞宫的生理功能，即在胞宫当藏时运用补法，以固冲任；在胞宫当泻时运用泻法，以去瘀滞；在胞宫功能处于转化时，则注意补泻药物的配伍比例，当胞宫生理功能出现藏泻有度，则为痊愈。B 超检查结果，可帮助医者正确判定无排卵功血患者出血期间胞宫所处的生理功能状态，合理使用止血方法，以获得较好的治疗效果。胞宫的生理功能当藏时，冲任气血处于相对不足状态，子宫内膜多呈线型、薄或不能测定出厚度，一般当功血患者子宫内膜厚度为 0.2～0.5 cm（双层），可以补法为主治疗；胞宫的生理功能当泻时，冲任气血处于相对壅滞状态，子宫内膜较厚，一般当功血患者子宫内膜双层厚度达 0.6～1.3 cm 时，可以泻法为主治疗。单纯塞流或塞流、澄源、复旧三法同用多适合于内膜较薄者。有时对崩漏的治疗首先行单纯止血塞流，如为暴崩如注，当塞流止血顾本；有时又当分出血的久暂、出血势头的急缓和量的多少、全身兼证舌脉等，塞流、澄源同用，如出血时间较长，出血势缓，色黯有块，当以先化瘀止血为主，可配合 B 超检查以了解内膜厚度。内膜较厚者，即使无血块及全身瘀滞症状，仍属胞宫冲任气血瘀滞，可以化瘀行气之法助内膜剥脱止血；内膜较薄者，可补肾健脾，助内膜增生修复以止血。在据胞宫藏泻功能状态进行治疗的同时，仍当辨证加减用药。

八、预后与转归

青春期以无排卵性功血多见，患者多数随年龄增长，性腺轴功能将会逐渐发育成熟，其间经过适当的治疗，最终可建立正常排卵的月经周期。少数患者病程长，药物治疗反应差则难以治愈，或易由某些诱因而复发。

对于育龄期无排卵性功血患者，主要为对症止血，恢复或建立正常排卵周期；有生育要求者，必要时行促排卵治疗，一般多能见效；严重的无排卵性功血，应注意饮食和激素的使用。过多食用饱和脂肪酸食物会刺激雌激素的过度分泌，同时晚婚、晚育、无正常婚育、哺乳期短、环境污染等多种因素，都会使女性长期受到雌激素的影响。子宫内膜受到长期的雌激素刺激，有可能会导致子宫内膜增生和子宫内膜癌的发病率增高或年龄提前。育龄期有排卵性功血多表现为经期延长或经间期出血，排除身体器质性病变后，多有自愈趋势，预后较好。

围绝经期功血病程相对较短，以止血及对症治疗，促进顺利绝经为主，疗效一般尚可，但该时期也是恶性病变的高发阶段，应加强监测，否则预后一般。

（张韶兰）

第三节　痛　经

痛经是指在月经前后出现下腹疼痛、坠胀，伴腰酸或其他不适，影响正常生活。痛经常发生在年轻女性，其疼痛常为痉挛性。痛经分为原发性和继发性两种，原发性痛经是指痛经不伴有明显的盆腔疾患，又称为功能性痛经；继发性痛经是由盆腔疾病导致的痛经，又称为器质性痛经，常见于子宫内膜异位症、子宫腺肌病、生殖道畸形、慢性盆腔炎、宫腔粘连及子宫肌瘤等疾病。

由于每个人的疼痛阈值不同，临床上又缺乏客观测量疼痛程度的方法，故有关痛经发病率的文献报道差别较大。1980 年，我国全国女性月经生理常数协作组的全国抽样调查结果显示，痛经的发生率为 33.19%，其中原发性痛经为 36.06%，而轻度痛经占 45.73%，中度占 38.81%，重度占 13.55％。

痛经的发生与年龄、是否有过分娩有关。月经来潮的最初几个月很少发生痛经。16～18 岁时发病率最高,可达82％,以后逐渐下降,50 岁时维持在20％,性生活的开始可以降低痛经的发生率。有过足月分娩史的女性,其痛经的发生率及严重程度明显低于无妊娠史或虽有妊娠但自然流产或人工流产者。初潮早、月经期长、经量多的女性痛经严重,而口服避孕药者痛经的发生率明显降低。痛经还有一定的家族性,痛经者的母亲及妹妹也常有痛经的发生。文化水平和体力活动与痛经无关,寒冷的工作环境与痛经的发生有关。还有研究表明,痛经的发生可能与长期接触汞、苯类混合物有关。

一、原发性痛经

(一)病因及发病机制

1.子宫收缩异常

正常月经周期,子宫的基础张力小于 1.3 kPa(10 mmHg),活动时压力不超过 16 kPa(120 mmHg),收缩协调,频率为每 10 分钟 3～4 次;痛经时,子宫基础张力升高,活动时压力超过 16～20 kPa(120～150 mmHg),收缩频率增加并变为不协调或无节律的收缩。子宫异常活动的增强使子宫血流减少,造成子宫缺血,导致痛经发生。研究表明,有些异常的子宫收缩与患者主观感觉的下腹绞痛在时间上是吻合的。引起子宫过度收缩的因素有前列腺素、血管升压素、缩宫素等。

2.前列腺素的合成与释放异常

许多研究表明,子宫合成和释放前列腺素(prosta glandin,PG)增加是发生原发性痛经的重要原因。$PGF_{2\alpha}$ 使子宫肌层及小血管收缩,与痛经发生关系最密切。在正常子宫内膜,月经前期合成 $PGF_{2\alpha}$ 的能力增强,痛经患者增强更为明显;分泌期子宫内膜 PG 含量多于增殖期子宫内膜,痛经患者经期内膜、经血内及腹腔冲洗液中 PG 浓度明显高于正常妇女;月经期 PG 释放主要在经期第 48 小时以内,痛经症状则以此段时间最为明显。静脉输入 $PGF_{2\alpha}$ 可以模拟原发性痛经的主要症状,如下腹痉挛性疼痛、恶心、腹泻及头痛等,因为 $PGF_{2\alpha}$ 行中期引产时引起的症状与原发性痛经的临床表现十分相似。PGE_2 和 PGI_2 可以使子宫松弛,二者浓度的降低可能与痛经有关。最有利的证据是 PG 合成酶抑制药(PGSI),如非甾体类抗炎药可使本病患者疼痛缓解。

3.血管升压素及缩宫素的作用

血管升压素是引起子宫收缩加强、子宫血流减少的另一种激素。女性体内血管升压素的水平与雌孕激素水平有一定的关系。因为神经垂体受雌激素刺激可释放血管升压素,这种作用可以被孕激素抵消。在正常情况下,排卵期血管升压素水平最高,黄体期下降,直至月经期。原发性痛经女性黄体期雌激素水平异常升高,所以在月经期血管升压素水平高于正常人 2～5 倍,造成子宫过度收缩及缺血。

以往认为缩宫素与痛经关系不大,但近来研究证实,非孕子宫也存在缩宫素受体。给痛经女性输入高张盐水后,血中缩宫素水平也升高。血管紧张素胺和缩宫素都是增加子宫活动导致痛经的重要因素。它们作用的相对重要性,取决于子宫的激素状态,血管紧张素胺也可能影响非孕子宫的缩宫素受体。用缩宫素拮抗药竞争性抑制缩宫素和血管紧张素胺受体,可以有效缓解痛经。

4.神经与神经递质

分娩后痛经症状会减轻或消失这一现象,过去一直认为是因为子宫颈管狭窄这一因素在分娩后得到解除所致,可是即使是剖宫产后,痛经也能好转。这一事实引起研究神经的研究者们的关注,实验证明,荷兰猪子宫上的神经在妊娠后会退化;人类妊娠期子宫去甲肾上腺素水平也低下,即使分娩后子宫的交感神经介质再生,其去甲肾上腺素浓度也不能达到妊娠前水平,所以痛经的症状减轻或消失。陈(Chen)等报道,通过腹腔镜行骶前交感神经切除术治疗原发性痛经,效果良好,其原理是切断了来自宫颈、子宫及输卵管近端向脊柱的神经传导,此研究也进一步证实了神经与神经传递在原发性痛经中的作用。

5.其他因素

(1)精神因素:有关精神因素与痛经的关系,争论较大。有人认为,痛经妇女精神因素也很重要。痛经女性常表现为自我调节不良、抑郁、焦虑和内向,很多研究表明,抑郁和焦虑等情绪因素影响痛经,但情绪因素如何参与痛经的发生,机制尚不明确;也有人认为,精神因素只是影响了对疼痛的反应,而非致病因素。

(2)宫颈狭窄:子宫颈管狭窄或子宫极度前屈或后屈,导致经血流出受阻,造成痛经。用CO_2通气法进行研究,结果显示痛经患者子宫峡部的张力高于正常妇女。

(3)免疫因素:近来有研究发现,痛经患者的免疫细胞和免疫反应发生改变,淋巴细胞增殖反应下降,血中单核细胞 β-内啡肽水平升高,研究者认为痛经是一种反复发作性疾病,形成了身体和心理上的压力,从而导致免疫反应的改变。关于痛经与免疫之间的关系还有待于进一步的研究。

(二)临床表现

原发性痛经的临床特点:①青春期常见,多在初潮后 6～12 个月发病,这时排卵周期多已建立,在孕激素作用下,分泌型子宫内膜剥脱时,经血的 PG 含量显著高于增殖型内膜经血中浓度。无排卵月经一般不发生痛经。②痛经多自月经来潮后开始,最早出现在经前 12 小时;行经第 1 日疼痛最剧,持续 2～3 天缓解;疼痛程度不一,重者呈痉挛性;疼痛部位在耻骨上,可放射至腰骶部和大腿内侧。③有时痛经伴有恶心、呕吐、腹泻、头晕、乏力等症状,严重时面色发白、出冷汗,与临床应用 PG 时,引起胃肠道和心血管系统平滑肌过强收缩的不良反应相似。④妇科检查无异常发现。

(三)诊断及鉴别诊断

诊断原发性痛经,主要是排除盆腔器质性病变的存在。采取完整的病史,做详细的体格检查,尤其是妇科检查,必要时结合辅助检查,如 B 超、腹腔镜、宫腔镜、子宫输卵管碘油造影等,排除子宫内膜异位症、子宫腺肌症、盆腔炎症等,以区别于继发性痛经。另外,还要与慢性盆腔痛区别,后者的疼痛与月经无关。

关于疼痛程度的判定,一般根据疼痛程度对日常生活的影响、全身症状、止痛药应用情况来综合判定。①轻度:有疼痛,但不影响日常生活,工作很少受影响,无全身症状,很少用止痛药;②中度:疼痛使日常生活受影响,工作能力亦受到一定影响,很少有全身症状,需用止痛药且有效;③重度:疼痛使日常生活及工作明显受影响,全身症状明显,止痛药效果不好。

(四)治疗及预防

原发性痛经的预防在于注意锻炼身体,增强体质,保持乐观态度,树立健康的人生观。治疗以对症治疗为主,药物治疗无效者,亦可采取手术治疗,中医中药治疗也常能显效。

1.一般治疗

对原发性痛经患者进行必要的解释工作十分重要,尤其是对青春期少女,讲解有关的基础生理知识,阐明月经是正常的生理现象,帮助患者打消顾虑,有助于减轻患者的焦虑、抑郁及痛经的程度。痛经重时可以卧床休息,或热敷下腹部,注意经期卫生。可以应用一般非特异止痛药,如水杨酸盐类,有解热镇痛的作用。

2.口服避孕药

有避孕要求者,可采用短效口服避孕药抑制排卵,以达到止痛的效果。口服避孕药可有效治疗原发性痛经,使50%患者的痛经完全缓解,40%明显减轻。口服避孕药可抑制内膜生长,降低血中前列腺素、血管紧张素胺及缩宫素水平,抑制子宫活动。原发性痛经妇女,子宫活动增强是由于卵巢激素失衡,可能是黄体期或月经前期雌激素水平升高所致,雌激素可以刺激 $PGF_{2\alpha}$ 和血管紧张素胺的合成、释放。口服避孕药可能通过改变卵巢激素的失衡状态,抑制子宫活动。

3.前列腺素合成酶抑制药

对于不需避孕或口服避孕药效果不好者,可以用非甾体抗炎药(NSAID),它是前列腺素合成酶抑制药,通过阻断环氧化酶通路,抑制 PG 合成,使子宫张力和收缩性下降,达到治疗痛经的效果。由于其效果好(有效率 60～90%),服用简单(经期用药 2～3 天),不良反应少,自 20 世纪 70 年代以来已广泛用于治疗原发性痛经。NSAID 不仅可以减轻疼痛,还可以减轻相关的症状,如恶心、呕吐、头痛、腹泻等。

一般于月经来潮、疼痛出现前开始服药,连服 2～3 天,因为前列腺素在经期的初 48 小时释放最多,连续服药的目的是为了纠正月经血中 PG 过度合成和释放的生化失调。如果不是在前 48 小时连续给药,而是疼痛时临时间断给药,难以控制疼痛。经前预防用药与经后开始用药效果相似。如果开始服药后最初几小时仍有一定程度的疼痛,下一个周期的首剂量需加倍,但维持量不变。

NSAID 常用药物及用法:吲哚美辛 25 mg,每日 3 次;氟芬那酸 100～200 mg,每日 3 次;甲芬那酸 250～500 mg,每日 4 次;单氯甲芬那酸 133 mg,每日 3 次;布洛芬 400 mg,每日 3 次;萘普生 200 mg,每日 2 次;酮洛芬 50 mg,每日 3 次;吡罗昔康 20 mg,每日 1 次;双氯芬酸 25 mg,每日 3 次。禁忌:胃肠道溃疡,对阿司匹林或相似药物过敏者。

4.钙通道阻滞剂

硝苯地平可以明显抑制缩宫素引起的子宫收缩,经前预服 10 mg,每日 3 次,连服 3～7 天或痛经时舌下含服 10～20 mg,均可取得较好效果。该药毒性小,不良反应少,安全有效,服药后偶有头痛。

5.β 肾上腺素受体激动药

特布他林治疗原发性痛经有一定疗效,但不良反应较 NSAID 多。

6.中药

中医认为不通则痛,痛经是由于气血运行不畅,治疗原则以通调气血为主。应用当归、芍药、川芎、茯苓、白术、泽泻组成的当归芍药散治疗原发性痛经,效果明显,并且可以使血中的 $PGF_{2\alpha}$ 水平降低。

7.经皮电神经刺激

经皮电神经刺激(TENS)可用于药物治疗无效,或有不良反应,或不愿接受药物治疗的患者。将刺激探头置于耻骨联合上、两侧髂窝或骶髂区域的皮肤上,刺激强度逐渐增加达 40～50 mA,同时记录宫腔内压力。结果表明,这一方法可迅速缓解疼痛,机制可能是减少子宫缺血或子宫活动及阻断中枢神经的痛觉传导系统。

8.腹腔镜下骶前神经切除术

对上述方法治疗无效的顽固痛经的患者,可考虑使用此方法。Chen 等报道,对原发性痛经患者,疼痛缓解率可达 77%(64/83),其机制是阻断来自宫颈、宫体和输卵管近端的感觉通路。

9.运动

有资料表明,体育锻炼对原发性痛经患者是有益的,通过体育锻炼,可减少原发性痛经的发生率及减轻痛经的程度。有研究者通过对 764 例青春期少女痛经的研究得出结论,任何形式的运动均可减少痛经的发生,可能与运动改善子宫的供血和血流速度有关。

二、继发性痛经

继发性痛经常与盆腔器质性疾病有关,如子宫内膜异位症、子宫腺肌症、盆腔感染、子宫内膜息肉、子宫黏膜下肌瘤、宫腔粘连、宫颈狭窄、子宫畸形、盆腔充血综合征、宫内节育器等,首次常发生在初潮后数年,生育年龄阶段多见,常有不同的症状,伴腹胀、下腹坠,牵引痛常较明显。疼痛常在月经来潮前发生,月经前半期达高峰,以后减轻,直至结束。但子宫内膜异位症的痛经也有可能发生在初潮后不久。盆腔检查及其他辅助检查常有异常发现,可以找出继发性痛经的原因,治疗主要是针对病因进行治疗。

(刘桂英)

第四节 闭 经

闭经在临床生殖内分泌领域是一个最复杂且困难的症状,可由多种原因造成。对临床医生来说,妇科内分泌学中很少有问题像闭经那样烦琐而又具有挑战性,诊断时必须考虑到一系列潜在的疾病和功能紊乱,其中一些可能给患者带来致病甚至致命的影响。传统上将闭经分成原发性和继发性,但因为闭经的病因和病理生理机制十分复杂,加上环境和时间的变迁,以及科技的发展,人们对闭经的认识、定义、诊断标准和治疗方案都有了较大的改变和进步。

闭经有生理性和病理性之分。青春期前、妊娠期、哺乳期、绝经后月经的停止,均属于生理性闭经。本文讨论的只是病理性闭经的问题。

一、闭经的定义和分类

(一)闭经的定义

(1)患者已达 14 岁尚无月经来潮,第二性征不发育,为闭经。

(2)患者已达 16 岁尚无月经来潮,不论其第二性征发育是否正常,均为闭经。

(3)患者已经有月经来潮,但月经停止 3 个周期(按自身原有的周期计算)或超过 6 个月不来潮,亦为闭经。

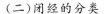

（二）闭经的分类

根据月经生理的不同层面和功能，为便于对导致闭经的原因进行识别和诊断，将闭经归纳为以下几类。

Ⅰ度闭经：子宫和生殖道异常。

Ⅱ度闭经：卵巢异常。

Ⅲ度闭经：垂体前叶异常。

Ⅳ度闭经：中枢神经系统（下丘脑）异常。

先天性性腺发育不良在闭经原因中占有重要的比例。既往对于性腺衰竭导致的闭经的病因和病理生理是根据染色体和月经情况划分的，概念比较混乱且各型疾病之间有交叉和重复的内容。一般将原发性闭经伴 45,X 或 46,XX 嵌合型染色体核型异常且身材矮小者定义为特纳（Turner）综合征，但此类核型患者中有一小部分为继发性闭经；患者如果染色体核型大致正常，身高正常但卵巢先天性未发育，原发性闭经，我们把其定义为先天性性腺发育不良。但该类患者可能伴有染色体的异位或微缺失；另一些患者为继发性闭经，染色体核型大致正常，卵巢曾有排卵但提前衰竭，被临床定义为卵巢早衰。实际上，这一类疾病在本质上是相同的，即性腺（卵巢）发育不良，但临床表现和闭经时间则有不同程度的差别。

二、闭经的诊断程序

（一）病史和临床表现

对闭经的诊断首先应开始于一个细致和完整的病史采集程序，包括神经精神方面的状况、家族遗传史、营养情况、发育成长史、生殖道的完整性、中枢神经系统体征，还要仔细鉴别半乳糖血症的存在。

（二）经典的闭经诊断程序

多年来，对闭经的诊断有一个经典的程序。

第一步：孕激素试验＋血清促甲状腺激素测定＋血清催乳素测定。

孕激素试验的方法：①黄体酮 20 mg，每天 1 次肌内注射，共 3 天；②微粒化黄体酮，每次 100～200 mg，每天 3 次，共 7～10 天；③地屈孕酮每次 10 mg，每天 2 次，共 7～10 天。④甲羟孕酮 8～10 mg/d，共 5～7 天。为避免不良反应，以上药物最好在睡前服用，观察停药后 1 周内是否发生子宫内膜脱落造成的撤药性出血。

此步骤可以大致诊断：①孕激素试验有撤药性出血可确定卵巢、垂体、下丘脑有最低限度的功能，说明体内有一定水平的雌激素但缺少孕激素的分泌，提示卵巢内有可能有窦卵泡分泌雌激素但没有发生排卵。②PRL 水平正常说明可以基本排除由高催乳素血症引起的闭经；PRL 水平异常升高伴溢乳则提示可能存在高催乳素血症或垂体分泌 PRL 的肿瘤。如果 PRL 水平持续较高，建议行垂体影像学检查。③促甲状腺激素的异常可能反映甲状腺功能亢进或低下对月经的影响。虽然发病率较低，但是因为治疗较简单有效，因此仍然建议作为第四步筛查。④孕激素试验有撤药性出血说明生殖道解剖正常，且子宫内膜存在一定程度的功能，女性生殖道是完整的。⑤即使内源性 E_2 足够，仍有两种情况导致孕激素撤药试验阴性。即子宫内膜蜕膜化，停用外源性孕激素后子宫内膜不会剥脱。第四种情况是子宫内膜应对高黄体酮水平而蜕膜化，见于黄体期或妊娠；第二种情况即子宫内膜由于高浓度的孕激素或睾酮伴随一种特殊的肾上腺酶的不足而蜕膜化，见于雄激素过多症伴无排卵及多囊卵巢的患者，但这种临床现象并不常见。

第二步:雌孕激素试验。

雌孕激素试验的方法:雌孕激素序贯用药1个周期,结合雌激素、天然雌激素或其他类型的雌激素,每天1～2 mg口服,共20～28天,最后7～10天加口服或肌内注射黄体酮(见第一步),与雌激素共用并同时停药,观察1周内是否有撤药性出血。

此步骤可以大致诊断:①雌孕激素试验有撤药性出血说明体内缺少雌激素分泌,雌激素分泌低下可能是卵巢功能低下所致。②雌孕激素试验无撤药性出血说明子宫或生殖道异常,有子宫内膜病变或生殖道畸形可能。

第三步:血清FSH、LH、雌二醇(E_2)、睾酮(T)、DHEA-S水平测定。

仅对第二步试验有撤药性出血的闭经患者进行,用来确定内源性雌激素低下是否由卵泡(Ⅱ度闭经)的缺陷,抑或中枢神经系统-垂体轴的(Ⅲ或Ⅳ度闭经)功能缺陷引起。孕激素试验阴性的闭经妇女,其促性腺激素(Gn)水平可能偏高、偏低或正常。

此步骤可以大致诊断:①FSH、LH水平升高(FSH>20 U/L)和E_2水平降低,提示卵巢功能衰竭,低雌激素导致反馈性高促性腺激素分泌。②LH/FSH和T水平升高提示高雄激素血症及多囊卵巢综合征可能。③DHEA-S明显升高提示有肾上腺来源的高雄激素血症。④FSH、LH和E_2水平正常或降低(FSH和LH均<5 U/L),提示有下丘脑性或垂体性闭经。

第四步:垂体兴奋试验。

如果测得血清FSH和LH水平正常或偏低,则需要通过垂体兴奋试验来鉴别垂体或下丘脑所导致的闭经原因。方法:促黄体激素释放激素(LHRH)25～50 μg,静脉推注,于注射前与注射后30分钟、60分钟、90分钟、120分钟分别测血清LH和FSH。因为LHRH主要刺激LH的分泌,也可以只测血清LH。

此步骤可以大致诊断:鉴别下丘脑或垂体的功能异常;正常情况下LH和FSH升高的峰值在LHRH注射后30分钟左右,数值升高为基础值的3倍以上。如果LH和FSH水平没有反应、反应低下或反应延迟,均提示闭经的原因可能在垂体而非下丘脑。如果反应正常,则提示为下丘脑性的闭经。对垂体的LH反应延迟者,也可能因为正常垂体长期"失用"而对LHRH的刺激不敏感,可以反复试验几次,以激活垂体。

(三)闭经的其他诊断方法

1.B超检查

盆腔的B超扫描可显示子宫和内生殖器是否发育正常。子宫的大小、内膜的厚度和形态与月经的关系密切,长期雌激素低下的患者,子宫可能发育不良,也可能发生萎缩。两侧卵巢的体积和形态学是否正常,是否有优势卵泡生长。卵巢内窦卵泡数目等反映了卵巢的排卵功能和储备状况,卵巢的形态学异常与闭经的病因有关,卵巢体积增大,多个窦卵泡发育,提示有高雄激素血症和多囊卵巢可能;卵巢体积小于10 mm³,且两侧卵巢窦卵泡总数不足4枚,提示卵巢发育不良或早期衰竭。超声应作为常规检查。

2.内镜检查

宫腔镜可以直接观察到宫腔和子宫内膜的形态,鉴别子宫内膜的厚度、色泽,是否有子宫腔发育畸形、宫腔粘连等造成闭经的病因。腹腔镜可在直视下观察卵巢的形态、大小、排卵的痕迹等,鉴别闭经的原因。如果卵巢呈条索状形态,无卵泡和排卵证据,可提示卵巢发育不全,可伴或不伴子宫的发育不良。

3.染色体检查

所有 30 岁以下因高 Gn 被诊断为卵巢早衰的患者,必须进行染色体核型检查。一些患者存在 Y 染色体嵌合现象,因为性腺内(卵巢)存在任何睾丸成分,都有形成恶性肿瘤风险,必须手术切除性腺。因为嵌合体核型(比如 XX/X)的妇女在过早绝经之前可以有正常的青春期发育、正常月经,甚至正常妊娠。有 10％～20％的卵巢早衰或先天性性腺发育不良者伴有染色体畸变,10％的 Turner 综合征女孩有自发性的青春期发育,2％有月经初潮。染色体核型检查虽然对治疗不产生影响,但对诊断有一定意义,对其家人的生育功能咨询亦有一定价值。

三、闭经的分类诊断

(一)Ⅰ度闭经[生殖道或(和)子宫性闭经]

Ⅰ度闭经的原因包括子宫和生殖道畸形造成的先天性阙如或梗阻,以及反复子宫手术、子宫内膜结核或炎症造成的不可逆的损伤。

1.诊断依据

(1)雌孕激素试验无撤药性出血。

(2)B 超检查子宫发育不良或阙如,或子宫内膜极薄、回声异常。

(3)子宫造影和(或)宫腔镜提示子宫腔粘连、畸形或子宫内膜病变。

(4)对周期性腹痛的青春期患者,注意有无下生殖道的发育畸形。

2.阿谢曼(Asherman)综合征

子宫内膜的破坏(Asherman 综合征)可导致继发性闭经,这种情况通常是由产后过度刮宫致子宫内膜损伤导致。对于 Asherman 综合征患者,子宫造影可以看到宫腔不规则粘连的典型影像,阴道 B 超可见子宫内膜线不连续和间断征象,宫腔镜检查诊断更精确,可以检出 X 线片无法显现的极微小的粘连。患者卵巢功能正常时,基础体温是双相的,提示闭经的原因与排卵无关。

Asherman 综合征还可发生于剖宫产术、子宫肌瘤切除术、子宫成形术后。产后刮宫术后伴发产后性腺功能减退(如席汉综合征)者,因内膜缺少雌激素支持而严重营养不良和菲薄,也可发生严重的宫腔粘连。据报道,子宫平滑肌瘤术可能导致局部缺血性反应,造成子宫内膜的损伤而发生 Asherman 综合征。粘连可导致子宫腔、子宫颈外口、宫颈管这些区域部分或完全闭塞,但不一定发生宫腔积血。如果影像学检查提示宫腔内积血,可以用宫颈扩张术就解决积血的引流问题。

Asherman 综合征患者除了闭经还可能有其他问题,如流产、痛经、月经过少,也可有正常的月经周期。轻度粘连也可导致不孕、反复性流产或胎儿丢失,此类患者须通过子宫造影或宫腔镜检查确诊子宫内膜腔的情况。

子宫内膜损伤导致的闭经也可由结核病引起,将经血或子宫内膜活检组织进行培养,找到结核杆菌方可确诊。子宫血吸虫病是导致终末器官功能障碍的另一个罕见原因,可在尿、粪、直肠排出物、经血以及子宫内膜内找到寄生虫虫卵。还有因子宫内感染导致严重而广泛盆腔炎,引发 Asherman 综合征的病例报道。

过去,Asherman 综合征的治疗是通过扩张宫颈及刮宫术来解除粘连。宫腔镜下通过电切、电凝、激光等技术直接松解粘连,效果优于扩张宫颈及刮宫术。手术后,为了防止宫腔壁的粘连,过去会放置一枚宫内节育器(IUD),儿科的气囊导尿管也是很好的选择,囊内充有 3 mL 液体,

7 天后将导管取出。术前即开始用广谱抗生素,持续 10 天。前列腺素合成抑制剂可解除子宫痉挛。患者连续用高刺激剂量的雌激素治疗 2 个月,如每月前 3 周每天口服结合雌激素 2.5 mg,第 3 周开始每日加用醋酸甲羟孕酮 10 mg。如果初次手术未能重建月经流出道,为了恢复生育能力,还需要重复数次持续治疗。此类患者有 70% 成功妊娠的概率,然而妊娠经常合并早产、胎盘植入、前置胎盘和(或)产后出血。

3.苗勒管异常

苗勒管发育不全指无明显阴道的原发性闭经,是原发性闭经相对常见的病因,发生率仅次于性腺发育不全。在芬兰,其发生率大约为 1/5 000 新生女婴。原发性闭经者须先排除苗勒管终端导致的生殖道不连续,对青春期女孩,必须先排除处女膜闭锁、阴道口闭锁、阴道腔不连续、子宫颈甚至子宫缺失。这类患者阴道发育不全或缺失,且通常伴子宫及输卵管缺失。有正常子宫却缺乏对外的通道,或者存在始基子宫或双角子宫。如果有部分子宫内膜腔存在,患者可能主诉有周期性下腹痛。由于与男性假两性畸形的某些征象相似,所以应证明是否为正常女性核型。由于卵巢不属于苗勒结构,故卵巢功能正常,而且可以通过双相基础体温及外周血黄体酮水平来证实。卵巢的生长及发育都无异常,生殖道闭锁导致的闭经伴随有阴道积血、子宫腔积血或腹腔积血所致的扩张性疼痛。

苗勒管发育不全的确切原因至今未明,可能是抗苗勒管激素(AMH)基因或 AMH 受体基因突变。尽管苗勒管发育不全通常为散发,偶尔也有家族性发病。苗勒管发育不全患者和她们的母亲可存在半乳糖-1-磷酸尿苷酰基转移酶的基因突变,这与经典的半乳糖血症不同,可能是由于半乳糖的代谢失调致使子宫内暴露有过高浓度的半乳糖,这可能就是苗勒管发育不全的生物学基础。给予孕期小鼠高半乳糖饮食,会延迟雌性子代的阴道开放。在苗勒管发育不全的患者中,卵巢衰竭亦较常见。

进一步评估和诊断需包括放射学检查,大约 1/3 患者伴有泌尿道畸形,12% 以上的患者有骨骼异常,其中多数伴发脊柱畸形,也可能发生缺指或并指。肾畸形包括异位肾、肾发育不全、马蹄肾、集合管异常。B 超检查子宫的大小和匀称性,若 B 超的解剖图像不确定,可选择 MRI 扫描。通常没必要进行腹腔镜直视检查。MRI 比 B 超准确得多,而且费用及创伤性都低于腹腔镜检查,然而存在与腹腔镜检查所见不符的概率。术前准确诊断有助于手术规划及手术的顺利实施。

手术之前必须明确拟解决的问题,切除苗勒管残留肯定是没有必要的,除非其会导致子宫纤维增生、子宫积血、子宫内膜异位症或有症状的腹股沟疝。宫腔镜、腹腔镜手术可以解决上述病症。考虑到手术困难及发生并发症的概率高,临床上更倾向于用替代材料构造人工阴道。笔者推荐用渐进式扩张术,如弗兰克(Frank)及后来的布雷克(Wabrek)等人描述的方法。首先向后,2 周后改为向上沿着通常的阴道轴线方用阴道扩条每天扩张 20 分钟,直至患者感到明显的不适,每次使用的扩条逐渐增粗,几个月后即可产生一条功能性阴道。塑料的注射器可用于替代昂贵的玻璃扩条,将扩条放在阴道的部位,维持类似于坐在疾驰的赛车车座上所感到的压力。韦基耶蒂(Vecchietti)在经腹或腹腔镜手术中采用一种牵引装置,术后再牵引 7 天就可形成一个功能性阴道。

对于不愿意或不能进行扩张术的患者,采用威廉姆斯(Williams)阴道成形术的创建矫形可迅速并简便地构建新阴道。该手术适用于那些不能接受 Frank 扩张术或 Frank 扩张术失败的妇女,或有完好的子宫并保留生育能力的患者。一种方式为先做开腹手术来评估宫颈管情况,如果子宫颈闭锁就切除子宫,如果是相对简单的处女膜闭锁或阴道横隔问题,就联合阴道手术。多数

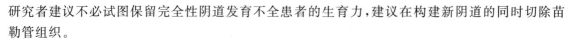

研究者建议不必试图保留完全性阴道发育不全患者的生育力,建议在构建新阴道的同时切除苗勒管组织。

阴道横隔患者(远端 1/3 阴道未能成腔)通常有梗阻及尿频症状,可利用声门关闭强行呼气法与处女膜闭锁相鉴别,阴道横隔患者阴道外口处无膨胀。阴道横隔可合并有上生殖道畸形,如输卵管的节段性缺失或单侧输卵管、卵巢的缺失。

生殖道远端闭锁可视为急症,延误手术治疗可能会因炎症性改变或子宫内膜异位症导致不孕,须尽快完成矫形引流手术。应尽量避免进行诊断性穿刺,因为一旦发生感染,阴道积血会转变为阴道积脓。

在引导患者进行一系列治疗的程序中,须进行心理咨询和安抚,帮助患者处理好失去生殖道以后的心理障碍。

(二)Ⅱ度闭经(卵巢性闭经)

1.Turner 综合征和先天性性腺发育不良

无论是原发性闭经还是继发性闭经都可以有性腺发育的问题,30%～40% 的原发性闭经患者为性腺条索化的性腺发育不全者。核型的分布为 50% 的 45,X;25% 的嵌合体;25% 的 46,XX。继发性闭经的妇女也可存在性腺发育不全,按有关核型的出现频率,依次排列为 46,XX(最常见);嵌合体(如 45,X/46,XX);X 长臂或短臂缺失;47,XXX;45,X。染色体核型正常的性腺发育不全者可能伴发感音神经性聋症(Perrault 综合征)。所以核型为 46,XX 的性腺发育不全者都必须进行听力评估。

单纯性腺发育不全是指双侧性腺呈条索状。混合型性腺发育不全是指一侧性腺内含有睾丸组织,而另一侧性腺呈条索状。常染色体异常也可与高促性腺激素性卵巢衰竭相关,如一个 28 岁的、18 染色体三体嵌合体的、高促性腺激素的继发性闭经患者,所有卵巢功能都会丧失。性染色体量变的患者都可列入性腺发育不全的范畴。

(1)Turner 综合征。临床诊断依据:①16 岁后仍无月经来潮(原发性闭经)。②身材矮小、第二性征发育不良、蹼状颈、盾胸、肘外翻。③高促性腺激素,低性腺激素。④染色体核型为 45,X;或 46,XX/45,X;或 45,X/47,XXX。⑤体检发现内外生殖器发育均幼稚,卵巢常呈条索状。

Turner 综合征为一条 X 染色体缺失或存在异常导致的性腺发育不良。由于卵泡的损失,青春期时无性激素产生,故此类患者多表现为原发性闭经。然而须特别关注此症较少见的变异类型,如自身免疫性疾病、心血管畸形以及各种肾脏异常。Turner 综合征的患者 40% 为嵌合体或 X、Y 染色体有结构改变。

嵌合体即不同的性染色体成分形成的多核型细胞系。若核型中存在 Y 染色体,说明性腺内存在的睾丸组织容易形成肿瘤及存在向男性发育的因素,需切除性腺区域。大约30% 的 Y 染色体携带者不会出现男性第二性征,故对于高促性腺激素性闭经患者,即使外观正常,也必须检查核型,以发现功能静止的 Y 染色体,在癌变之前对性腺进行预防性切除术。

大约 5% 诊断为 Turner 综合征的患者核型上有 Y 染色体成分。进一步用 Y 染色体特异性DNA 探针检测,发现另有 5% 的核型中有 Y 染色体成分。然而 Turner 综合征患者性腺肿瘤发生率较低(约 5%),似乎局限于那些常规核型检查有 Y 染色体成分的患者。即使患者常规核型检查未发现 Y 染色体成分,一旦出现男性第二性征或当发现一个未知来源的染色体片段时,都需用探针来特异性检测 Y 染色体成分。

嵌合体的意义重大,当患者有 XX 细胞系嵌合时,性腺内可找到功能性卵巢组织,有时可有正常的月经甚至可生育。嵌合体者也可表现正常月经初潮,达到正常的身高,但会出现过早绝经。大多数患者身材矮小,身高低于160 cm,由于功能性卵泡加速闭锁导致早年绝经。

(2)先天性性腺发育不良:患者染色体核型和身高正常,第二性征发育大致正常,性腺呈条索状,余同Turner综合征,染色体可能存在嵌合型、小的微缺失、平衡易位或基因缺陷。

2.卵巢早衰和卵巢抵抗综合征

卵巢早衰和卵巢抵抗综合征均属于高Gn性的闭经。去势或绝经后的Gn高水平与卵泡加速闭锁所致的卵泡缺乏之间存在联系,但这种联系并不是绝对的,因为在某些少见的情况下,Gn高水平时仍有卵泡存在。单纯FSH或LH分泌异常的罕见病例可能由某种Gn基因的纯合子突变所致。曾有研究报道,由于LH亚基的基因突变造成性腺功能低下,因FSH的亚基突变造成原发性闭经。基因的突变导致生成蛋白的亚基改变,使之失去了应有的免疫活性及生物活性。所以这种性腺功能低下者表现为一种Gn升高而另一种Gn降低。基因突变杂合子携带者常有相对不孕的问题,利用外源性Gn促排卵,可以使这些患者成功妊娠。当FSH高水平,而LH低或正常水平时,伴有垂体占位则提示存在分泌FSH的腺瘤,表现为持续性无排卵、自发性的卵巢过度刺激,卵巢上有多发的大卵泡囊肿,而且影像学证据提示有垂体腺瘤。因此强调同时测定两种Gn,如果一种Gn单独异常升高,需要考虑上述情况。一般卵巢功能衰退的顺序首先是FSH的升高,逐渐伴随LH升高。

(1)卵巢早衰(premature ovarian failure,POF)。卵巢早衰的诊断依据:①40岁前绝经。②高促性腺激素和低性腺激素,FSH大于20 U/L,雌激素水平低。③约20%患者有染色体核型异常,常为易位、微缺失、45,X/46,XX嵌合型等。④约20%患者伴有其他自身免疫性疾病,如弥漫性甲状腺肿,肾上腺功能减退等。⑤病理检查提示卵巢中无卵泡或仅有极少原始卵泡,部分患者的卵巢呈浆细胞浸润性的"卵巢炎"现象。⑥腹腔镜检查见卵巢萎缩,体积变小,有的呈条索状。⑦有的患者有医源性损坏卵巢的病史,如卵巢肿瘤手术史、卵巢巧克力囊肿剥除术史、盆腔严重粘连史,以及盆腔放疗和化疗史等。⑧对内源性和外源性促性腺激素刺激无反应,用氯米芬无法诱导出反馈的Gn升高,用外源性Gn刺激卵巢呈不反应或低反应,无卵泡生长。

大约1%的妇女在40岁之前会发生卵巢衰竭,而在原发性闭经患者中,发生率为10%~28%,多数病例的卵巢早衰机制不明。各个不同年龄都可以发生卵巢早衰,是否发病取决于卵巢所剩的卵泡数目。无论患者年龄多少,如果卵泡的丢失速度较快,则将表现为原发性闭经及性腺发育低下。假如卵泡耗损发生在青春期或青春期之后,则继发性闭经发生的时间将相应地推迟。

脆性X染色体综合征携带者中卵巢早衰的发生率为10%,研究者已经鉴定出至少有8个基因与卵巢早衰有关,5个在X染色体上,3个在常染色体上。此类患者可考虑供卵妊娠。对于卵巢早衰妇女,可进行脆性X染色体综合征的筛查,尤其是在有40岁之前绝经的家族史的情况下。一种由3号染色体上转录因子基因(FOXL2)突变引起的常染色体显性疾病也已被证实与眼睑畸形及卵巢早衰有关。另外,卵巢早衰也有可能是由自身免疫性疾病、感染流行性腮腺炎性卵巢炎,或化疗及放疗造成的卵泡破坏所致。这些先天性因素导致卵泡消失加速。

卵巢早衰存在一定比例的特异性性染色体异常,最常见的异常是45,X及47,XXX,其次是嵌合体、X染色体结构异常。用荧光原位杂交法寻找45,X/46,XX嵌合体,卵巢早衰患者体内发现较高比例的单X性染色体细胞,也曾发现X染色体长臂上关键区域的易位。

放疗对卵巢功能的影响取决于患者年龄及X线的剂量,照射卵巢2周后可出现类固醇激素水平下降,Gn水平升高。年轻妇女体内有较多的卵母细胞,可以抵抗内照射的完全去势作用,闭经多年后仍可恢复卵巢功能。如患者放疗时正常怀孕,子代的先天异常率并不高于普通人群。若放射区域为骨盆以外,则无卵巢早衰的风险。对盆腔肿瘤患者行腹腔镜手术,将卵巢选择性地移出骨盆,再进行放疗,患者可有望今后妊娠。

烷化剂(抗肿瘤药)对性腺有剧毒,与放疗一样,导致卵巢衰竭的剂量与患者开始治疗时的年龄存在负相关。其他化疗药物也有潜在的卵巢损害性,但研究较少,联合化疗对卵巢的影响与烷化剂相似。约 2/3 的绝经前乳腺癌患者使用环磷酰胺、甲氨蝶呤、氟尿嘧啶(5-FU)治疗后丧失卵巢功能。虽然患者月经及生育力的确有可能恢复,但无法预测未来的卵巢功能以及生育力。在猴模型模拟放疗过程中,用 GnRH-a 抑制 Gn 并不能抵抗卵泡的丢失,但确实可保护卵泡免受环磷酰胺的损害。化疗或放疗前卵母细胞或卵巢组织深低温保存将是保存此类患者生育力的最佳选择。

对伴有自身免疫性卵巢炎的卵巢早衰患者,应进行自身免疫性疾病的血液检查,而且需要每几年一次,周期性进行,作为对自身免疫性相关疾病的长期监测。检查内容包括血钙、血磷、空腹葡萄糖、21-羟化酶的肾上腺抗体、游离 T_4、TSH、甲状腺抗体。

曾有研究者建议,有时需要每周测 Gn 及 E_2 水平,如 FSH 低于 LH(FSH/LH＜1),或 E_2 高于 50 pg/mL,应考虑诱导排卵。很多案例报道证实了核型正常患者可恢复正常的卵巢功能(10％的患者),由于有偶发性排卵,对无生育要求者,雌、孕激素联合性避孕药是较好的选择。对于有生育要求者,最好选择供卵。不推荐用治疗剂量的糖皮质激素治疗特发性卵巢早衰,因为此方法未被证明能使卵泡恢复对 Gn 的反应性。

(2)卵巢抵抗综合征(resistant ovarian syndrome,ROS)。卵巢抵抗综合征的临床特征:①原发或继发性闭经。②高促性腺激素和低性腺激素。③病理检查提示卵巢中有多量始基卵泡和原始卵泡。④腹腔镜检查见卵巢大小正常,但无生长卵泡和排卵痕迹。⑤对内源性和外源性促性腺激素刺激无反应,也称卵巢不敏感综合征,这是一组少见但颇有争议的病征。卵巢抵抗综合征的临床表现与卵巢早衰极其相似,但如果行卵巢组织学检查,可以发现卵巢皮质中有多个小的原始卵泡结构。有人推测这是 Gn 受体不敏感或缺陷,或受体前信号缺陷的原因。在雌激素和孕激素序贯治疗数月后,卵巢可能自然恢复排卵和妊娠。也有人认为这是 POF 的先兆征象和过渡阶段。

3.多囊卵巢综合征

(1)临床表现:①月经稀发、闭经、不孕、持续性无排卵现象。②多毛、痤疮和黑棘皮病等高雄激素血症现象。③肥胖。

(2)超声检查诊断标准:①双侧卵巢各探及 12 个以上的小卵泡排列在卵巢表面,形成"项链征"。②卵巢偏大,卵巢髓质部分增多,反光增强。

(3)实验室检查:①血清 LH/FSH 增高 2 倍以上。②雄激素、T、A、DHEA-S 升高,性激素结合球蛋白(SHBG)降低。③胰岛素升高;糖耐量试验(OGTT)和餐后胰岛素水平升高。④PRL 可轻度升高。

(4)经腹或腹腔镜:卵巢体积增大,表面光滑,白色,无排卵痕迹,表面见多枚小卵泡。

(三)Ⅲ度闭经(垂体性闭经)

1.垂体肿瘤和高催乳素血症

(1)概况:由于颅底狭窄,垂体窝空间小,垂体良性肿瘤的生长也会造成问题。肿瘤向上生长压迫视神经交叉,产生典型的双颞侧偏盲,如果肿瘤很小则很少出现视野受损。而此区域的其他肿瘤(如颅咽管瘤,影像学上通常以钙化为标志),由于更接近视神经交叉,会较早导致视力模糊和视野缺损。除了颅咽管瘤,还有其他更少见的肿瘤,包括脑膜瘤、神经胶质瘤、转移性肿瘤、脊索瘤。曾有报道称,松果体的囊性病变可能导致褪黑激素分泌增加,引起青春期延迟。因此,性腺发育不全及青春发育延迟者应检查头颅 MRI。

当 GH 过度分泌导致肢端肥大症,或 ACTH 过量分泌引起库欣综合征时,应更加警惕垂体肿瘤的存在。TSH 分泌性肿瘤(不到垂体肿瘤的 1%)引起继发性甲状腺功能亢进,或引起 ACTH 或 GH 分泌的肿瘤则非常罕见。如果患者的临床表现提示有库欣综合征,则须检测 ACTH 水平及 24 小时尿中游离皮质醇水平,以及进行地塞米松快速抑制试验;如怀疑为肢端肥大症,则应做 GH 的检测。循环中 IGF-1 水平较稳定,随机测定血样中 IGF-1,若为高水平即可诊断 GH 过度分泌;ACTH 或 GH 分泌性肿瘤都很少见,最常见的两种垂体肿瘤是 PRL 分泌性肿瘤及无临床功能性肿瘤。PRL 分泌性肿瘤也可在青春期前或青春期出现,故可影响生长发育,并导致原发性闭经。

大多数无临床功能性肿瘤(约占垂体肿瘤的 30%)起源于 Gn 细胞,活跃分泌 FSH 及其游离亚基,但很少分泌 LH,故此类患者仅表现肿瘤占位性症状,所分泌的 FSH 游离亚基可作为一项肿瘤指标。然而由于游离 FSH 亚基增加合并本身 Gn 的升高,绝经后妇女的情况就变得复杂。但并不是所有 Gn 腺瘤都合并有游离 FSH 亚基增加。FSH 升高而 LH 低水平者,高度提示为 Gn 分泌性腺瘤。绝经前出现 Gn 分泌性腺瘤的妇女,其特征是卵巢内多发囊性改变(卵巢过度刺激)、E_2 高水平以及子宫内膜超常增生。用 GnRH-a 治疗通常不能降低 Gn 的分泌,反而可导致 FSH 及其游离亚基的持续升高。然而大多数此类肿瘤患者,由于肿瘤对垂体柄的压迫影响了下丘脑 GnRH 向垂体的运输,导致 Gn 分泌下降和闭经,并常因肿瘤的占位阻碍多巴胺向垂体前叶的运输,PRL 水平轻度升高。

并非所有蝶鞍内占位都是肿瘤导致的,据报道,囊肿、结核病、肉瘤样病以及脂肪沉着体也可成为垂体压迫的原因,导致低促性腺素性闭经。淋巴细胞性垂体炎是垂体内少见的自身免疫性浸润,酷似垂体肿瘤,常发生于妊娠期或绝经后的前 6 个月。初期出现高 PRL 血症,接着可发生垂体功能减退症。经蝶骨手术可诊断并治疗这类有潜在致命危险的垂体疾病。在一项大型经蝶骨手术调查中发现,91% 的蝶鞍内及蝶鞍周围占位是腺瘤,与尿崩症无关,但常常伴随着非垂体来源性肿瘤。

垂体周围的病变,如颈内动脉瘤、脑室导水管梗阻也可导致闭经。垂体局部缺血即梗死可导致功能不全,即产科著名的席汉综合征。

(2)临床表现:①闭经或月经不调。②泌乳。③如垂体肿瘤较大,可引起头痛和视力障碍。④如为空蝶鞍综合征可有搏动性头痛。⑤须排除服药引起的高催乳素血症。

(3)辅助检查:①血清 PRL 升高。②如果为垂体肿瘤或空蝶鞍综合征,可经蝶鞍 X 摄片、CT 或 MRI 检查垂体来确诊,应强调增强扫描,以增加检出率。

2.垂体功能衰竭

(1)临床表现:①有产后大出血或垂体手术的病史。②消瘦、乏力、畏寒、苍白,毛发稀疏,产后无乳汁分泌,无性欲,无卵泡发育和月经,生殖道萎缩。③有性腺激素低下、甲状腺功能低下和肾上腺功能低下的症状和体征,病情程度不同,功能低下的程度也不同,但常见以性腺激素低下为主,其次为甲状腺功能低下,最后为肾上腺功能低下。

(2)辅助检查:①血 FSH、LH、E_2、PRL、T 值均低下,血甲状腺激素(FT_3、FT_4)下降,促甲状腺素(TSH)升高。②血肾上腺皮质激素(皮质醇,17-羟孕酮)水平低下。③垂体兴奋试验显示垂体反应低下。④空腹血糖和糖耐量试验提示血糖值偏低,反应低下。

(四)Ⅳ度闭经(中枢和下丘脑性闭经)

下丘脑性闭经(促性腺激素不足性性腺功能减退)的患者具有 GnRH 脉冲式分泌的缺陷,在排除了下丘脑器质性病变后,可诊断为功能性抑制,常常由生活事件所致的心理生理反应导致,也可与工作或学校中面对的应激状况有关,常见于低体重及先前月经紊乱的妇女。很多垂体性闭经的妇女也表现出由亚临床饮食障碍引起的相似的内分泌、代谢和心理特征。

GnRH 的抑制程度决定了临床表现。轻度抑制可对生育力有微小影响,如黄体期不足;中度抑制可致无排卵性月经失调;重度抑制即表现为下丘脑性闭经。

下丘脑性闭经患者可表现为促性腺激素水平低或正常,催乳素水平正常,蝶鞍的影像学表现正常,雌孕激素撤退性出血试验多为阴性。对这样的患者应每年评估一次,监测指标包括催乳素及蝶鞍的影像学检查。如果几年监测指标均无变化,可不必要进行影像学检查。与心理应激或体重减轻有关的闭经,大多在 6～8 年自然恢复。83% 的妇女在病因(应激、体重减少或饮食障碍)纠正后恢复月经。但仍有一部分患者需持续监测。在饮食障碍的妇女当中,月经往往与体重增加有关。

无明显诱因的下丘脑性闭经的妇女,其下丘脑-垂体-肾上腺轴的活性是存在的,可能是应激反应干扰了生育功能。自发性下丘脑性闭经的妇女,其 FSH、LH、催乳素的分泌降低,促肾上腺皮质素释放激素致皮质醇的分泌增加。有些患者有多巴胺能抑制的 GnRH 脉冲频率,GnRH 脉冲性分泌的抑制可能与内源性阿片肽及多巴胺的增加有关。功能恢复过程中,高皮质醇血症先于卵巢功能恢复正常。

需要告知患者促排卵的有效性及生育的可能性,促排卵仅可用于有怀孕需求的妇女。没有证据表明周期性激素补充或促排卵可以诱导下丘脑恢复正常生理功能。

下丘脑性闭经的诊断依据:①原发性闭经,卵泡存在但不发育。②有的患者有不同程度的第二性征发育障碍。③卡尔曼(Kallmann)综合征患者伴嗅觉丧失。④FSH、LH、E_2 均低下。⑤对 GnRH 治疗有反应。⑥可有 X 染色体(Xp22.3)的 KAL 基因缺陷。

功能性下丘脑性闭经的临床表现:①闭经或不规则月经。②常见于青春期或年轻女性,多有节食、精神紧张、剧烈运动及不规律生活史。③体型多瘦弱。

主要的辅助检查:①TSH 水平正常,T_3 和 T_4 较低。②FSH 和 LH 偏低或接近正常,E_2 水平偏低。③超声检查提示卵巢为正常大小,多个小卵泡散在分布,髓质反光不增强。

1.体重下降、食欲缺乏和暴食综合征

肥胖可以与闭经有关,但肥胖者闭经时促性腺激素分泌不足的状态不常见,除非患者同时有情绪障碍。相反,急剧的体重降低,可致促性腺激素分泌不足。对下丘脑性闭经的诊断必须先排除垂体瘤。

临床表现:从饮食匮乏所致的间歇性闭经到神经性厌食所致的危及生命的极度衰弱,这种综合征的死亡率大概为 6%,因此受到高度重视。也有些研究者认为,大多数患者都能够恢复,而病死率并没有增加。这些结果存在差异的原因可能是被评估的人群不一致。临床医生应该警惕有些患者可能会死于神经性厌食。

(1)神经性厌食的诊断。神经性厌食的主要临床特点:①于 10～30 岁发病。②体重下降 25% 或体重低于正常同年龄、同身高女性 15%。③特殊的态度,包括对自己身体状况的异常认知,对食物奇怪的存积或拒绝。④毳毛的生长。⑤心动过缓。⑥过度活动。⑦偶发的过度进食

（食欲过盛）。⑧呕吐，可为自发行为。

（2）神经性厌食的临床表现：①闭经。②无已知医学疾病。③无其他精神疾病。

神经性厌食的其他特征：①便秘。②低血压。③高胡萝卜素血症。④糖尿病、尿崩症。

神经性厌食曾被认为多见于中高阶层的、25 岁以下的年轻白人妇女，但现在看来这个问题可出现在社会各阶层，占年轻妇女的 0.5%。厌食患者均期望成功改变形象，其家庭往往存在严重的问题，但父母却努力维持和谐家庭的表象，掩饰或者否认矛盾冲突。根据心理学家的理解，一方父母私下里对另一方不满，希望获得他们孩子的感情。当一个"完美孩子"的扮演变得极其困难时，厌食便开始了。病程往往起源于为控制体重而自行节食，这种感觉会带来一种力量和成就感，随即会有一种若自我约束松懈则体重不能控制的恐惧感产生。有观点认为，厌食症可以作为一项辨别内在混乱家庭的指标。

青少年时期的正常体重增加可能被认为是过度增加，这可以使青少年患上真性神经性厌食症。过度的体力活动是神经性厌食症的最早信号。这些孩子是典型的过分强求者，他们很少惹麻烦，但很挑剔，要求其他人达到他们苛刻的价值标准，常常导致自己在社会上被孤立。

有饮食问题的患者常常表现出滞后的性心理发展，其性行为出现得很晚。由身材判断社会地位的价值观影响她们的进食。依赖苗条身体的职业及娱乐环境容易使妇女暴露于神经性厌食及神经性贪食的风险之中。所以，饮食问题通常反映的是心理上的困境。

除了痛经，便秘也是厌食症常见的临床表现，常常较为严重并合并腹痛。大量进食低热量食物，低血压、低体温、皮肤粗糙、背部及臀部出现松软汗毛、心动过速及水肿是最常见的并发症。长期滥用利尿剂及泻药可致明显的低钾。低钾性酸中毒可导致致死性的心律失常。血清胡萝卜素的升高表示机体存在维生素 A 的利用障碍，见于手掌、脚掌的皮肤黄染。

贪食症的典型表现为阶段性偷偷地疯狂进食，紧接着便是自己诱发呕吐，禁食，或是服用缓泻药、利尿剂，甚至灌肠剂。尽管贪食行为相对较常见，但临床上真正的贪食症并不常见（在一个大学的学生样本中，占女性学生的 1%，男性学生的 0.1%）。贪食症行为常见于神经性厌食症患者（约占一半）。有贪食症行为的患者，其抑郁症状或焦虑障碍的发生率较高，而且还会有人店行窃的问题（通常是偷食物）。约 50% 的病例神经性厌食和贪食症行为会长期存在。神经性厌食症患者可分为贪食性厌食症患者和禁食伴过度锻炼者。贪食性厌食症者比较年长，相对更加抑郁，在社交上不常被孤立，但家庭问题的发生率较高。单纯贪食症者体重波动较大，但不会减少至厌食症者水平。克服了贪食症的患者可有正常的生育力。

严重的神经性厌食病例经常求助于内科医生，而临界性神经性厌食病例通常来求助于妇科医生、儿科医生或家庭医生。与厌食症相关的各种问题都代表下丘脑调控的身体功能的障碍，如食欲、渴感、水分保持、体温、睡眠、自主平衡以及内分泌。FSH、LH 水平下降，皮质激素水平升高，PRL、TSH、T_4 水平正常，但 T_3 水平较低，反式 T_3 水平升高。许多症状可用甲状腺功能减退来解释，如便秘、寒冷耐受不良、心动过缓、低血压、皮肤干燥、基础代谢率低、高胡萝卜素血症。随着体重的增长，所有的代谢性改变恢复到正常，Gn 的分泌也可恢复到正常水平。有 30% 的患者持续闭经，这是持续性心理冲突的指标。

当患者体重恢复到正常体重 15% 以下时，即可恢复对 GnRH 的反应，方可恢复正常月经。神经性厌食患者的 Gn 持续低水平，与青春期前孩子的水平相似；随着体重的增长，出现 LH 夜间分泌，类似于青春早期的水平；而当完全恢复正常体重时，24 小时 LH 分泌形式就与正常成年人一样，只是峰值有所差异。如果患者 Gn 的浓度低到无法被检测到，可检测血中的皮质醇含量,没必要做太多其他的实验室检测。

需要告知患者闭经与低体重之间的紧密联系,以刺激患者恢复正常体重,进而恢复正常月经。有时有必要指导患者制订每日能量计算方案[每日至少进食 10 920 J(2 600 cal)],以打破患者已养成的饮食习惯。如果进展很慢,则可用激素治疗。对于体重低于 45.36 kg(100 磅)的患者,如体重持续下降,需进行心理咨询及心理干预。

关于厌食症,目前尚无特殊的或新的治疗方法,只能在疾病发展到最严重的阶段之前,及早发现并进行心理干预。需要初诊医生、心理医生、营养学医生进行临床会诊,帮助患者处理自己的情绪、认知行为,必要时也可以加用抗抑郁药治疗。

2.过度运动与闭经

从事竞赛运动、芭蕾、现代舞的专业人员中,月经失调或下丘脑抑制性闭经的发生率较高。多达 2/3 有月经的跑步运动员黄体期较短,甚至无排卵,即使月经正常,周期与周期之间的差异也很大,常常合并有激素功能的下降。如患者在月经初潮之前就开始过度运动,则月经初潮会延迟长达 3 年之久,随后月经紊乱的发生率较高。弗里希(Frisch)关于临界体重的观念也支持以上推论。

临界体重理论的描述:正常月经需要维持在临界水平之上的体重,需达到临界的躯体脂肪含量。基于身体总水量占总体重的百分比,计算出躯体脂肪的百分比,为脂肪指数。16 岁时身体总水量占总体重 10%时,脂肪含量为 22%,这是维持月经所需的最低标准,13 岁时身体总水量占总体重 10%时,脂肪含量为 17%,这是发生月经初潮所需的最低标准。减少标准体重的 10%～15%时,就可使躯体脂肪含量下降到 22%以下,造成月经紊乱。

这种闭经类似于下丘脑功能障碍,剧烈运动减少 Gn 分泌,但促进 PRL、GH、睾酮、ACTH 以及肾上腺激素的分泌,同时减低它们的清除率,从而增加了这些激素的血浓度。低营养状态妇女的 PRL 一般无改变,相反过度运动者的 PRL 是增加的,但幅度较小,持续时间极短,所以不能用 PRL 的增加来解释月经异常。当闭经运动员与非闭经运动员或非运动员相比较时,她们的 PRL 含量并没有明显差异。另外,月经正常的女性运动员褪黑素水平在白天升高,而闭经运动员褪黑素于夜间分泌。这也可见于下丘脑性闭经的妇女,反映了对 GnRH 脉冲分泌的抑制。与低营养状态妇女相反的另一个现象出现在甲状腺轴,运动员的 T_4 水平相对较低,过度锻炼的闭经患者的甲状腺激素都完全受抑制,包括反式 T_3。

运动员经常会有竞赛后或训练后的欣快愉悦感,尚不清楚这究竟是一种心理反应还是内源性阿片的增加导致的。大量证据显示,内源性阿片通过抑制下丘脑 GnRH 的分泌来抑制 Gn 的分泌。纳曲酮(一种长效的阿片受体阻滞剂)用于体重下降导致的闭经患者可促使月经恢复,提示内啡肽在应激相关的下丘脑性闭经中有关键作用。运动员不管是否闭经都会出现运动诱导的血内啡肽水平的升高。

下丘脑性闭经(包括运动相关性或饮食失调)妇女由于促皮质素释放激素(CRH)及 ACTH 增加,会伴有皮质醇增多症,表明应激状态干扰生殖功能。皮质醇水平恢复正常的闭经运动员,6 个月内可恢复正常的月经。

闭经运动员处于能量负平衡的状态,IGFBP-1 水平升高,胰岛素敏感性增强,胰岛素水平下降,IGF-1 不足,以及 GH 水平升高。IGFBP-1 的增加会抑制下丘脑 IGF 的活性,继而抑制 GnRH 的分泌。

瘦素(leptin)对生殖的影响也被视为维持应激反应,月经周期正常的运动员 leptin 水平可显示出正常的昼夜节律,然而闭经患者的 leptin 水平则不具有昼夜节律。运动员 leptin 水平普遍较低(不到 30％),这与身体脂肪含量的减少有关,但血胰岛素不足及皮质醇增多症者的 leptin 水平进一步降低。当身体脂肪减少到体重的 15％ 以下,以及 leptin 低于 3 ng/mL 的水平时,会发生月经紊乱及闭经。

弗里斯(Fries)描绘了饮食障碍的四个连续阶段:以美容为目的的忌口,因对饮食及体重神经过敏而忌口,厌食反应,神经性厌食。

厌食反应与真正的神经性厌食之间有几点重要差异,从心理上来说,神经性厌食患者对疾病以及自身的问题缺乏认识,其并不认为自己体重过低,毫不担心自己可怕的身体现状及外表,医患之间很难沟通,患者对医生极其不信任。而厌食反应的患者有自我批评的能力,他们知道问题所在,而且能描述出来。运动员、过度锻炼的妇女或舞蹈演员都可能发生厌食反应。厌食反应的发生是自觉地、有意识地故意努力减少体重。及早发现,给予患者忠告及自信心的支持可以制止问题的进展。由病理性饮食失调进展到完全综合征仅需 1 年时间。

尽早发现的患者预后较好,增加体重就可以扭转闭经状态。然而这些患者通常不愿意放弃他们的运动规律,所以应鼓励激素治疗来阻止其骨质流失及心血管系统的改变。如正常激素水平仍不足以使其骨质密度恢复到正常水平,必须恢复足量的饮食和体重。当患者有生育要求时,推荐其减少运动量并增加一定的体重,有时必须考虑诱导排卵。

3.遗传基因缺陷

目前,尚不清楚导致低促性腺素功能减退症的特异性遗传缺陷。然而,随着分子生物学研究的深入,FSH 亚基突变和 Kallmann 综合征的基因缺陷已被发现。

(1)闭经、嗅觉丧失、Kallmann 综合征:一种少见的,因 GnRH 分泌不足导致的低促性腺素功能减退症,联合嗅觉丧失或嗅觉减退的综合征,即 Kallmann 综合征。在女性中,这种综合征的特征是原发性闭经、性发育幼稚、低促性腺素、核型正常、无法感知嗅觉,如咖啡、香水。她们的性腺对 Gn 有反应,所以可用外源性 Gn 成功地诱导排卵,而氯米芬无效。

Kallmann 综合征与特殊的解剖缺陷有关,MRI 和尸体剖检证实了嗅脑内嗅沟的发育不全或缺失。这一缺陷是嗅觉神经轴突及 GnRH 神经元未能从嗅板中迁移出来的结果。目前已证实有三种遗传方式:X 染色体连锁遗传、常染色体显性遗传、常染色体隐性遗传。男性的发病率高出女性 5 倍,表明 X 染色体连锁遗传是其主要的遗传方式,但在女性患者中,遗传模式为常染色体隐性或常染色体显性遗传。X 染色体连锁遗传的 Kallmann 综合征可联合有其他因 X 染色体短臂远端的邻近基因缺失或易位所致的疾病,如 X 染色体连锁的矮小症、鱼鳞病、硫酸酯酶缺乏症。

X 染色体连锁基因的突变或缺失导致了这一综合征,包括 X 染色体短臂上(Xp22.3)的一个独立基因(KAL),它编码一种负责神经迁移的必需蛋白 anosmin-1。这种嗅觉丧失闭经综合征是由于嗅觉神经及 GnRH 神经元未能穿透前脑。同时还可能有其他神经异常,如镜像运动、听觉缺失、小脑性共济失调等,提示泛发的神经缺陷。肾和骨异常、听力缺陷、色盲唇裂、腭裂(最常见的异常)也可以出现在这些患者中。表明除了下丘脑,这一基因突变还可以在其他组织内表达。这一综合征的发生具有家族遗传性及散发性。尚未证实有常染色体的突变。

(2)单纯促性腺激素低下性闭经:单独的 GnRH 分泌不足导致的下丘脑性闭经患者可能有类似于 Kallmann 综合征患者的缺陷,但由于外显率较低,只有 GnRH 神经元的迁移缺陷表达出来。在一些嗅觉正常的闭经患者中,其家族成员有嗅觉丧失的患者。一些 GnRH 分泌不足但嗅觉正常的患者有常染色体遗传形式。然而尚未发现 $GnRH$ 基因缺陷,X 染色体连锁基因的突变也并不常见。

有研究报道,一个家族遗传性 GnRH 受体基因突变所致的低促性腺素功能减退症患者的父母和一个姐妹是正常的杂合子,所以突变是常染色体隐性遗传的。筛选 46 个低促性腺素功能减退症男女,发现有女性患者的家族中,1/14 存在常染色体遗传性 GnRH 受体基因突变,在另一项研究中,证实常染色体隐性遗传嗅觉正常的患者中有 40% 存在 GnRH 受体基因突变。GnRH 受体基因突变会干扰信号传导,导致对 GnRH 刺激抵抗,各种不同的表型反映了特殊突变后基因表达的质与量的差异。GnRH 受体基因突变可能在 20% 的自发性下丘脑性闭经患者中发生。GnRH受体基因突变导致的低促性腺素功能减退症不容易用 GnRH 治疗,但外源性的 Gn 的反应未受损。由于大多数低促性腺素功能减退症患者对 GnRH 治疗起反应,因此 GnRH 受体基因突变并不常见。只有家族成员有类似表现的患者才值得继续追踪。

四、闭经的治疗

闭经的治疗应根据患者的病因、年龄、对生育的要求,采用个体化的方案进行。

(一)雌孕激素疗法

1.雌孕激素序贯疗法

雌孕激素序贯疗法适用于卵巢早衰、卵巢抵抗综合征、垂体或下丘脑性闭经等情况。对要求生育的患者,雌激素种类的选择应为天然制剂。

2.雌孕激素联合疗法

雌孕激素联合疗法适用于显著高雄激素血症和没有生育要求的情况。一般可选用半量或全量避孕药。对暂时不需要生育的患者,可长期服用数年。

(二)促排卵治疗

对要求生育的患者,针对不同的闭经原因,个体化地选择适当的促排卵药物和方案。

(三)手术治疗

针对患者病因,采用适当的手术治疗。对先天性下生殖道畸形的闭经患者,多有周期性腹痛的急诊情况,需要紧急进行矫形手术,以开放生殖道引流月经血;对多囊卵巢综合征的患者,经第一线的促排卵治疗卵巢抵抗者,可通过经腹或腹腔镜进行卵巢打孔术,促进卵巢排卵;对垂体肿瘤患者,可行肿瘤切除手术。垂体分泌催乳素的腺瘤患者,在有视神经压迫症状时,可选择手术治疗。

(四)其他治疗

根据患者的具体情况,可针对性地采用适当的治疗方法。

(1)对高催乳素血症的患者,采用溴隐亭治疗。

(2)对高雄激素血症的患者,可应用螺内酯、环丙孕酮等抗雄激素制剂治疗。

(3)对胰岛素抵抗的高胰岛素血症患者,可用胰岛素增敏剂及减轻体重的综合治疗。

(4)对甲状腺功能减低的患者,应补充甲状腺素。

(5)对肾上腺来源的高雄激素血症患者,可用地塞米松口服。

(6)对卵巢早衰、先天性性腺发育不良或 Turner 综合征患者,可采用激素替代,并运用赠卵的辅助生殖技术帮助妊娠。

（五）治愈标准

（1）恢复自发的、有排卵的规则月经。

（2）自然的月经周期长于 21 天，经量少于 80 mL，经期短于 7 天。

（3）对于不可能恢复自发排卵的患者，如卵巢早衰患者等，建立规律的阴道出血的人工周期即可。

闭经是一组原因复杂的临床症状，有一百余种病因，有功能性的，也有器质性的。对闭经的诊断是在病史、体格检查和妇科检查的基础上，根据一套经典的诊断程序逐步作出的。这一诊断程序可以将闭经的原因定位在下丘脑、垂体、卵巢、子宫、生殖道以及其他内分泌腺的部位，以便准确诊断和合理治疗。

因为闭经是由多种不同的原因造成的，所以对闭经的治疗方案也要根据其基础疾病而制订。有的疾病因不明，治疗的原则就是调整和维护机体的正常内分泌状态，帮助因闭经而不孕的妇女怀孕，防止因闭经导致的近期和远期并发症。

（周丽媛）

第五章

妇科非特异性炎症

第一节　外阴及阴道炎症

外阴及阴道炎症是妇科常见疾病之一。外阴暴露于外,外阴及阴道又毗邻尿道、肛门,易受阴道分泌物、经血、尿液和粪便刺激,局部比较潮湿,同时生育年龄妇女性生活频度增加,容易受到损伤及外界微生物感染。幼女及绝经后妇女阴道上皮菲薄,局部抵抗力低,易受感染。

正常健康妇女,由于解剖学及生物化学特点,阴道对病原体的入侵有自然防御功能。近年的研究认为,阴道微生态体系与女性生殖系统正常生理功能的维持和各种炎症的发生、发展,以及治疗转归均直接相关。当阴道的自然防御功能遭到破坏,则病原体易于侵入,导致阴道炎症。

临床上,外阴及阴道炎以白带的性状发生改变以及外阴瘙痒为主要特点,性交痛也较常见,感染累及尿道时,可有尿痛、尿急、尿频等症状。

一、特异性外阴炎

由一般化脓性细菌引起的外阴炎称为非特异性外阴炎,多为混合型细菌感染,常见病原菌有金黄色葡萄球菌、乙型溶血性链球菌、大肠埃希菌、变形杆菌、厌氧菌等,临床上分为单纯性外阴炎、毛囊炎、外阴脓疱病、外阴疖病、蜂窝组织炎及汗腺炎等。

(一)单纯性外阴炎

1.病因

常见的致病菌为大肠埃希菌。当宫颈或阴道发生炎症时,阴道流出分泌物,刺激外阴可致外阴炎,经常受到经血、阴道分泌物、尿液、粪便刺激,如不注意保持外阴皮肤清洁,容易引起外阴炎,其次糖尿病患者的尿糖刺激、粪瘘患者的粪便刺激,以及尿瘘患者尿液长期浸渍,也易导致外阴炎。此外,穿不透气的尼龙内裤、经期使用卫生巾会导致局部透气性差、潮湿,均可引起单纯性外阴炎。

2.临床表现

炎症多发生在小阴唇内外侧或大阴唇,甚至整个外阴部。急性期主要表现为外阴皮肤黏膜瘙痒、疼痛、烧灼,在活动、性交、排尿、排便时加重。妇科检查可见外阴充血、肿胀、糜烂,常见抓痕,严重者可形成溃疡或湿疹。慢性炎症可使皮肤增厚、粗糙、皲裂,甚至苔藓样变。

3.治疗

治疗原则:保持外阴局部清洁、干燥;局部可使用抗生素;重视消除病因。

(1)急性期避免性交,停用引起外阴皮肤刺激的药物,保持外阴清洁、干燥。

(2)局部治疗:可应用0.1%聚维酮碘液或1:5 000高锰酸钾溶液坐浴,每天2次,每次15~30分钟,坐浴后局部涂抗生素软膏或紫草油。

(3)病因治疗:积极治疗宫颈炎、阴道炎,如发现糖尿病、尿瘘、粪瘘应及时治疗。

(二)外阴毛囊炎

1.病因

外阴毛囊炎为细菌侵犯毛囊及其所属皮脂腺引起的急性化脓性感染,常见致病菌为金黄色葡萄球菌、表皮葡萄球菌及白色葡萄球菌,多见于外阴皮肤摩擦受损或手术前备皮后,外阴局部不洁、肥胖、表皮摩擦受损可诱发此病。

2.临床表现

阴道皮肤毛囊口周围红肿、疼痛,毛囊口可见白色脓头,中央有毛发通过。脓头逐渐增大呈锥状脓疱,相邻的多个小脓疱融合成大脓疱,严重者伴外阴充血、水肿及明显疼痛。数天后结节中央组织坏死变软,出现黄色小脓栓,再过数天脓栓脱落,脓液排出,炎症逐渐消退,但常反复发作,可变成疖病。

3.治疗

(1)保持外阴清洁、干燥,勤换内裤,勤洗外阴。

(2)局部治疗:病变早期可用0.1%聚维酮碘液或1:5 000高锰酸钾溶液坐浴;已有脓包形成者,可消毒后针刺挑破使脓液流出,局部涂上抗生素软膏。

(3)全身治疗:病变较广泛时,可口服头孢类或大环内酯类抗生素。

(三)外阴疖病

1.病因

外阴疖病主要由金黄色葡萄球菌或白色葡萄球菌感染引起。潮湿多汗、外阴皮肤摩擦受损后容易发生。此外,糖尿病、慢性肾炎、长期应用糖皮质激素、免疫抑制剂、营养不良等患者易患本病。

2.临床表现

病变多发生在大阴唇的外侧面。开始时毛囊口周围皮肤轻度充血肿痛、红点,逐渐形成高于周围皮肤的紫红色硬结,皮肤表面紧张,有压痛,硬结边缘不清楚,常伴腹股沟淋巴结肿大,以后疖肿中央变软,表面皮肤变薄,并有波动感,继而中央顶端出现黄白色点,不久溃破,脓液排出后疼痛减轻,红肿消失,逐渐愈合。多发性外阴疖病可引起患处疼痛剧烈而影响日常生活。

3.治疗

(1)保持外阴清洁、干燥,勤换内裤,勤洗外阴。

(2)局部治疗:早期可用0.1%聚维酮碘液或1:5 000高锰酸钾溶液坐浴,然后局部涂上抗生素软膏,以促使炎症消散或局限化,也可行红外线照射、50%酒精湿敷减轻疼痛,促进炎症消散,促使疖肿软化。

(3)全身治疗:有明显炎症或发热者应口服或肌内注射抗生素,必要时行脓液培养及根据药敏选择药物治疗。

(4)手术治疗:当疖肿变软,有波动感,已形成脓肿时,应立即切开引流并局部换药,切口应适当大,以便脓液及坏死组织能流出,切忌挤压,以免炎症扩散。

（四）外阴急性蜂窝组织炎

1.病因

外阴急性蜂窝组织炎为外阴皮下、筋膜下、肌间隙或深部蜂窝组织的一种急性弥漫性炎症。致病菌以 A 族 B 型溶血性链球菌为主,其次为金黄色葡萄球菌及厌氧菌。炎症多由于皮肤或软组织损伤,细菌入侵引起,少数也可由血行感染引起。

2.临床表现

发病较急剧,常有畏寒、发热、头痛等前驱症状。外阴急性蜂窝组织炎特点是病变不易局限化、迅速扩散,与正常组织无明显界限。浅表的急性蜂窝组织炎局部明显红肿、剧痛,并向四周扩大形成红斑,病变有时可出现水疱甚至坏疽。深部的蜂窝组织炎局部红肿不明显,只有局部水肿和深部压痛,疼痛较轻,但病情较严重,有高热、寒战、头痛、全身乏力、白细胞计数升高,双侧腹股沟淋巴结肿大、压痛。

3.治疗

（1）全身治疗:早期采用头孢类或青霉素类抗生素口服或静脉滴注,体温降至正常后仍需持续用药2周左右,如有青霉素类抗生素过敏史者可使用红霉素类抗生素。

（2）局部治疗:可采用热敷,如不能控制应做广泛多处切开引流,切除坏死组织,伤口用 3% 过氧化氢溶液冲洗和湿敷。

二、前庭大腺炎

前庭大腺炎是前庭大腺的炎症,生育年龄妇女多见。前庭大腺位于两侧大阴唇下 1/3 深部,其直径为 0.5~1.0 cm,它们的腺管长 1.5~2.0 cm,腺体开口位于小阴唇内侧近处女膜处。由于解剖位置的特殊性,在性交、分娩等情况下,病原体易侵入,引起前庭大腺炎。

（一）病因

本病主要致病菌有葡萄球菌、大肠埃希菌、链球菌、肠球菌、淋球菌及厌氧菌等,近年来,随着性传播疾病发病率增加,淋球菌、沙眼衣原体所致前庭大腺炎的发病率有明显增高趋势,常为混合感染。

（二）临床表现

前庭大腺炎可分为三种类型:前庭大腺导管炎、前庭大腺脓肿和前庭大腺囊肿。炎症多发生在一侧。

1.前庭大腺导管炎

初期感染阶段多为导管炎,表现为局部红肿、疼痛,性交痛,行走不便,检查可见患侧前庭大腺开口处呈白色小点,有明显触痛。

2.前庭大腺脓肿

若导管开口处闭塞,脓性分泌物不能排出,细菌在腺体内大量繁殖,积聚于导管及腺体中,逐渐扩大形成前庭大腺脓肿。患者诉患侧外阴部肿胀,疼痛剧烈,甚至发生排尿痛,行走困难。检查时患侧外阴红肿热痛,可扪及肿块,如已形成脓肿,则触及肿块有波动感,触痛明显,多为单侧,脓肿直径为 3~6 cm,表面皮肤变薄,脓肿继续增大,可自行破溃,症状随之减轻。若破口小,脓液引流不畅,症状可反复发作。部分患者伴随发热,白细胞计数增高等全身症状,以及患侧腹股沟淋巴结肿大等。

3.前庭大腺囊肿

炎症急性期后,脓液被吸收,腺体内的液体被黏液代替,成为前庭大腺囊肿。也有部分患者的囊肿不是因为感染引起,而是因为分娩过程中行会阴侧切时将腺管切断,腺体内的液体无法排出,长期积累到一定程度后,就会引起前庭大腺囊肿。囊性肿物小时,患者多无症状,肿物增大后,外阴患侧肿大。检查时见外阴患侧肿大,可触及囊性肿物,与皮肤有粘连,该侧小阴唇被展平,阴道口被挤向健侧。囊肿较大时可有局部肿胀感及性交不适,如果不及时治疗,一旦合并细菌感染,又会引起前庭大腺脓肿。也有的患者是因为前次治疗不彻底,以后机体抵抗力降低时,细菌乘机大量繁殖,又形成新的脓肿。这个过程可以多次反复,形成恶性循环。

(三)诊断

患者大阴唇下 1/3 部位发生红、肿、硬结,触痛明显,甚至行走困难,就应该考虑为前庭大腺炎。一般为单侧,与外阴皮肤有粘连或无粘连,可自其开口部压挤出的分泌物做病原微生物检查及抗生素敏感试验。根据肿块的部位、外形、有无急性炎症等特点,一般可确诊。必要时可以穿刺进行诊断,脓肿抽出来的是脓液,而囊肿抽出来的是浆液。

(四)治疗

(1)在前庭大腺炎早期,可以使用全身性抗生素治疗。由于近年淋球菌所致的前庭大腺炎有增加的趋势,所以在用药前最好挤压尿道口,或者取宫颈管分泌物送细菌培养,并做细菌药物敏感试验。在药敏试验结果出来之前,根据经验选择抗生素药物,一般而言,青霉素类药物疗效较好。也可以根据情况,使用局部热敷或理疗,促使炎症消退。同时应保持外阴局部清洁卫生。

一旦形成了脓肿,单纯使用抗生素是无效的,应该切开引流。手术时机要选择波动感最明显的时候。一般在大阴唇内侧下方切开,切口不要过小,要使脓液能够全部排出来。脓液排出后,炎症开始消退时,用 0.1% 聚维酮碘液或 1∶5 000 高锰酸钾溶液坐浴。

(2)对于前庭大腺囊肿的治疗,囊肿造口术方法简单、损伤小,造口术切口选择在囊肿的下方,让囊液能够全部流出来,同时应用引流条,以防造口粘连,用 0.1% 聚维酮碘液或 1∶5 000 高锰酸钾溶液坐浴。预后一般都比较好,前庭大腺的功能也可以得到很好的保存。

三、外阴溃疡

(一)病因

外阴溃疡常见于中、青年妇女,按其病程可分为急性外阴溃疡与慢性外阴溃疡两种。溃疡可单独存在,也可由多个溃疡融合成一大溃疡。外阴溃疡多为外阴炎症引起,如非特异性外阴炎、单纯疱疹病毒感染、白塞病、外阴结核、梅毒性淋巴肉芽肿,约有 1/3 外阴癌在早期表现为溃疡。

(二)临床表现

外阴溃疡可见于外阴各个部位,以小阴唇和大阴唇内侧为多,其次为前庭黏膜及阴道口周围。

1.急性外阴溃疡

(1)非特异性外阴炎:溃疡多发生于搔抓后,可伴有低热及乏力等症状,局部疼痛严重。溃疡表浅,数目较少,周围有明显炎症。

(2)疱疹病毒感染:起病急,接触单纯疱疹性病毒传染源后一般有 2～7 天的潜伏期,后出现发热等不适,伴有腹股沟淋巴结肿大和疱疹。溃疡大小不等,底部灰黄,周围边际稍隆起,并高度充血及水肿。初起为多个疱疹,疱疹破溃后呈浅表的多发性溃疡,有剧痛,溃疡多累及小阴唇,尤其累及其内侧面。溃疡常在1～2周内自然愈合,但易复发。

(3)白塞病:急性外阴溃疡常见于白塞病,因口腔、外阴及虹膜睫状体同时发生溃疡,故又称眼-口-生殖器综合征。其病因不明确,病变主要为小动、静脉炎。溃疡可广泛发生于外阴各部,而以小阴唇内外侧及阴道前庭为多见。白塞病起病急,常反复发作,临床上分为三型,可单独存在或混合发生,以坏疽型最为严重。①坏疽型:多先有全身症状,如发热、乏力等。病变部位红肿明显,溃疡边缘不整齐,有穿掘现象,局部疼痛重。溃疡表面附有多量脓液,或污黄至灰黑色的坏死伪膜,除去后可见基底不平。病变发展迅速,可形成巨大蚕食性溃疡,造成小阴唇缺损,外表类似外阴癌,但边缘及基底柔软,无浸润。②下疳型:较常见,一般症状轻,病程缓慢,溃疡数目较多、较浅,溃疡周围红肿,边缘不整齐,常在数周内愈合,但常在旧病灶痊愈阶段,其附近又有新溃疡出现。③粟粒型:溃疡如针头至米粒大小,数目多,痊愈快,患者自觉症状轻微。

(4)性病:如梅毒、软下疳及性病性淋巴肉芽肿均可引起外阴溃疡。

2.慢性外阴溃疡

(1)外阴结核:罕见,偶继发于严重的肺、胃肠道、内生殖器官、腹膜或骨结核,好发于阴唇或前庭黏膜。病变发展缓慢,初起常为一局限性小结节,不久即溃破为边缘软薄、穿掘性的浅溃疡。溃疡形状不规则,基底凹凸不平,覆以干酪样结构。病变无痛,但受尿液刺激或摩擦后可有剧痛。溃疡经久不愈,并可向周围扩展。

(2)外阴癌:外阴恶性肿瘤在早期可表现为丘疹、结节或小溃疡,病灶多位于大小阴唇、阴蒂和后联合等处,伴或不伴有外阴白色病变。癌性溃疡与结核性溃疡难以肉眼鉴别,需做活组织检查确诊。

对急性外阴溃疡的患者,应注意检查全身皮肤、眼、口腔黏膜等处有无病变。诊断时要明确溃疡的大小、数目、形状、基底情况,有时溃疡表面覆以一些分泌物,容易漏诊,故应细心、认真查体。分泌物涂片培养、血清学检查或组织学病理有助于诊断。

(三)治疗

因外阴溃疡的病因往往不是很明确,故主要以对症治疗为主。

1.全身治疗

注意休息及营养,补充大量维生素 B、维生素 C。有继发感染时,应考虑应用抗生素。

2.局部治疗

应用0.1%聚维酮碘液或1∶5 000 高锰酸钾溶液坐浴,局部使用抗生素软膏涂抹,急性期可局部应用类固醇皮质激素缓解症状。注意保持外阴清洁干燥,减少摩擦。

3.病因治疗

尽早明确病因,针对不同病因进行治疗。

四、外阴前庭炎综合征

外阴前庭炎综合征好发于性生活活跃的妇女,多数既往有反复细菌或尖锐湿疣感染史。弗里德里希(Friedrich)将该综合征定义为:①触摸外阴前庭部,或将阴茎插入阴道,或将栓剂送入阴道时,患者即感严重疼痛;②压迫外阴前庭部时,局部有压痛;③前庭部呈现出不同程度的红斑。

其特征是,患者主诉当阴道被撑开时,发生插入疼痛、不适,触诊时局部有红斑,用棉签轻轻压迫处女膜环上的腺体开口或阴道后系带时有点状疼痛。性交时疼痛异常,甚至在性交后24小时内都感到外阴部灼热疼痛,严重者根本不能有正常的性生活。一般而言,病变在 3 个月之内者属急性,超过 3 个月者属慢性。

(一)病因

本病病因尚不清楚,可能存在以下因素。

(1)感染:可能与人类乳头状瘤病毒在外阴前庭部的亚临床感染有关,此外,与阴道加德纳菌、念珠菌和解脲支原体感染也可能有一定关系。

(2)异常神经纤维增生。

(3)阴道痉挛、阴道 pH 值的改变、外阴某些疾病治疗之后的反应、尿道的压力与变异等。

(二)临床表现

严重性交疼痛,持续 1～24 小时,导致患者发生性交畏惧感。外阴前庭部位疼痛,压痛明显,女性可见前庭部位充血、肿胀。

(三)治疗

(1)保守治疗:主要针对原发性疾病进行抗感染或抗真菌治疗,特异性外阴炎如白色念珠菌感染引起的炎症,应给予抗真菌药物治疗。

(2)尖锐湿疣可参照性传播疾病的治疗。

(3)前庭切除术:于外阴部沿处女膜内侧边缘做一切口,同时沿黏膜皮肤交界处向会阴方向做一平行切口,两切口于 3 点及 9 点处吻合,深入前庭后部 5 mm 做切除术。切口行间断缝合,14 天拆线,术后21 天开始用扩张器(2 cm),逐渐扩大阴道口至 4 cm,大部分患者术后疼痛可缓解。

(张韶兰)

第二节 盆腔炎症

一、概述

盆腔炎性疾病(pelvic inflammatory disease,PID)是指女性上生殖道及其周围组织的炎症,主要有子宫内膜炎、输卵管炎、输卵管卵巢脓肿、盆腔腹膜炎。炎症可局限于一个部位,也可同时累及几个部位。既往将盆腔炎分为急性和慢性两类,现多认为 PID 主要指盆腔的急性炎症,而将慢性盆腔炎称为盆腔炎性疾病后遗症。PID 严重影响妇女健康,甚至危及生命,应予积极防治。

PID 是妇科常见病,发病率高,易反复发作。国外统计资料显示,15～19 岁者 PID 发病率为 3%,30～34 岁者为 14%;未婚为 6%,新近结婚者为 12%,仅有一个性伴侣者为 7%,有多个性伴侣者为 10%～22%,性伴侣多于 10 个者发病率较单个性伴侣者多 3 倍。

(一)病因

月经、性活动、分娩、人工流产、反复阴道冲洗以及阴道和盆腔手术等均有可能破坏生殖道自然防御屏障,导致内源性或外源性盆腔感染。

(二)病原体及其对抗生素的敏感性

引起 PID 的病原体有两个来源:①内源性病原体,来自寄居于阴道内的菌群;②外源性病原体,主要为性传播疾病的病原体。

1.需氧菌

需氧菌包括阴道杆菌、棒杆菌、链球菌、大肠埃希菌、葡萄球菌、肠球菌、淋病奈瑟菌等。

(1)葡萄球菌:为较常见的病原体,属革兰氏阳性球菌,其中以金黄色葡萄球菌致病力最强,多见于产后、剖宫产后、流产后或妇科手术后,细菌通过阴道上行感染至宫颈、子宫、输卵管黏膜、盆腔腹膜。葡萄球菌分为产β-内酰胺酶和不产β-内酰胺酶的两种,产β-内酰胺酶的葡萄球菌应首选含β-内酰胺酶抑制剂的青霉素治疗,如氨苄西林-舒巴坦、阿莫西林-克拉维酸钾、替卡西林-克拉维酸钾,或头孢菌素,如头孢呋辛、头孢西丁、头孢曲松、头孢噻肟钠、头孢哌酮等,其次也可选用万古霉素。

(2)链球菌:属革兰氏阳性球菌,有溶血型链球菌、肺炎链球菌、草绿色链球菌、类链球菌,其中以乙型溶血链球菌致病力最强,能产生溶血素及多种酶,导致感染扩散。青霉素或氨苄西林为抗链球菌的首选药物,替代药物有红霉素或头孢菌素。

(3)大肠埃希菌:为肠道的寄生菌,是革兰氏阴性杆菌,当机体抵抗力减弱,或因外伤等,大肠埃希菌侵入肠道外组织或器官时,可引起严重的感染,甚至产生内毒素休克,常与其他致病菌发生混合感染。本菌对氨基糖苷类抗生素,如阿米卡星、妥布霉素、庆大霉素、头孢菌素或羧苄西林敏感,但易产生耐药菌株,应做药敏试验指导用药。

(4)淋病奈瑟菌:系革兰氏阴性球菌,99%～100%经性接触感染。青霉素不再作为抗淋病奈瑟菌的首选药物,现推荐的首选药物为头孢曲松,备用药物为大观霉素、氧氟沙星、环丙沙星、阿奇霉素。

2.厌氧菌

厌氧菌是盆腔感染的主要菌种之一,常来源于结肠、直肠、阴道及口腔黏膜,妇产科常见的厌氧菌有消化链球菌、脆弱类杆菌、梭状芽孢杆菌、放线菌等。

(1)消化链球菌:属革兰氏阳性菌,在产后子宫内坏死的蜕膜碎片或残留的胎盘中容易生长繁殖,其内毒素的毒力较大肠埃希菌为低,可破坏青霉素的β-内酰胺基,对青霉素有抗药性,还可产生肝素酶,溶解肝素,促进凝血,导致盆腔血栓性静脉炎。

(2)脆弱类杆菌:系革兰氏阴性菌,在严重的盆腔厌氧菌感染中主要是脆弱类杆菌,其分泌物有恶臭味,感染后恢复期很长。本菌对甲硝唑、替硝唑、头孢菌素或多西环素敏感,对青霉素易产生耐药。

(3)梭状芽孢杆菌:系革兰氏阴性菌,分泌物有恶臭味,组织内有气体产生,易产生中毒性休克。本菌对青霉素、克林霉素或甲硝唑敏感。

(4)放线菌:系正常的胃肠道厌氧菌,在放置宫内节育器的妇女中,8%～20%可检测到此菌,本菌对青霉素、米诺环素、阿奇霉素敏感。

3.沙眼衣原体

沙眼衣原体类似革兰氏阴性菌,有细胞壁,对抗生素敏感。盆腔感染患者中,12%～67%可检测到沙眼衣原体,45%～60%的淋病奈瑟菌感染患者伴有沙眼衣原体感染,首选药物为多西环素或阿奇霉素,备用药物有米诺环素、氧氟沙星、红霉素。

(三)检测病原体的注意事项

(1)病原体检测的取材可以通过以下方法:做阴道后穹隆穿刺取盆腔液或脓液;做腹腔镜或剖腹探查时,在直视下取输卵管伞端或子宫直肠陷凹的积液;取宫腔分泌物;在宫颈管内取分泌物;对较严重的 PID 患者,可做血液细菌培养检查。通过以上方法取出的积液或分泌物,立即做涂片检查、需氧和厌氧细菌培养或聚合酶链式反应(PCR)。但经阴道后穹隆穿刺所检测到的细菌有可能是阴道污染菌,而非真正的致病菌,如血液能培养出细菌,则往往是致病菌,因其受到污染的机会很小。

(2)盆腔内炎性液体的培养结果是阴性时,有两种可能性:一种是脓液中的确不存在细菌,另一种可能是取材和培养技术有问题。因此不断改进细菌特别是厌氧菌的培养技术,对正确诊断与有效治疗 PID 极为重要。

(3)细菌培养时最好做抗生素敏感试验以指导抗生素的选择,在未得到结果前,一般选用一种广谱抗生素和抗厌氧菌药物联合使用,待得到试验结果后,再制订最佳治疗方案。

(4)近年来,研究者发现 PID 往往是由多种厌氧菌和需氧菌混合感染引起,且以厌氧菌为主。在一些病例中仅分离出需氧菌,但当有盆腔脓肿形成时,则以厌氧菌为主,占 60%～70%,大肠埃希菌占15%～20%。这些细菌常常是阴道内的正常菌群,包括类杆菌、大肠埃希菌、需氧链球菌和厌氧球菌等。在治疗 PID 时,应考虑到混合感染的存在,从而合理地使用抗生素。

(四)传播途径

1.经淋巴系统蔓延

细菌经外阴、阴道、宫颈创伤、宫体创伤处的淋巴管侵入内生殖器、盆腔腹膜、盆腔结缔组织等部分,常见于产后感染、流产后感染、手术后感染或放置宫内节育器后的感染。

2.沿生殖器黏膜上行蔓延

病原体侵入外阴、阴道后沿黏膜面经宫颈管、子宫内膜、输卵管内膜,至卵巢及盆腔发生感染。葡萄球菌、淋病奈瑟菌、沙眼衣原体常沿黏膜上行,导致输卵管炎。

3.直接蔓延

盆腔中其他脏器感染后,病原体直接蔓延至内生殖器,如阑尾炎可直接蔓延到右侧输卵管,发生输卵管炎。盆腔手术的损伤可引起严重盆腔感染。

4.经血循环传播

病原体先侵入人体的其他系统,再经过血液循环,到达内生殖器,如肺结核或其他器官结核可经血循环传播至内生殖器,全身菌血症也可导致 PID 的发生。

(五)治疗原则

(1)对 PID 患者,应进行积极、彻底的治疗,以防止产生 PID 后遗症,后者治疗较困难,而且影响生育功能。

(2)针对病原体进行治疗:PID 多为混合感染,如细菌培养阳性,可根据药敏试验选用最有效的抗生素治疗。如无培养条件或无厌氧菌培养的条件时,则可假定有某菌存在而选用可杀灭某菌的抗生素。近年来,甲硝唑、替硝唑已被广泛应用于治疗厌氧菌感染,此类药物杀菌力强,不良反应少。

(3)对有炎性包块的患者,如用抗生素治疗效果不明显,应考虑手术治疗。

(六)手术指征

1.PID 的手术指征

(1)盆腔脓肿:广谱抗生素与抗厌氧菌药物的联合应用使不少盆腔脓肿患者避免了手术,但有 25%的未破裂盆腔脓肿患者,虽经积极治疗而病情无好转甚至恶化,此类患者需手术治疗。盆腔脓肿的手术指征:①经广谱抗生素积极治疗 48～72 小时后无效者;②脓肿直径大于 8 cm 或双侧性脓肿者;③脓肿继续增大,有可能发生破裂者。

（2）盆腔脓肿破裂:脓肿破裂为 PID 的严重并发症,脓液污染腹腔可引起弥漫性腹膜炎,发生中毒性休克,甚至危及生命,一旦作出此诊断应立即手术,同时给予大剂量敏感广谱抗生素联合治疗。目前盆腔脓肿破裂的病死率已下降到 5% 以下,若继续保守治疗,病死率高达80%～90%。

（3）并发弥漫性腹膜炎:PID 发展至弥漫性腹膜炎时,在积极消炎及支持治疗下需急诊剖腹探查,去除病灶,以避免炎症进一步扩散,挽救生命。

2.PID 后遗症的手术指征

（1）久治无效且有临床症状的较大炎性包块(一般指直径>8 cm):①输卵管积水肿块较大或发生扭转者,需手术治疗。②输卵管卵巢囊肿较大,或与卵巢肿瘤鉴别诊断有困难时,应考虑手术治疗。

（2）输卵管粘连所致不孕:手术松解粘连或做输卵管造口术,有助于恢复输卵管功能而保存生育的机会。

（3）宫腔粘连:子宫内膜炎可引起宫腔粘连,导致月经量少、闭经、周期性腹痛、不孕,需手术分离粘连。

（七）手术方式及手术范围

手术方式有后穹隆切开脓肿引流、经腹脓肿引流、单侧附件切除、全子宫及双侧附件切除术等。手术范围应根据患者年龄、生育与否、病变程度及全身情况来决定。

1.盆腔脓肿穿刺引流术

如怀疑盆腔脓肿,经 B 超定位后,可在 B 超监视下行穿刺术,抽吸出的脓液送细菌培养,然后以1%～2%的甲硝唑生理盐水冲洗盆腔两次,最后注入头孢噻肟钠 1～2 g,3～5 天后再行 B 超检查,若仍有较大暗区存在,可重复穿刺冲洗给药。

2.后穹隆切开引流术

位于子宫直肠陷凹的脓肿可经后穹隆切开引流,但并发症多、再次手术率高,对生育影响较大,现认为单侧附件切除术较后穹隆切开引流术更有利。

3.经腹脓肿引流术

一般不主张行经腹脓肿引流术,仅适用于全身情况极差,不能耐受手术,或广泛粘连致手术困难的盆腔脓肿患者。因单纯经腹脓肿引流而不切除肿块,术后感染灶仍存在,引流术后复发率较高。

4.附件切除术

附件切除术适用于较年轻、未生育或希望保留生育功能者,仅切除患侧附件以保留患者的内分泌功能及生育功能,单侧输卵管卵巢脓肿切除后,患者的妊娠率为 3.7%～16%。即使对侧附件有炎症或轻度病变亦可保留,若对侧输卵管炎症较严重,患者又系未生育的年轻妇女,可考虑保留子宫及一侧卵巢,日后可做体外受精-胚胎移植术(IVF-ET),即试管婴儿。随着抗生素及试管婴儿技术的不断发展,目前多偏向于行患侧附件切除术。

5.输卵管粘连分解及造口术

炎性粘连致输卵管卵巢粘连或伞端闭锁而致不孕的年轻患者,可经腹或腹腔镜行输卵管粘连松解术或输卵管造口术,有可能获得受孕机会。

6.宫腔粘连分解术

此类患者可在宫腔镜下进行粘连分解术,术后给予雌激素治疗,促进内膜修复,可减少术后复发率。

7.全子宫及双侧附件切除术

严重的宫腔积脓、多发性子宫肌壁间脓肿、盆腔脓肿广泛而无生育要求者可做全子宫及双侧附件切除术。

二、急性子宫内膜炎及子宫肌炎

感染仅累及子宫内膜时称子宫内膜炎,若发展至子宫肌层则为子宫内膜炎及子宫肌炎。子宫内膜炎和子宫肌炎常合并存在,合称子宫炎。

（一）病因

子宫炎的常见病因如下:阴道分娩、剖宫产术或流产后,宫颈口未闭,宫腔内有残留物,病原体侵入宫腔内引起感染;长期阴道流血;反复阴道冲洗、刮宫术后、IUD放置、输卵管通液术、子宫输卵管碘油造影、宫腔镜检查;经期卫生不良等。感染途径系病原体沿生殖道黏膜上行性蔓延。革兰氏阳性或阴性需氧菌、厌氧菌和沙眼衣原体等为常见病原体。

（二）病理

急性子宫内膜炎的病理改变为内膜充血、水肿、坏死,中性多核白细胞弥漫性浸润间质,淋菌性子宫内膜炎则以浆细胞、嗜伊红细胞及多核细胞浸润为主。若脓液充盈腺腔内,可形成局灶性微脓肿,内膜结构崩解,网状纤维断裂。子宫肌炎时宫体常稍增大,产后或流产后则发生子宫复旧不全、宫壁肌束间质水肿、血管充血,且有炎性细胞浸润,静脉窦可见血栓,肌束间散在微脓肿。不论子宫内膜炎还是子宫肌炎,若颈管狭窄则易致宫腔积脓。

（三）临床表现

子宫内膜炎症状轻微,可有低热、下腹正中不适或胀痛、少量间断或持续阴道流血,阴道分泌物增多,呈脓性或白带中带血。发生厌氧菌感染时,阴道分泌物有恶臭味,若发生在产后,恶露可持续不净。炎症累及子宫肌层时,则症状明显,可有发热、持续下腹疼痛、阴道流血不净、脓性白带增多,妇科检查子宫稍增大,有明显压痛。若炎症未得到及时控制,可进一步发展为附件炎、盆腔结缔组织炎、盆腔腹膜炎。辅助检查见血白细胞计数升高,血沉大于40 mm/h,C反应蛋白大于60 mg/L,宫腔分泌物细菌培养阳性。

（四）治疗

(1)在全身支持治疗的同时,选择有效抗生素,在未得到细菌培养及药敏报告前,一般选用一种广谱抗生素及抗厌氧菌药物联合治疗。若无效,待培养结果和药敏报告出来后,再选用最佳方案联合用药。给药途径以静脉滴注为主,剂量要足够,但需防止毒性反应,症状消失后继续用药7~10天以巩固疗效,力求彻底治愈,避免出现慢性子宫炎。

尽管目前还没有子宫炎的标准治疗方案,根据病原体及病情,对门诊子宫内膜炎患者可选用以下方案:①头孢呋辛0.75 g,肌内注射,每天2次;头孢西丁1 g,肌内注射,每天2次;头孢曲松250 mg,肌内注射,每天2次。以上方案均加用多西环素100 mg,每天2次,连用7日。②氧氟沙星400 mg或左旋氧氟沙星200 mg口服,每天2次,加用甲硝唑400 mg口服,每天3次,连用7日。③克林霉素600 mg,肌内注射,每天2次;阿米卡星0.2 g,肌内注射,每天2次,连用7日。④阿莫西林＋克拉维酸钾0.6 g,肌内注射,每天2次;阿米卡星0.2 g,肌内注射,每天2次,连用7日。

住院治疗的子宫炎患者可选用以下方案:①头孢呋辛1.5 g或头孢曲松钠1 g或头孢噻肟钠

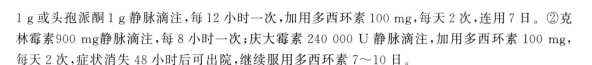

1 g 或头孢派酮 1 g 静脉滴注,每 12 小时一次,加用多西环素 100 mg,每天 2 次,连用 7 日。②克林霉素 900 mg 静脉滴注,每 8 小时一次;庆大霉素 240 000 U 静脉滴注,加用多西环素 100 mg,每天 2 次,症状消失 48 小时后可出院,继续服用多西环素 7～10 日。

(2)宫腔内有节育器者,尽早取出,若有胎盘组织残留,应于大剂量抗生素控制感染的同时予以清除,宫腔内有黏膜下肌瘤者,可考虑行肌瘤切除术或子宫切除术。

三、急性输卵管卵巢炎

急性输卵管炎可单独存在,亦常累及卵巢,临床很难鉴别,称为急性输卵管卵巢炎,习称附件炎。单纯卵巢炎罕见。

(一)病因

本病多为混合感染,主要病原体有淋病奈瑟菌、沙眼衣原体、大肠埃希菌、克雷伯杆菌、变形杆菌、需氧性链球菌、厌氧菌(类杆菌、梭状芽孢杆菌、消化球菌、消化链球菌、放线菌)等。诱因有机体抵抗力低下、月经期或产褥期卫生不良、妇科手术和操作、输卵管通液术、子宫输卵管碘油造影术、宫腔镜、腹腔镜检查术、产科因素(剖宫产、产后出血、清宫术、人工剥离胎盘术、胎盘组织残留)、计划生育手术(人工流产术、放置宫内节育器)、性传播疾病或邻近器官炎症的蔓延等。

(二)病理

炎症可通过宫颈淋巴播散至宫旁结缔组织,首先入侵输卵管浆膜层,发生输卵管周围炎,然后累及输卵管肌层,而黏膜层受累较轻,管腔因肿胀变窄,病变以输卵管间质炎为主。炎症亦可经子宫内膜向上蔓延,首先入侵输卵管黏膜层,管腔黏膜肿胀,间质充血水肿,大量白细胞浸润,上皮可发生退行性变或剥脱。若伞端粘连封闭,脓性分泌物积聚在管腔内,则形成输卵管积脓;若炎症通过卵巢排卵的破孔侵入卵巢实质形成卵巢脓肿,脓肿壁与输卵管积脓粘连并穿通,则形成输卵管卵巢脓肿,脓肿多位于子宫后方、阔韧带后叶及肠管间,偶可向阴道、直肠穿破,亦可破入腹腔引起弥漫性腹膜炎。

(三)临床表现

本病主要症状为下腹疼痛及发热,其程度随炎症程度不同而稍异,可伴有寒战、头痛、食欲缺乏、白带增多,部分患者有阴道及膀胱刺激症状。妇科检查见白带呈脓性或黏液脓性,附件区有压痛、触痛、水肿增厚感,有时可扪及附件包块,边界不清,压痛明显,不活动。

(四)诊断

根据病史及临床表现,诊断并不困难。相关的实验室检查包括血培养、尿道或宫腔分泌物培养,后穹隆穿刺液体做细菌培养及药物敏感试验的诊断价值更大;还可采用聚合酶链式反应或免疫荧光技术确定分泌物中的病原体。B 超检查亦可协助诊断,依据盆腔内积液、输卵管增粗并有积液、附件肿物等进行诊断。其他,如淀粉酶或 CA125 测定对鉴别诊断有一定的价值。

急性附件炎的临床表现有时易与急性阑尾炎、异位妊娠、卵巢囊肿蒂扭转或卵巢子宫内膜异位囊肿相混淆,诊断时应注意鉴别。

1.急性阑尾炎

右侧急性附件炎易与急性阑尾炎相混淆。急性阑尾炎病史中有轻微脐周疼痛伴有胃肠道症状,如恶心、呕吐或腹泻,疼痛逐渐加重,转移到右下腹,呈持续性,体温可升高。检查时有腹肌紧张、麦氏点固定压痛、反跳痛。右侧急性附件炎压痛常在麦氏点以下,妇科检查有宫颈举痛或触痛,对侧附件也常有触痛。

2.异位妊娠

异位妊娠有停经史、阴道流血和内出血体征,如面色苍白、脉搏加快、血压下降或休克。检查时有腹肌紧张、压痛且反跳痛非常剧烈,尿 HCG 常呈阳性,后穹隆穿刺为不凝血。

3.卵巢囊肿蒂扭转

发生蒂扭转的卵巢囊肿中,最常见的是卵巢畸胎瘤,可有下腹包块史,突然发生下腹剧烈疼痛,常伴恶心、呕吐、发热甚至休克。卵巢囊肿蒂扭转后发生感染时,需与输卵管卵巢脓肿进行鉴别。检查时有腹肌紧张、压痛及反跳痛,妇科检查时,一侧附件区可扪及一张力较大、边界清楚、触痛明显的囊肿。B超检查可辅助诊断。

4.卵巢子宫内膜异位囊肿

患者有痛经、不孕、性交疼痛的病史,腹痛多发生在月经期,一般不伴发热。妇科检查可扪及子宫后位、固定,子宫后壁有触痛结节,宫骶韧带增厚,有痛性结节,附件区可扪及肿块,有轻压痛。可进行B超检查,腹腔镜检查则可明确诊断。

(五)治疗

1.全身治疗

卧床休息,取头高脚低位,以利于分泌物的排出和局限化,应补充液体,纠正水和电解质紊乱,高热时给予物理降温。

2.抗生素治疗

(1)宫颈分泌物细菌培养可靠性差,可经阴道后穹隆穿刺或腹腔镜下取分泌物,进行细菌培养及药敏试验,以指导抗生素的选择。由于附件炎多为混合性感染,在培养报告出来前,选用有效抗生素联合用药,住院患者以静脉给药为主。抗生素选择原则如下:

1)青霉素类:代表药物有青霉素 G,剂量 2 400 000～12 000 000 U/d,静脉滴注,主要针对革兰氏阳性或阴性球菌;氨苄西林,剂量 2～6 g/d,静脉滴注,主要针对大肠埃希菌;阿莫西林-克拉维酸钾,剂量1.2～2.4 g/d,静脉滴注,抗菌谱更广,能抑制 β-内酰胺酶活性;氨苄西林-舒巴坦3.0～9.0 g/d,静脉滴注;替卡西林-克拉维酸钾,3.2～9.0 g/d,静脉滴注。

2)头孢菌素类抗生素。①第一代头孢菌素:对革兰氏阳性菌有效,代表药物有头孢唑啉(先锋Ⅴ)2～4 g/d,静脉滴注;头孢拉定(先锋Ⅵ)2～4 g/d,静脉滴注。②第二代头孢菌素:对革兰氏阳性菌抗菌力较第一代强,对革兰氏阴性菌的抗菌谱较第一代有所扩大。代表药物有头孢呋辛 1.5～3 g/d,静脉滴注;头孢西丁 2～4 g/d,静脉滴注;头孢替安1.0～2.0 g/d,静脉滴注。③第三代头孢菌素:对 β-内酰胺酶较第二代稳定,其抗菌谱更广、更强,不良反应更少。代表药物有头孢噻肟钠2 g/d,静脉滴注;头孢哌酮2～4 g/d,静脉滴注;头孢拉定 4～6 g/d,静脉滴注;头孢曲松钠 2～4 g/d,静脉滴注;头孢曲松 2～4 g/d,静脉滴注;头孢唑肟1～2 g/d,静脉滴注;头孢甲肟1～2 g/d,静脉滴注。

3)氨基糖苷类抗生素:对革兰氏阴性菌效果良好,代表药物有庆大霉素 160 000～240 000 U/d,静脉滴注;阿米卡星 0.4～0.8 g/d,静脉滴注;硫酸阿米卡星 0.2～0.4 g/d,静脉滴注;妥布霉素80～240 mg/d,静脉滴注。

4)大环内酯类抗生素:对革兰氏阳性菌、沙眼衣原体有较强作用。代表药物有红霉素1.2～1.8 g/d,静脉滴注;交沙霉素 800～1200 mg/d,口服;罗红霉素 300～450 mg/d,口服;克拉霉素500～1 000 mg/d,静脉滴注;阿奇霉素 500 mg/d,口服。

5)喹诺酮类抗生素:现多选用第三代喹诺酮类抗生素,代表药物有氧氟沙星 200～400 mg/d,静脉滴注,或400～800 mg/d,口服;环丙沙星400～800 mg/d,静脉滴注,或500～1 000 mg/d,口服;培氟沙星800 mg/d,静脉滴注或口服;洛美沙星600 mg/d,口服;左旋氧氟沙星200～400 mg/d,口服。

6)其他:甲硝唑1.0～2.0 g/d,静脉滴注;替硝唑0.8 g/d,静脉滴注;林可霉素1.2～1.8 g/d,静脉滴注;克林霉素0.6～1.2 g/d,静脉滴注;多西环素200 mg/d,口服;米诺环素200 mg/d,口服。

(2)急性输卵管卵巢炎可供选择的抗感染治疗方案如下:①头孢呋辛1.5 g,静脉滴注,或头孢曲松钠1 g,静脉滴注,或头孢噻肟钠1～2 g,静脉滴注,或头孢哌酮1～2 g,静脉滴注,或头孢他啶2～3 g,静脉滴注,或头孢甲肟1 g,静脉滴注,每天2次,连用7～14日;同时加用多西环素100 mg口服,每天2次,服用7天,或阿奇霉素1 g顿服(特别是合并沙眼衣原体感染时)。②氧氟沙星或左旋氧氟沙星200 mg,静脉滴注,联合甲硝唑0.5 g或替硝唑0.4 g,静脉滴注,每天2次,连用7～14日。③克林霉素1.2 g,静脉滴注,联合阿米卡星或奈替米星0.2 g,静脉滴注,每天2次,连用7～14日。④替卡西林＋克拉维酸钾1.2 g,静脉滴注,每天2次,加用阿米卡星0.2 g或奈替米星0.2 g,静脉滴注,每天2次,连用7～14日。⑤青霉素G 5 600 000～12 000 000 U、庆大霉素160 000～240 000 U加甲硝唑1.0 g,静脉滴注,连用7～14日。

除静脉给药外,最近有研究者主张行局部抗感染治疗,即在腹部或阴道B超引导下行后穹隆或下腹部穿刺,将抗感染药物头孢曲松1.0～2.0 g和甲硝唑0.5 g注入盆腔内,保留局部穿刺管,每天注药1次,3～7日为一疗程。

若患者经以上治疗后症状无明显好转,高热持续不退,则可能有输卵管积脓或输卵管卵巢脓肿,治疗见盆腔脓肿部分。

3.中药治疗

采用活血化瘀、清热解毒的中药,如银翘解毒汤、安宫牛黄丸、紫雪丹等。

4.手术治疗

(1)经药物治疗72小时,体温持续不降,或有中毒症状者,应考虑行剖腹探查手术。

(2)输卵管卵巢脓肿,经药物治疗有效,脓肿局限后,也可行手术切除肿块。

(3)脓肿破裂后,应立即行剖腹探查术。

四、盆腔腹膜炎

盆腔腹膜炎多继发于盆腔脏器感染,原发性盆腔腹膜炎少见。

(一)病理

腹膜充血、水肿、增厚;大量炎性渗出,形成盆腔脏器间粘连,渗出液中含大量中性粒细胞。若患者年轻体健,病变范围局限,程度轻,则炎性渗出液逐渐被吸收,炎症消散;若局限感染较严重,则炎性渗出液积聚于子宫直肠陷凹及髂窝等处形成包裹性脓肿;若患者年老体弱,病变程度重,则感染可扩散形成弥漫性腹膜炎,甚至发生麻痹性肠梗阻、中毒性休克。

(二)临床表现

患者有剧烈下腹痛,深呼吸、咳嗽、变动体位或排便时加重,伴有发热、脉搏加快、尿频、腹泻、里急后重等。若为弥漫性腹膜炎,通常有高热、大汗、口干、脉速等中毒症状,严重时面色苍白、皮肤干燥、寒战、呼吸急促、脉搏细弱,甚至发生体温下降、血压下降等全身衰竭症状。

腹部检查:下腹压痛、反跳痛明显,因炎症刺激可产生反射性腹肌紧张,肠鸣音减退是诊断的重要体征。

妇科检查：子宫直肠陷凹饱满、触痛，宫颈举痛，盆腔区域压痛。

辅助检查：白细胞总数和中性粒细胞总数增高。后穹隆穿刺可抽出脓性分泌物，细菌培养可阳性。

（三）治疗

本病以非手术治疗为主，有盆腔脓肿存在或保守治疗效果不满意时才可考虑手术治疗。

（1）卧床休息：患者取半卧位，尽可能使炎性渗出液积聚于盆腔底部，以免扩散至上腹部产生弥漫性腹膜炎，但应多活动下肢，以免发生血栓性静脉炎。

（2）严重肠麻痹或肠胀气时，应予禁食，待肠蠕动恢复后，才可进食。

（3）给予补液，以纠正水、电解质紊乱。炎性渗出物多时可引起低蛋白血症和贫血，应根据病情适当输注血浆、清蛋白或全血。

（4）弥漫性腹膜炎病原体以革兰氏阴性菌（淋病奈瑟菌、大肠埃希菌）、厌氧菌为主，应采用广谱抗生素联合治疗，以第三代头孢菌素，如头孢曲松钠、头孢噻肟钠、头孢哌酮加甲硝唑（或替硝唑）静脉给药为宜，再根据后穹隆穿刺脓液细菌培养和药敏试验结果加以调整。

五、盆腔结缔组织炎

盆腔结缔组织炎又称盆腔蜂窝组织炎，是指子宫旁两侧、盆腔腹膜后方或前方子宫膀胱间隙等处的结缔组织炎症，但以宫旁结缔组织炎最为多见。

（一）病因

原发性盆腔结缔组织炎系手术或创伤引起，如全子宫切除、宫颈或阴道裂伤、腹膜外渗出或血肿，感染向病变侧的结缔组织扩散，引发原发性盆腔结缔组织炎。继发性盆腔结缔组织炎系内生殖器（子宫、输卵管）炎症扩散所致，扩散途经以淋巴系统蔓延及生殖器黏膜上行蔓延为主。

（二）病理

盆腔结缔组织充血、水肿，大量白细胞及浆细胞浸润，组织增厚、边界不清，组织间形成局限性小脓肿。

（三）临床表现

患者可有寒战，发热，下腹痛，性交痛，疼痛可放射至臀部及双下肢，有时伴膀胱、直肠刺激症状。妇科检查：下腹压痛，子宫固定，两侧宫旁组织增厚压痛，宫骶韧带水肿、增厚变硬。白细胞增高，后穹隆穿刺可抽出少量脓性分泌物，细菌培养可阳性。

（四）治疗

本病应采用抗生素积极治疗，治疗方案与急性附件炎相同。盆腔结缔组织间有脓肿时，可在超声引导下行阴道穿刺引流术。

六、盆腔脓肿

（一）病理

盆腔脓肿包括输卵管积脓、输卵管卵巢脓肿、子宫直肠陷凹包裹性积脓和结缔组织间脓肿。

（二）临床表现

本病起病急，高热持续不退，下腹坠痛，伴膀胱、直肠刺激症状，如尿痛、尿急、腹泻、里急后重、阴道灼热感。脓肿破裂后则表现为突然腹痛加剧、高热、寒战、恶心、呕吐、腹胀、拒按或有中毒性休克症状,腹部有明显压痛、反跳痛、腹肌紧张等腹膜刺激症状。若脓肿向直肠或阴道后穹隆穿破,则肛门或阴道流出大量脓液,其后症状有所缓解。

妇科检查:阴道灼热感,宫颈口有脓性分泌物流出,宫颈举痛,子宫压痛,位置不清,宫颈、后穹隆、侧穹隆对应部位扪及囊性肿块,触痛明显,边界欠清楚。

辅助检查见血白细胞及中性粒细胞数增高,B超引导下行后穹隆穿刺是诊断盆腔脓肿的可靠方法,同时可行细菌培养及药物敏感试验。B超检查可提示囊实性不均质包块,回声杂乱。

(三)治疗

1.保守治疗

大剂量广谱抗生素静脉给药,抗生素应用同急性附件炎,兼顾针对厌氧菌、沙眼衣原体感染的药物,疗程以达14天为宜。

2.手术治疗

(1)手术指征:①经抗生素治疗48～72小时,症状及体征无改善或恶化;②脓肿直径大于8 cm或脓肿继续增大;③经抗生素治疗控制后,附件脓肿局限化;④脓肿破裂。

(2)手术方式:①盆腔脓肿穿刺抽吸术;②后穹隆切开引流术;③经腹脓肿切开引流术;④单侧脓肿切除术;⑤全子宫及双侧附件切除术。

采用何种手术方式需结合患者年龄、病情、生育要求等全面考虑。盆腔脓肿术后宜放置腹部引流管,引流管经切口旁引出,而不宜从切口引出,以防切口长期不愈合。盆腔脓肿行全子宫切除者,阴道顶端宜开放缝合,以利充分引流。术后继续应用有效的抗生素治疗。

七、盆腔血栓性静脉炎

(一)病因

盆腔血栓性静脉炎一般继发于以下各种情况:妇科感染;手术(宫颈癌根治术、盆腔淋巴结清扫术、外阴癌根治术等);术前盆腔放疗;长期卧床休息,导致盆腔静脉血液回流缓慢;手术时血管壁损伤或结扎;产后胎盘剥离处有许多栓塞性小血管,是细菌滋生的良好场所,厌氧性链球菌及类杆菌等侵犯盆腔静脉丛,可能产生肝素酶降解肝素,促进血凝,导致盆腔血栓性静脉炎。

(二)临床表现

盆腔血栓性静脉炎可累及卵巢静脉、子宫静脉、髂内静脉甚至髂总静脉或阴道静脉,尤其以卵巢血栓性静脉炎最常见,常为单侧,由左卵巢静脉向上扩散至左肾静脉甚至左侧肾脏,右侧可扩散至下腔静脉。患者常于术后或产后1周左右出现寒战、高热,持续数周不退,伴下腹一侧或双侧疼痛,并向肋脊角、腹股沟、腰部放射。检查见下腹深压痛,妇科检查有宫颈举痛,宫旁触痛,或触及疼痛明显的静脉丛,术后或产后发热不退应想到此病。

(三)诊断

根据病史、症状及体征即可作出初步诊断。为了解血栓性静脉炎的部位、范围及通畅程度,则需进一步检查。

1.多普勒超声血液图像检查

多普勒超声血液图像检查可了解静脉是否通畅,有无血栓形成。

2.静脉造影

静脉造影可了解血栓部位、范围、形态,侧支循环形成情况。

3.血浆 D-二聚体

静脉血栓形成时,D-二聚体浓度升高,若低于 0.5 mg/L 可除外此病。

（四）治疗

1.一般治疗

患者绝对卧床休息（平卧位），高热者行物理降温,补液,注意水电解质平衡,给予支持治疗。

2.积极抗感染

联合应用对需氧菌和厌氧菌有较强作用的抗生素。

3.抗凝疗法

若患者持续高热不退,在联合应用大剂量抗生素的同时,可加用肝素治疗。每 6 小时静脉滴注肝素50 mg,连用 10 天,使部分凝血酶时间维持在正常值的 1.5～2 倍。急性期除用肝素外,亦可用华法林口服,第一天10 mg,第二天 5 mg,第三天减量为 2.5 mg 维持,使凝血酶原时间维持在正常值的1.5 倍。抗凝疗法应在患者恢复正常生活后才能停止。

4.手术治疗

手术治疗仅适用于少数患者。手术指征:①药物治疗无效;②脓毒血症继续扩展;禁忌:使用抗凝疗法者。

手术范围包括双侧卵巢静脉结扎或下腔静脉结扎。病程中一旦发现盆腔脓肿,立即行后穹隆切开引流术或经腹脓肿切开引流术。术中根据盆腔感染的性质、范围和患者自身情况决定是否切除子宫及双侧附件。术后仍需给予支持治疗和抗感染治疗,并根据病情决定是否继续应用抗凝疗法。

八、盆腔炎性疾病后遗症

盆腔炎性疾病后遗症是盆腔炎性疾病的遗留病变,相当于过去所说的慢性盆腔炎。

（一）病理

盆腔炎性疾病后遗症的主要病理改变为组织破坏、广泛粘连、增生及瘢痕形成。输卵管卵巢炎的遗留病变可造成输卵管粘连阻塞、输卵管增粗;输卵管卵巢粘连形成输卵管卵巢肿块;输卵管伞端闭锁、浆液性渗出物聚集形成输卵管积水;输卵管积脓或输卵管卵巢脓肿的脓液吸收,被浆液性渗出物代替形成输卵管积水或输卵管卵巢囊肿。盆腔结缔组织炎的遗留改变为纤维结缔组织增生,主、骶韧带增生、变厚,逐渐成为坚硬瘢痕组织,若病变广泛,可使子宫固定,甚至形成"冰冻骨盆"。

（二）临床表现

盆腔炎性疾病后遗症的发生率在 25％ 左右,主要表现为不孕、异位妊娠、慢性盆腔痛以及盆腔炎性疾病的反复发作。妇科检查可有以下发现:①若为输卵管病变,则可在子宫一侧或两侧触到呈条索状增粗的输卵管,并有轻度压痛;②若为输卵管积水或输卵管卵巢囊肿,则可在盆腔一侧或两侧触及囊性肿物,活动多受限;③若为盆腔结缔组织病变,子宫常呈后倾后屈,活动受限或粘连固定,子宫一侧或两侧宫旁组织有片状增厚、压痛,骶韧带增粗、变硬呈条束状,触痛。

1.不孕

PID 后,不孕发生率为 20％～30％,多为输卵管性不孕。不孕的发生与 PID 发作的次数及严重程度直接相关。据统计,第一次 PID 发作,不孕发生率为 8％～13％,第二次为 19.5％～36％,第三次为 40％～60％;轻度 PID,不孕的发生率为 0.6％,中度 PID 为 6.2％,重度则升高到 21.4％。

2.异位妊娠

PID后,异位妊娠的发生率是正常妇女的8～10倍,组织学研究证实,约50％的异位妊娠发生在既往因输卵管炎而发生损害的输卵管,异位妊娠发生的危险性与PID发作次数有关。

3.慢性盆腔痛

慢性盆腔疼痛常发生在PID急性发作后的4～8周,主要表现为下腹部坠胀、腰骶部酸痛,且在劳累、性交后及月经前后加剧。PID后遗症形成的粘连、瘢痕以及盆腔充血是造成慢性盆腔痛的原因。文献报道,约20％的患者PID发作后遗留慢性盆腔痛,其发生亦与PID发作的次数及严重程度相关,一次发作后12％发生慢性盆腔痛,发作三次或以上者慢性盆腔痛发生率上升为67％。

4.PID反复发作

PID发作造成的输卵管组织结构的破坏,输卵管的扭曲、积水,以及患者免疫力降低等因素,可导致再次感染发作。有PID病史者,约25％将再次急性发作。

(三)诊断

有急性PID病史,以及症状、体征明显者,诊断多无困难。但不少患者自觉症状较多,而无明显PID病史及阳性体征时,诊断较困难,有时需行腹腔镜检查以明确诊断。

PID后遗症需与子宫内膜异位症、卵巢囊肿鉴别。子宫内膜异位症痛经常呈继发性、进行性加重,若能触及典型质硬触痛结节,将有助于鉴别。卵巢囊肿周围无粘连,包块活动,而输卵管积水或输卵管卵巢囊肿肿块呈腊肠状,囊壁薄,周围有粘连,不活动。

(四)治疗

对于PID后遗症,目前尚无特殊有效的治疗方法,重点在于预防。由于输卵管病变常为不可逆损害,不孕患者采用保守治疗多无效,常需要辅助生育技术协助受孕。对于慢性盆腔痛,可采用保守的药物或物理治疗,必要时可考虑手术治疗。

1.药物治疗

(1)中药治疗:以温经散寒、理气活血、化瘀止痛、益气扶正为主。方剂有少腹逐淤汤、下瘀血汤和四逆散方。中药保留灌肠有一定疗效,其药物组成为红藤30 g,败酱草30 g,蒲公英30 g,紫地丁30 g,元胡15 g,浓煎100 mL,每天1次保留灌肠。

(2)封闭疗法:阻断恶性刺激,改善组织营养。采用0.25％普鲁卡因40 mL骶前封闭,每周1～2次,每疗程4～5次;或0.25％普鲁卡因10 mL阴道侧穹隆缓慢注射,每天1次,5～7次为一个疗程。

(3)透明质酸酶1 500 U或α-糜蛋白酶5 mg,肌内注射,隔天1次,7～10次为一个疗程,以利炎症和粘连的吸收。

(4)抗生素治疗:对PID再次急性发作者,可行抗生素治疗。由于细菌常对一般抗生素有耐药性,故应选择新型广谱的抗生素。

2.物理疗法

物理疗法可促进局部血液循环,改善组织的营养状态,提高新陈代谢,利于炎症吸收和消退。如温热水坐浴、微波、超短波、紫外线、激光或红外线照射治疗等。注意应用物理治疗的禁忌证:①月经期及孕期;②生殖道恶性肿瘤;③伴有出血;④内科并发症,如心、肝、肾功能不全;⑤活动性结核;⑥高热;⑦变应性体质。

3.手术治疗

手术指征:①久治无效的较大炎性包块,包括输卵管积水和输卵管卵巢囊肿;②存在感染灶,反复引起炎症急性发作;③伴有严重盆腔疼痛,经保守治疗无效。手术原则是力求彻底清除病灶,避免遗留导致复发。手术范围应根据患者年龄、生育情况及病变轻重而定,可行单侧附件切除术或全子宫双附件切除术,年轻患者尽量保留卵巢功能。对输卵管粘连性不孕,可行输卵管造口术或开窗术。

(周丽媛)

第三节 子宫颈炎

子宫颈炎(简称宫颈炎)是妇科常见疾病之一。正常情况下,宫颈具有多种防御功能,包括黏膜免疫、体液免疫及细胞免疫,是阻止病原菌进入上生殖道的重要防线,但宫颈也容易受分娩、性交及宫腔操作的损伤,且宫颈管柱状上皮抗感染能力较差,易发生感染。临床上一般将宫颈炎分为急性和慢性两种类型。

一、急性宫颈炎

(一)病因

急性宫颈炎常发生于不洁性交后,分娩、流产、宫颈手术等亦可导致宫颈损伤而继发感染。此外,接触高浓度刺激性液体、药物、阴道内异物,如遗留的纱布、棉球也是引起急性宫颈炎的原因。最常见病原体为淋病奈瑟菌和沙眼衣原体,淋病奈瑟菌感染时,45%~60%常合并沙眼衣原体感染,其次为一般化脓菌,如链球菌、葡萄球菌、肠球菌、大肠埃希菌,以及假丝酵母菌、滴虫、阿米巴原虫等。淋病奈瑟菌及沙眼衣原体主要侵犯宫颈管柱状上皮,如直接向上蔓延可导致上生殖道黏膜感染,亦常侵袭尿道移行上皮、尿道旁腺和前庭大腺。一般化脓菌则侵入宫颈组织较深,并可沿两侧宫颈淋巴管向上蔓延,导致盆腔结缔组织炎。

(二)临床表现

本病主要表现为白带增多,呈脓性或脓血性,常伴有下腹坠痛、腰背痛、性交疼痛和尿路刺激症状,体温可轻微升高。妇科检查见宫颈充血、红肿,颈管黏膜水肿,宫颈黏膜外翻,宫颈触痛,脓性分泌物从宫颈管内流出,若尿道、尿道旁腺、前庭大腺感染,则可见尿道口、阴道口黏膜充血、水肿以及多量脓性分泌物。沙眼衣原体性宫颈炎症状不典型或无症状,有症状者表现为宫颈分泌物增多,点滴状出血或尿路刺激症状,妇科检查可见宫颈口有黏液脓性分泌物。

(三)诊断

根据病史、症状及妇科检查,诊断急性宫颈炎并不困难,关键是确定病原体。疑为淋病奈瑟菌感染时,应取宫颈管内分泌物做涂片检查(敏感性 50%~70%)或细菌培养(敏感性 80%~90%),对培养可疑的菌落,可采用单克隆抗体免疫荧光法检测。检测沙眼衣原体感染时,可取宫颈管分泌物涂片染色找细胞质内包涵体,但敏感性不高,技术要求高,费时长,难以推广,目前推荐的方法是直接免疫荧光法或酶免疫法,敏感性为 89%~98%。注意诊断时要考虑是否合并上生殖道感染。

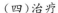

（四）治疗

本病宜采用抗生素全身治疗。抗生素选择、给药途径、剂量和疗程则根据病原体和病情严重程度决定。目前，淋菌性宫颈炎的首选药物为头孢曲松钠，备用药物有大观霉素、青霉素、氧氟沙星、左旋氧氟沙星、依诺沙星等，治疗时需同时加服多西环素。沙眼衣原体性宫颈炎的首选药物为阿奇霉素或多西环素，备用药物有米诺环素、氧氟沙星等。一般化脓菌感染最好根据药敏试验进行治疗。急性宫颈炎的治疗应力求彻底，以免形成慢性宫颈炎。

二、慢性宫颈炎

（一）病因

慢性宫颈炎常由未予治疗或治疗不彻底的急性宫颈炎转变而来。急性宫颈炎容易转为慢性的原因主要是宫颈黏膜皱褶较多，腺体呈葡萄状，病原体侵入腺体深处后极难根除，导致病程反复、迁延不愈。阴道分娩、流产或手术损伤宫颈后继发感染亦可表现为慢性过程，此外，不洁性生活、雌激素水平下降、阴道异物均可引起慢性宫颈炎。病原体一般为葡萄球菌、链球菌、沙眼衣原体、淋病奈瑟菌、厌氧菌等。

（二）病理

1.“宫颈糜烂”

宫颈外口处的宫颈阴道部呈细颗粒状的红色区，旧称为“宫颈糜烂”。目前，已废弃“宫颈糜烂”这一术语，而改称为宫颈柱状上皮异位，并认为其不是病理改变，而是宫颈生理变化。在此沿用“宫颈糜烂”一词，专指病理炎性“糜烂”。“宫颈糜烂”是慢性宫颈炎最常见的一种表现，“糜烂”面呈局部细小颗粒状红色区域，其边界与正常宫颈上皮的界限清楚，甚至可看到交界线呈现一道凹入的线沟，有的“糜烂”可见到毛细血管浮现在表面上，表现为局部慢性充血。镜下见黏膜下有白细胞及淋巴细胞浸润，间质有小圆形细胞和浆细胞浸润。

根据“糜烂”面外观和深浅，可将其分为三种类型：①单纯型“糜烂”：“糜烂”面仅为单层柱状上皮覆盖，浅而平坦，外表光滑。②颗粒型“糜烂”：由于腺体和间质增生，“糜烂”表面凹凸不平，呈颗粒状。③乳突型“糜烂”：“糜烂”表面组织增生更明显，呈乳突状。

根据“糜烂”区所占宫颈的比例，可将其分为三度：①轻度“糜烂”：“糜烂”面积占整个宫颈面积的1/3以内。②中度“糜烂”：“糜烂”面积占宫颈的1/3～2/3。③重度“糜烂”：“糜烂”面积占宫颈的2/3以上。

宫颈“糜烂”愈合过程中，柱状上皮下的基底细胞增生，最后分化为鳞状上皮。邻近的鳞状上皮也可向“糜烂”面的柱状上皮生长，逐渐将腺上皮推移，最后完全由鳞状上皮覆盖而痊愈。“糜烂”的愈合呈片状分布，新生的鳞状上皮生长于炎性“糜烂”组织上，故表层细胞极易脱落而变薄，稍受刺激又可恢复“糜烂”，因此愈合和炎症的扩展交替发生，不容易彻底治愈。

2.宫颈肥大

由于慢性炎症的长期刺激，宫颈组织充血、水肿，腺体和间质增生，纤维结缔组织增厚，导致宫颈肥大，但表面仍光滑，严重者的宫颈较正常宫颈增大1倍以上。

3.宫颈息肉

慢性炎症长期刺激，使宫颈管局部黏膜增生并向宫颈外口突出，而形成一个或多个息肉，直径在1cm左右，色红，舌形，质软而脆，血管丰富易出血，蒂长短不一，蒂根附着于宫颈外口或颈管壁内。镜检特点为息肉表面被柱状上皮覆盖，中心为充血、水肿及炎性细胞浸润的结缔组织。

息肉的恶变率不到 1%,但极易复发。

4.宫颈腺囊肿

"宫颈糜烂"愈合过程中,宫颈腺管口被新生的鳞状上皮覆盖,腺管口堵塞,导致腺体分泌物排出受阻,液体潴留而形成囊肿。检查时见宫颈表面突出数毫米大小的青白色囊泡,内含无色黏液。

5.宫颈管内膜炎

炎症局限于宫颈管黏膜及黏膜下组织,宫颈口充血,有脓性分泌物,而宫颈阴道部外观光滑。

(三)临床表现

本病主要症状为白带增多,常刺激外阴引起外阴不适和瘙痒。由于病原体种类、炎症的范围、程度和病程不同,白带的量、颜色、性状、气味也不同,可为乳白色黏液状至黄色脓性状,可有血性白带或宫颈接触性出血。若白带增多,似白色干酪样,应考虑可能合并假丝酵母菌感染;若白带呈稀薄泡沫状,有臭味,则应考虑滴虫性阴道炎。严重感染时可有腰骶部疼痛、下腹坠胀,由于慢性宫颈炎可直接向前蔓延或通过淋巴管扩散,当波及膀胱三角区及膀胱周围结缔组织时,可出现尿路刺激症状。较多的黏稠脓性白带有碍精子上行,可导致不孕。妇科检查可见宫颈不同程度的"糜烂"、肥大,有时可见宫颈息肉、宫颈腺囊肿等,宫颈口多有分泌物,亦可有宫颈触痛和宫颈触血。

(四)诊断

"宫颈糜烂"诊断并不困难,但必须除外宫颈上皮内瘤样病变、早期宫颈癌、宫颈结核、宫颈尖锐湿疣等,因此应常规进行宫颈细胞学检查。目前已有电脑超薄细胞检测系统,准确率显著提高。必要时须做病理活检以明确诊断,电子阴道镜辅助活检对提高诊断准确率很有帮助。宫颈息肉、宫颈腺囊肿可根据病理活检作出诊断。

(五)治疗

本病以局部治疗为主,方法有物理治疗、药物治疗及手术治疗。

1.物理治疗

治疗目的在于使"糜烂"面坏死、脱落,原有柱状上皮为新生鳞状上皮覆盖。

(1)电灼(熨)治疗:采用电灼器或电熨器对整个病变区电灼或电熨,直至组织呈乳白色或微黄色为止。一般近宫口处稍深,越近边缘越浅,深度为 2 mm 并超出病变区 3 mm,深入颈管内 0.5~1.0 cm,治愈率 50%~90%。术后涂抹磺胺粉或呋喃西林粉,用醋酸冲洗阴道,每天 1 次,有助于创面愈合。

(2)冷冻治疗:利用液氮快速达到超低温(-196 ℃),使"糜烂"组织冻结、坏死、变性、脱落,创面修复而达到治疗目的。一般采用接触冷冻法,选择相应的冷冻头,覆盖全部病变区并略超过其范围 2~3 mm。根据快速冷冻、缓慢复温的原则,冷冻 1 分钟、复温 3 分钟、再冷冻 1 分钟,进行单次或重复冷冻,冷冻治疗的治愈率为 80%左右。

(3)激光治疗:采用 CO_2 激光器使"糜烂"部分炭化、结痂,痂皮脱落后,创面修复而达到治疗目的。激光头距离"糜烂"面 3~5 cm,照射范围应超出"糜烂"面 2 mm,轻症的烧灼深度为 2~3 mm,重症可达 4~5 mm,激光治疗的治愈率为 70%~90%。

(4)微波治疗:微波电极接触局部病变组织时,瞬间产生高热效应(44~61 ℃)而达到组织凝固的目的,并可出现凝固性血栓形成而止血,治愈率 90%左右。

(5)波姆光治疗:采用波姆光照射"糜烂"面,直至"糜烂"面变为均匀灰白色,照射深度为 2~

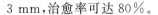

3 mm,治愈率可达80％。

(6)红外线凝结法:红外线照射"糜烂"面,局部组织凝固、坏死,形成非炎性表浅溃疡,新生鳞状上皮覆盖溃疡面而得到治愈,治愈率在90％以上。

(7)高强度聚焦超声治疗:高强度聚焦超声是治疗"宫颈糜烂"的一种新方法,通过超声波在焦点处产生的热效应、空化效应和机械效应,破坏病变组织。与传统物理治疗方法有所不同的是,利用聚焦超声良好的组织穿透性和定位性,可以将声波聚焦在宫颈病变深部,宫颈组织的损伤部位是在表皮下的一定深度,而不是直接破坏表面黏膜层,深部病变组织被破坏后,由深及浅,促进健康组织的再生和表皮的重建。

物理治疗的注意事项:①治疗应在月经干净后3～7天进行。②排除宫颈上皮内瘤样病变、早期宫颈癌、宫颈结核和急性感染期后方可进行。③术后阴道分泌物增多,甚至有大量水样排液,有时呈血性,脱痂时可引起活动性出血,如量较多,先用过氧化氢清洗伤口,用消毒棉球局部压迫止血,24小时后取出。④应严格掌握物理治疗的次数、持续时间、强度、范围。⑤创面愈合需要一段时间(2～8周),在此期间禁止盆浴和性生活。⑥定期复查,随访有无宫颈管狭窄。

2.药物治疗

药物治疗适用于糜烂面积小和炎症浸润较浅的病例。

(1)硝酸银或重铬酸钾液:为强腐蚀剂,局部涂擦进行治疗,方法简单,但因疗效不佳,现已基本弃用。

(2)聚甲酚磺醛浓缩液或栓剂:目前临床上应用较多,聚甲酚磺醛是一种高酸物质,可使病变组织的蛋白质凝固脱落,对健康组织无损害且可增加阴道酸度,有利于乳酸杆菌生长。用法:将浸有聚甲酚磺醛浓缩液的棉签插入宫颈管,转动数次后取出,然后将浸有浓缩液的纱布块轻轻敷贴于病变组织,纱布块应稍大于"糜烂"面,浸蘸的药液以不滴下为宜,持续1～3分钟,每周2次,一个月经周期为一个疗程;聚甲酚磺醛栓剂为每隔一天,每次于晚间在阴道放置一枚,12次为一个疗程。

(3)免疫治疗:采用重组人α-干扰素栓,每晚一枚,6日为一个疗程。近年有报道用红色奴卡放线菌细胞壁骨架N-CWS菌苗治疗"宫颈糜烂"。该菌苗具有非特异性免疫增强及消炎作用,能促进鳞状上皮化生,修复"宫颈糜烂"病变达到治疗效果。

(4)宫颈管内膜炎时,根据细菌培养和药敏试验结果,采用抗生素全身治疗。

3.手术治疗

对于"糜烂"面积广而深,或用上述方法久治不愈的患者,可考虑行宫颈锥形切除术,多采取宫颈环形电切除术。锥形切除范围从病灶外缘0.3～0.5 cm开始,深入宫颈管1～2 cm,锥形切除,术后压迫止血。宫颈息肉可行息肉摘除术或电切术。

(张　敏)

第六章

异常妊娠

第一节 早 产

满 28 周至不足 37 周(196～258 天)间分娩称早产。此时娩出的新生儿称早产儿,出生体重多在 2 500 g 以下,由于各器官发育尚不够健全,易于死亡,出生孕周越小,体重越轻,预后越差。早产儿死亡率在发达国家与发展中国家有较大差异,国内报道为 12.7%～20.8%。早产占分娩总数的 5%～15%。近年来,随着早产儿治疗学及监护手段的进步,早产儿的生存率明显提高。

一、原因

(一)感染

绒毛膜羊膜炎是早产的重要原因。感染的来源是宫颈及阴道的微生物,部分为宫内感染,病原微生物包括需氧菌及厌氧菌、沙眼衣原体、支原体等。

(二)胎膜早破

胎膜早破是造成早产的重要原因。在早产的产妇中,约 1/3 并发胎膜早破。

(三)子宫过度膨胀

双胎或多胎,羊水过多等均可使宫腔内压力升高,以至提早临产而发生早产。

(四)生殖器官异常

生殖器官异常,如子宫畸形、宫颈内口松弛、子宫肌瘤等。

(五)妊娠并发症

常见的妊娠并发症有流感、肺炎、病毒性肝炎、急性肾盂肾炎、慢性肾炎、严重贫血、急性阑尾炎等。有时因医源性因素,必须提前终止妊娠,如妊娠期高血压疾病、妊娠期肝内胆汁淤积症、前置胎盘及胎盘早剥、心脏病、母儿血型不合等。

(六)其他

其他原因如外伤、过劳、性生活不当、每天吸烟 10 支以上、酗酒等。

二、临床表现

早产的主要临床表现是先有不规律宫缩,伴少量阴道血性分泌物,以后可发展为规律宫缩,

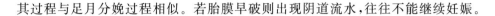

其过程与足月分娩过程相似。若胎膜早破则出现阴道流水,往往不能继续妊娠。

三、诊断

早产的主要临床表现是子宫收缩,最初为不规则宫缩,常伴有少许阴道流血或血性分泌物,以后可发展为规则宫缩,其过程与足月临产相似,胎膜早破较足月临产多。宫颈管先逐渐消退,然后扩张。妊娠满 28 周至不足 37 周出现至少 10 分钟一次的规则宫缩,伴宫颈管缩短,可诊断为先兆早产。妊娠满 28 周至不足 37 周出现规则宫缩(20 分钟 ≥4 次,或 60 分钟 ≥8 次),伴宫颈缩短 80% 及以上,宫颈扩张 1 cm 以上,诊断为早产临产,部分患者可伴有少量阴道流血或阴道流液。以往有晚期流产、早产史及产伤史的孕妇容易发生早产,诊断早产一般并不困难,但应与妊娠晚期出现的生理性子宫收缩相区别。生理性子宫收缩一般不规则、无痛感,且不伴有宫颈管消退和宫口扩张等改变。

四、预防

预防早产是降低围产儿死亡率的重要措施之一。

(1)加强营养,避免精神创伤,保持身心健康。妊娠晚期禁止性交。

(2)注意休息,宜侧卧位,一般取左侧卧位,可减少子宫自发性收缩,并增加子宫胎盘血流量,改善胎儿的氧气和营养供给。

(3)宫颈内口松弛者应在 14～18 周时做宫颈内口环扎术。

(4)加强对高危妊娠的管理,积极治疗妊娠并发症。

(5)加强产前保健,及早诊断和治疗产道感染。

(6)减少人工流产和宫腔操作的次数,进行宫腔操作时,也要避免对宫颈内口的损伤。

五、处理

根据不同情况决定处理方法。

对先兆早产及早产临产孕妇中无继续妊娠禁忌证、胎膜未破、初产妇宫颈扩张在 2 cm 以内、胎儿存活、无宫内窘迫者,应设法抑制宫缩,尽可能使妊娠继续维持。除嘱其卧床休息外,还应给予其宫缩抑制剂为主的药物。

(一)β 肾上腺素能受体兴奋剂

此类药物作用于子宫平滑肌的 β_2 受体,抑制子宫平滑肌收缩,减少子宫的活动而延长妊娠期。但此类药物的心血管不良反应较为突出,如心跳加快、血压下降、血糖增高、恶心、出汗、头痛等,故有糖尿病、心血管器质性病变、心动过速者禁用或慎用。目前常用药物有利托君,近年来,该药逐渐成为国内首选药物,给药方法为 100 mg 加于 5% 葡萄糖液 500 mL 静脉滴注,初始剂量为 5 滴/分,根据宫缩调节,每 10 分钟增加 5 滴,最大量为 35 滴/分,待宫缩抑制后持续滴注 12 小时,停止静脉滴注前 30 分钟改为口服 10 mg,每 4～6 分钟一次。用药过程中宜行左侧卧位,减少低血压危险,同时密切注意孕妇主诉及心率、血压、宫缩变化,并限制静脉输液量(每天不超过 2 000 mL),以防肺水肿。如患者心率大于 120 次/分,应减滴数;如心率大于 140 次/分,应停药;如出现胸痛,应立即停药并行心电监护。长期用药者应监测血钾、血糖、肝功能和超声心动图。

(二)硫酸镁

镁离子对促进子宫收缩的钙离子有拮抗作用,从而抑制子宫收缩。一般采用25%硫酸镁16 mL加于5%葡萄糖液100~250 mL中,在30~60分钟内缓慢静脉滴注,然后维持硫酸镁1~2 g/h滴速至宫缩减少至6次/小时以下,每天总量不超过30 g。用药过程中存在膝腱反射、呼吸大于等于16次/分、尿量大于等于17 mL/h或大于等于400 mL/24h。因抑制宫缩所需要的血镁浓度与中毒浓度接近,故肾功能不良、肌无力、心脏病患者禁用或慎用。

(三)前列腺素合成酶抑制剂

前列腺素有刺激子宫收缩、软化宫颈和维持胎儿动脉导管开放的作用。前列腺素合成酶抑制剂可抑制前列腺素合成酶,减少前列腺素的合成或抑制前列腺素的释放以抑制宫缩。常用药物有吲哚美辛、阿司匹林等。由于吲哚美辛可通过胎盘,可能引起动脉导管过早关闭,故仅在孕32周前短期使用,最好不超过1周。此类药物目前已较少使用。

(四)镇静剂

镇静剂不能有效抑制宫缩,却能抑制新生儿呼吸,故临产后忌用;仅在孕妇紧张时作为辅助用药。

初产妇宫口开至2 cm以上,胎膜已破,早产已不可避免时,应尽力设法提高早产儿成活率。①给予氧气吸入。②妊娠不足34周,分娩前给予地塞米松6 mg肌内注射,每12小时一次,共4次。③为减少新生儿颅内出血发生率,生产时适时做会阴切开,缩短第二产程。④分娩时慎用吗啡、哌替啶等抑制新生儿呼吸中枢的药物。

(王玲玲)

第二节　流　产

一、概述

妊娠不足28周、胎儿体重不足1 000 g而终止,称为流产。妊娠12周前终止,称为早期流产,妊娠12周至不足28周终止,称为晚期流产。流产分为自然流产和人工流产。自然流产占妊娠总数的10%~15%,其中早期流产占自然流产的80%以上。

二、病因

(一)胚胎因素

染色体异常是早期流产最常见的原因,半数以上的流产与胚胎染色体异常有关。染色体异常包括数目异常和结构异常。数目异常以三体居首位,其次为X单体,三倍体及四倍体少见。结构异常主要是染色体易位、嵌合体等,也有染色体倒置、缺失和重叠。除遗传因素外,感染、药物等因素也可引起胚胎染色体异常。若发生流产,多为空孕囊或已退化的胚胎,少数至妊娠足月可能娩出畸形儿,或娩出有代谢及功能缺陷的婴儿。

（二）母体因素

1.全身性疾病

孕妇患全身性疾病（如严重感染、高热等）刺激子宫强烈收缩导致流产；引发胎儿缺氧（如严重贫血或心力衰竭）、胎儿死亡（如细菌毒素和某些病毒，如巨细胞病毒、单纯疱疹病毒经胎盘进入胎儿血液循环）或胎盘梗死（如孕妇患慢性肾炎或高血压）均可导致流产。

2.生殖器官异常

子宫畸形（如子宫发育不良、双子宫、子宫纵隔等）、子宫肿瘤（如黏膜下肌瘤等），均可影响胚胎着床发育而导致流产。宫颈重度裂伤、宫颈内口松弛引发胎膜早破而发生晚期自然流产。

3.内分泌异常

黄体功能不足、甲状腺功能减退、严重糖尿病血糖未得到控制等，均可导致流产。

4.强烈应激与不良习惯

妊娠期无论严重的躯体（如手术、直接撞击腹部、性交过频）或心理（过度紧张、焦虑、恐惧、忧伤等精神创伤）的不良刺激均可导致流产。孕妇过量吸烟、酗酒、饮咖啡、吸食二醋吗啡（海洛因）等毒品，均可导致流产。

（三）免疫功能异常

胚胎及胎儿属于同种异体移生物。母体对胚胎及胎儿的免疫耐受是使胎儿在母体内得以生存的基础。若孕妇于妊娠期间对胎儿免疫耐受降低可致流产，如父方的人白细胞抗原（HLA）、胎儿抗原、母胎血型抗原不合、母体抗磷脂抗体过多、抗精子抗体存在、封闭抗体不足等，均可引发流产。已知调节性 T 细胞（Tr）与效应性 T 细胞（Te）的平衡是维系免疫反应的关键所在，某些特发性流产与调节性 T 细胞功能相对或绝对低下存在明显的相关性，可能是导致孕妇对胎儿免疫耐受性降低的主要原因。

（四）环境因素

过多地接触放射线和砷、铅、甲醛、苯、氯丁二烯、氧化乙烯等化学物质，均可能引起流产。

三、临床表现

临床表现主要是停经后阴道流血和腹痛。

（一）孕 12 周前的早期流产

开始时绒毛与蜕膜剥离，血窦开放，出现阴道流血，剥离的胚胎和血液刺激子宫收缩，排出胚胎或胎儿，产生阵发性下腹部疼痛。胚胎或胎儿及其附属物完全排出后，子宫收缩，血窦闭合，出血停止。

（二）孕 12 周后的晚期流产

晚期流产的临床过程与早产和足月产相似，胎儿娩出后胎盘娩出，出血不多。

可以看出，早期流产的临床全过程表现为先出现阴道流血，而后出现腹痛。晚期流产的临床全过程表现为先出现腹痛（阵发性子宫收缩），而后出现阴道流血。

四、实验室检查

（一）血、尿绒毛膜促性腺激素含量测定

血、尿绒毛膜促性腺激素含量低于正常参考值表示未孕或胚胎死亡。

（二）尿中雌激素含量测定

先兆流产、不可避免流产和习惯性流产者的黄体酮、雌二醇低于正常值，雌三醇仍在正常范围；先兆流产和习惯性流产，雌二醇排出量一般在参考值低限，但必须连续测定才有诊断价值，一般认为，雌二醇 24 小时尿值低于 15.6 μmol/L，则孕妇有 95% 的可能将流产。

（三）胎盘泌乳素（HPL）测定

测定孕妇血中 HPL 含量，可迅速反映胎盘功能状态，在连续测定血浆 HPL 时，若发现 HPL 急剧上升，预示胎儿即将死亡，如下降至 4 μg/L 以下，则常有胎儿宫内窒息，可能导致流产。

五、治疗

（一）先兆流产

患者卧床休息，禁性生活，必要时给予对胎儿危害小的镇静剂。可给予黄体功能不足者黄体酮 10～20 mg，每天或隔天肌内注射 1 次，或 HCG 2 000～3 000 U 隔天肌内注射 1 次；也可应用维生素 E 及小剂量甲状腺片。经过治疗，如阴道流血停止，B 超提示胚胎存活，可继续妊娠。若临床症状加重，B 超发现胚胎发育不良，HCG 持续不长或下降表明流产不可避免，应终止妊娠。

（二）难免流产

一旦确诊难免流产，应尽早使胚胎及胎盘组织完全排出。早期流产应及时行刮宫并对刮出物仔细检查，送病理检查。晚期流产时，子宫较大，出血较多，可用缩宫素 10～20 U 加入 5% 葡萄糖液 500 mL 中静脉滴注，促进子宫收缩。当胎儿及胎盘排出后，检查排出是否完全，必要时刮宫清除宫腔内残留的妊娠物。

（三）不全流产

一经确诊不全流产，应及时行刮宫术或钳刮术，以清除宫腔内残留组织。出血多或伴有休克者应同时输血输液，并给予其抗生素预防感染。

（四）完全流产

若完全流产者症状消失，B 超检查宫腔内无残留物，无感染，一般不需特殊处理。

（五）稽留流产

稽留流产处理较困难。处理前应检查血常规、出凝血时间、血小板计数、血纤维蛋白原、凝血酶原时间、凝血块收缩试验结果及血浆鱼精蛋白副凝试验结果等，并做好输血准备。口服炔雌醇 1 mg 每天 2 次，或己烯雌酚 5 mg 每天 3 次，连用 5 天以提高子宫肌对缩宫素的敏感性。胚胎不足 12 周者，可行刮宫术，术中肌内注射缩宫素，若胎盘机化并与宫壁粘连较紧，手术应特别小心，防止子宫穿孔，若一次不能刮净，可于 5 天后再次刮宫。如凝血功能障碍，应尽早使用肝素、纤维蛋白原及输新鲜血等，待凝血功能好转后，再行引产或刮宫。

（六）习惯性流产

染色体异常的夫妇应于孕前进行遗传咨询，确定是否可以妊娠，在孕前应进行卵巢功能检查、夫妇双方染色体检查、血型鉴定及男方的精液检查，女方尚需进行生殖道检查，包括有无肿瘤、宫腔粘连，并行子宫输卵管造影或（及）宫腔镜检查，以确定子宫有无畸形与病变，有无宫颈内口松弛等。对于子宫有纵隔的患者，可于宫腔镜下行子宫纵隔切除术；有宫腔粘连者，可用探针横向钝性分离粘连；宫颈内口松弛者，应在妊娠前行宫颈内口修补术，或于孕 14～18 周行宫颈内口环扎术，术后定期随诊，提前住院，待分娩发动前拆除缝线，若环扎术后有流产征象，应及时拆除缝线，以免造成宫颈撕裂；当黄体功能不足或原因不明的习惯性流产妇女有怀孕征兆时，可按黄体功能不足给予黄体酮治疗,每天 10～20 mg 肌内注射,或 HCG 3 000 U,隔天肌内注射 1 次,妊娠后继续给药直至妊娠 10 周或超过以往发生流产的月份,并嘱其卧床休息,禁性生活,补充维生素 E,注意心理疏导,以稳定患者情绪。对不明原因的习惯性流产患者,可予免疫治疗。

(七)流产感染

流产感染的治疗原则为积极控制感染,尽快清除宫内残留物。若阴道流血不多,应用广谱抗生素 2～3 天,待控制感染后再刮宫。若阴道流血量多,在静脉滴注抗生素及输血的同时,应用卵圆钳将宫腔内残留组织夹出,使出血减少,切不可用刮匙全面搔刮宫腔,以免造成感染扩散;术后应继续给予患者广谱抗生素,待感染控制后再行彻底刮宫。若患者已合并感染性休克,在抗感染同时,应积极抢救休克。若患者感染严重或腹盆腔有脓肿形成,应手术引流,必要时切除子宫。

(王玲玲)

第三节 多 胎 妊 娠

一次妊娠,宫腔内同时有两个或两个以上胎儿,称为多胎妊娠。多胎妊娠与家族史及辅助生育技术有关。近年来,多胎妊娠发生率升高,可能与人工辅助生殖技术广泛应用有关。多胎妊娠者较易出现妊娠期高血压疾病等并发症,孕产妇及围生儿死亡率增高。多胎妊娠以双胎最常见,本节主要讨论双胎妊娠。

一、分类

(一)双卵双胎

双卵双胎由两个卵子分别受精而成,占单卵双胎的 70%。胎儿的遗传基因不完全相同,性别和血型可以不同,外貌和指纹等表型不同。胎盘可为两个或一个,但胎盘的血液循环各自独立,胎儿分别位于自己的胎囊中,两胎囊之间的中隔由两层羊膜和两层绒毛膜组成,两层绒毛膜有时融合为一层。

(二)单卵双胎

单卵双胎由一个受精卵分裂而成,占单卵双胎的 30%,原因不明。胎儿的遗传基因完全相同,性别、血型、表型等也完全相同。根据受精卵分裂时间不同而形成双羊膜囊单绒毛膜单卵双胎、双羊膜囊双绒毛膜单卵双胎、单羊膜囊单绒毛膜单卵双胎以及极罕见的连体双胎四种类型,胎儿的畸形儿发生率相对较高。

二、临床表现及诊断

(一)病史及临床表现

多胎妊娠者多有双胎妊娠家族史或人工助孕史(如使用促排卵药、移植多个胚胎等),临床表现主要为早孕反应较重,中期妊娠后体重及腹部迅速增加、下肢水肿等压迫症状明显,妊娠晚期常有呼吸困难、心悸、行动不便等。

(二)产科检查

多胎妊娠者子宫大小超过同孕龄的单胎妊娠子宫,妊娠中晚期腹部可触及多个肢体和两个胎头。在子宫不同部位听到两个节律不同的胎心，两个胎心音之间间隔一个无音区或两个胎心率差异大于 10 次/分，产后检查胎盘胎膜有助于判断双胎类型。

（三）超声检查

（1）妊娠早期在子宫内见到两个孕囊，两个原始心管搏动。

（2）判断双胎类型：胎儿性别不同可确诊双卵双胎；胎儿性别相同，应测量两个羊膜囊间隔厚度，间隔厚度达到或超过 2 mm，尤其是两个胎盘部位不同，提示双绒毛膜，间隔厚度小于 2 mm 则提示单绒毛膜。妊娠早期超声检测有助于确定绒毛膜性。

（3）筛查胎儿结构畸形。

（4）确定胎位。

三、并发症

（一）孕产妇并发症

1.妊娠期高血压疾病

妊娠期高血压疾病的发病率在 40％以上，发病早、程度重、易出现主要器官并发症。

2.妊娠期肝内胆汁淤积综合征

妊娠期肝内胆汁淤积综合征的发生率高于单胎妊娠，常伴随胎盘功能不良而导致围生儿死亡率升高。

3.贫血

贫血的发生率在 40％以上，与机体对铁及叶酸的需求量增加有关，可引起孕妇多系统损害以及胎儿生长发育障碍等。

4.羊水过多

羊水过多的发生率约 12％，多见于单卵双胎，尤其是双胎输血综合征、胎儿畸形胎膜早破。

5.胎膜早破

胎膜早破的发生率约为 14％，可能与宫腔压力增高有关。

6.胎盘早剥

胎盘早剥是双胎妊娠产前出血的主要原因，可能与妊娠期高血压疾病、羊水过多突然破膜、双胎之第一胎娩出后宫腔压力骤减相关。

7.宫缩乏力

宫缩乏力与子宫肌纤维过度伸展有关。

8.产后出血

产后出血与宫缩乏力及胎盘附着面积增大有关。

9.流产

多胎妊娠流产的发生率高于单胎妊娠，可能与畸形、胎盘发育异常、胎盘血供障碍、宫内溶剂相对狭窄有关。

（二）围生儿并发症

1.早产

早产的发生率约为 50％，与胎膜早破、宫腔压力过高以及严重母儿并发症相关。

2.胎儿生长受限

一般认为，胎儿数量越多，胎儿生长受限越严重。胎儿生长受限可能与胎儿拥挤、胎盘占蜕膜面积相对较小有关。两胎儿大小不一致可能与胎盘血液灌注不均衡、双胎输血综合征以及一些胎儿畸形有关。应建立多胎妊娠胎儿生长发育生理曲线。

3.双胎输血综合征(TTTS)

双胎输血综合征见于双羊膜囊单绒毛膜单卵双胎,发生率为10％～20％。两个胎儿体重相差大于20％、血红蛋白相差大于50 g/L提示有双胎输血综合征可能。

4.脐带异常

脐带异常主要是脐带脱垂和脐带互相缠绕、扭转,后者常见于单羊膜囊双胎。

5.胎头碰撞和胎头交锁

胎头碰撞发生于两个胎儿均为头先露且同时入盆。胎头交锁发生于第一胎儿臀先露头未娩出,第二胎儿头先露头已入盆。

6.胎儿畸形

多胎妊娠发生胎儿畸形的概率是单胎妊娠的两倍,联体双胎、无心畸形等为单卵双胎特有畸形。

四、处理

(一)妊娠期处理

1.一般处理

注意休息和营养,预防贫血及妊娠期高血压疾病等。

2.预防早产

孕龄34周前出现产兆者应测量阴道后穹隆分泌物中的胎儿纤维连接蛋白及宫颈长度,胎儿纤维连接蛋白阳性且超声测量宫颈长度为3 cm以上者近期早产的可能性较大,应预防性使用宫缩抑制剂及糖皮质激素。

3.及时防治妊娠期并发症

注意血压、尿蛋白、血胆汁酸、肝功能等。

4.监护胎儿发育状况及胎位

动态超声及胎儿电子监测胎儿生长发育状况、宫内安危及胎位,若发现胎儿为致死性畸形,应及时人工终止妊娠,发现TTTS可在胎儿镜下激光凝固胎盘表面,可见血管吻合支,胎位异常一般不予处理。

5.终止妊娠指征

终止妊娠指征合并急性羊水过多,伴随明显的压迫症状、胎儿致死性畸形、孕妇严重并发症、预产期已到尚未临产、胎盘功能减退等。

(二)分娩期处理

1.阴道分娩注意事项

(1)保持体力。

(2)观察胎心变化。

(3)注意宫缩和产程进展。

(4)必要时行会阴后、侧切开术。

(5)第一个胎儿娩出后由助手扶正并固定第二个胎儿至纵产式。

(6)第一个胎儿娩出后立即钳夹脐带以预防胎儿失血或继续受血。

(7)第一胎儿娩出后15分钟仍无宫缩,可行人工破膜并静脉滴注催产素。

(8)一旦出现脐带脱垂、胎盘早剥等严重并发症,应立即行阴道助产,快速娩出第二胎儿。

2.剖宫产指征

(1)第一胎儿为肩先露或臀先露。

(2)孕龄 26 周以上的联体双胎。

(3)其他:同单胎妊娠。

3.积极防治产后出血

临产时备血,其余见产后出血。

(王玲玲)

第四节 过 期 妊 娠

孕妇平时月经周期规则,妊娠达到或超过 42 周而尚未临产,称为过期妊娠。其发生率占妊娠总数的 3%～15%。

一、诊断要点

(一)计算预产期,准确核实孕周

(1)根据末次月经时间推算预产期,详细询问平时月经变异情况,如果记不清楚或难以确定末次月经时间,可根据:①基础体温推算排卵日,再加 256～270 天;②早孕反应(孕 6 周时出现)时间加以估计;③妊娠早期曾做妇科检查者,按当时子宫大小推算;④孕妇初感胎动的周数的两倍,为预计可达足月分娩的周数(达 37 周),为足月。

(2)辅助检查:①连续于 B 超下测量胎儿双顶径及股骨长度以推测孕周。②宫颈黏液增多时间等。③妊娠初期血、尿 HCG 增高的时间。

(二)胎儿情况及胎盘功能检查

1.胎儿储备力检查

(1)胎动计数:胎动计数大于 30 次/12 小时为正常,12 小时内胎动次数累计少于 10 次或逐日下降超过 50%,提示胎儿缺氧。

(2)胎儿电子监护仪检测:无宫缩时的胎心监护(NST)或催产素诱导宫缩后的胎心监护(OCT)试验。若胎心基线伴有轻度加速、早期减速、偶发变异减速,表示宫内缺氧,但胎儿有一定储备,如出现重度以上的加速表示宫内缺氢严重,低储备。

2.胎盘功能检查

(1)尿雌三醇(E₃)的连续测定:24 小时尿雌三醇的值为 25 mg,即使过期仍可继续妊娠;大于 15 mg,胎儿多数健康;小于 10 mg,胎盘功能减退;2～6 mg,胎儿濒临死亡。

(2)B 超检查:观察胎动、胎儿肌张力、胎儿呼吸运动及羊水量。胎盘成熟度Ⅲ级,羊水指数小于 8 mm,胎儿活动呈现保护性抑制。

(3)羊水形状检查:羊水量少,羊水指数小于 8 mm,羊水浑浊,羊水脂肪细胞计数小于 50%;阴道细胞涂片出现核致密的表层细胞;临产时胎儿头皮血 pH 值、二氧化碳分压(PCO_2)、氧分压(PO_2)、碱剩余(BE)的测定。

（4）胎盘病理检查：25％～30％的胎盘绒毛和血管正常，15％～20％仅有血管形成不足，但无缺血影响，另有40％血液灌注不足而导致缺血、供氧不足。

3.了解宫颈成熟

了解宫颈成熟对预测引产能否成功起重要作用。

二、治疗要点

临床上应力求避免过期妊娠的发生，争取在妊娠足月时处理。确诊过期妊娠后要及时终止妊娠，终止妊娠的方法应酌情而定。

孕妇妊娠41周应入院，严密观察胎心、胎动，检查胎盘功能，若无异常情况，待促宫颈成熟后引产。

（一）引产

确诊过期妊娠而无胎儿窘迫、无明显头盆不称、无妊娠并发症者，可引产。

（1）促宫颈成熟：妊娠满41周后，应常规行阴道检查，进行毕晓普（Bishop）评分，如小于7分，可用催产素2.5 U加5％葡萄糖注射液500 mL静脉滴注，每天1次，连用3天，从6～8滴开始，逐渐增加滴速，调至10分钟内有3次宫缩；或用普拉睾酮200 mg溶于5％葡萄糖注射液20 mL，静脉缓慢注射，每天1次，连用3天，促宫颈成熟。

（2）引产：宫颈成熟、Bishop评分大于7分者引产成功率高。宫口未开或小于2 cm者可人工破膜，形成前羊膜囊刺激宫缩。

（3）进入产程后，应间断吸氧、左侧卧休息，行胎心监护，注意羊水性状，如有胎儿窘迫，应及时做相应处理。

（二）剖宫产

剖宫产指征如下：

（1）胎盘功能不良，胎儿储备力差，不能耐受宫缩者；引产失败者。

（2）产程长，胎先露下降不满意或胎头定位异常。

（3）产程中出现胎儿窘迫。

（4）头盆不称。

（5）巨大胎儿。

（6）臀先露伴骨盆轻度狭窄。

（7）破膜后羊水少、黏稠、粪染，不能在短时间内结束分娩者。

（8）高龄初产妇。

（9）存在妊娠并发症及合并症，如糖尿病、重度子痫前期、慢性肾炎等。

（三）新生儿抢救

过期妊娠时，由于胎儿在宫内排出胎粪的概率较高。因此，在分娩时要做好抢救准备，胎儿娩出后立即在直接喉镜指引下行气管插管，吸出气管内容物，以减少胎儿胎粪吸入综合征的发生。过期儿患病率和死亡率均增高，应及时发现和处理新生儿窒息、脱水、低血容量及代谢性酸中毒等并发症。因此，在分娩时，必须要求新生儿科医生一同行新生儿复苏抢救。

（王玲玲）

第五节 腹 腔 妊 娠

一、概述

腹腔妊娠是指位于输卵管、卵巢及阔韧带以外的腹腔内妊娠,是极为罕见的一种异位妊娠,据报道,发生率为 1∶15 000 至 1∶30 000,占异位妊娠的 0.003%,孕产妇的死亡率极高,为5%～20%,围生儿死亡率 75%～95%,先天畸形率高达 50%。腹腔妊娠的早期诊断和及时干预有助于降低孕产妇死亡率。

二、病因与分类

腹腔妊娠受精卵可以种植在腹膜、肠系膜、大网膜、盆壁、肠管、子宫直肠凹陷等处,少有种植在肝脏、脾脏及横结肠脾曲的报道。腹腔妊娠好发于既往有不孕史、人工流产史、盆腔炎症史、子宫内膜异位症、吸毒者,或是行体外受精-胚胎移植术(IVF-ET)者。

腹腔妊娠分为原发性和继发性两种类型,以后者多见。原发性腹腔妊娠是指卵子在腹腔内受精、种植及生长发育。

原发性腹腔妊娠的诊断需要符合三个条件:①双侧输卵管、卵巢正常,无近期妊娠的表现。②无子宫腹膜瘘。③妊娠只存在腹腔内,而且妊娠期短,足以排除输卵管妊娠。但第三点常不易鉴别。

继发性腹腔妊娠绝大部分是由于输卵管妊娠破裂或流产后,孕囊落入腹腔,种植在某一部位继续发育;小部分是来源于卵巢妊娠,或宫内妊娠而子宫存在缺陷导致子宫破裂后孕囊落入腹腔中继续发育,如子宫瘢痕处破裂、子宫憩室自然破裂、宫角妊娠破裂后等。

三、病理生理

促使受精卵原发种植于腹膜的因素有两种。

(1)体腔上皮具有转化的能力,可以发展为类似副中肾管上皮的组织。子宫后腹膜表面常可见蜕膜反应是证明体腔上皮有转化可能的依据。

(2)子宫内膜种植在腹膜表面有利于受精卵的种植,继发性腹腔妊娠较原发性为多见,指输卵管妊娠流产或破裂,妊娠物流入腹腔内,种植在腹膜或其他脏器表面,或未完全脱离输卵管而继续得以血供,在腹腔内生长发育。继发性腹腔妊娠也可继发于卵巢内或子宫内的妊娠。因子宫上有缺损(如剖宫产、剖宫取胎、子宫肌瘤剥除术之瘢痕)而自发破裂或发生子宫腹膜瘘、子宫憩室或始基子宫发育欠佳等自然破裂,妊娠物经破口或瘘口被挤压流入腹腔内,继续生长发育为腹腔妊娠。

四、临床表现

腹腔妊娠一般无特异性的临床表现。

早期腹腔妊娠患者多数有停经史、腹痛、阴道流血等一般异位妊娠表现,也可能伴有恶心、呕吐、嗳气、便秘等非特异性症状,难以与输卵管妊娠鉴别。有资料显示,腹腔妊娠有约50%的误诊率,多是在手术中确诊。若胚胎早期死亡,与腹腔组织粘连形成包块,则有可能被误诊为卵巢肿瘤、附件包块等。

中晚期腹腔妊娠患者常感到腹部不适、腹痛,尤其是在胎动时,无伴有阴道流血,有部分患者有嗳气、便秘,随着孕周增加、胎儿长大,症状逐渐加重。腹部体查:子宫轮廓不清,但易触及胎儿肢体,胎先露高浮,位于骨盆入口上方,胎位异常(以肩先露多见),可以在患者下腹听到母体血管杂音,胎心音清晰。阴道检查:宫颈位置高,腹部除可触及胎儿外,还可触及另一实性包块,实为子宫,较妊娠周数小,但有时不易触及。接近孕足月时,则患者有不规律宫缩,假临产表现,但宫颈条件不改善,宫颈口不扩张,经宫颈管不能触及胎儿先露部。

若胎儿死亡,妊娠反应消失,粘连的脏器及大网膜包裹死胎,软组织被吸收,仅遗留胎儿骨骼,形成石胎或干尸化,有可能被误诊为腹部包块。若继发感染,形成脓肿,胎儿骨骼有可能向腹壁、肠管、阴道、膀胱形成窦道排出体外。胎儿死亡后长期稽留体内,有可能引起凝血功能障碍。

若孕囊或胎盘种植引起大出血或母体脏器破裂,则出现剧烈腹痛、腹腔内出血、贫血、休克等症状。

五、诊断

腹腔妊娠符合上述的临床表现。另外,孕期反复或持续腹痛,多种方法引产失败,应警惕腹腔妊娠存在。结合辅助检查,有助于诊断。越早诊断,越有利于治疗及将危害减低。

B超是目前应用较为广泛的诊断腹腔妊娠的方法,可以较清晰地显示子宫大小、宫外孕囊、胎儿、胎盘及它们与腹腔周围脏器的关系,而且费用低,可以重复进行。约30%的术前诊断由B超诊断,但是仍有较高漏诊率。建议早孕期使用阴道B超,因子宫后倾、肥胖、腹部瘢痕可能影响经腹B超的准确性。阴道B超分辨率高,距离近,可以更清晰地显示宫内内容物和其与宫颈/阴道的关系。

B超显示:①子宫均匀增大,宫腔回声呈线条状,居中,无孕囊或胎体的反射。②羊水无回声区,液性暗区接近体表,若宫内放置一探条更有助于诊断。③胎儿发育受限,胎位异常,伴有羊水过少,部分合并先天畸形。注意排除腹腔妊娠,另外正常妊娠患者一般无腹水,正常妊娠但合并腹水的患者也要注意。也有报道提出,由于腹腔妊娠诊断有一定的难度,但可根据其发生特点,在超声检查腹痛者时,除观察胎儿及附属物外,还应仔细扫查子宫轮廓,观察有无浆膜层中断,有剖宫产史者还应仔细观察其切口处情况。

腹部X线光片:未见正常增大的子宫及胎盘阴影,胎儿紧贴母体的脊柱部位。

MRI检查:目前诊断腹腔妊娠的新方法,无CT电离辐射影响。与B检查相比,MRI对软组织分辨率更高,不受母体结构中骨骼、脂肪、气体的影响,可以多方位成像,除了显示胎儿位于腹腔内增大的子宫外,还可见胎儿的脏器发育情况,有无畸形,胎盘的位置、血供、发育情况,以及与周围什么脏器粘连,可以准确评估子宫、胎儿、胎盘与盆腹腔脏器的关系,为明确诊断与制订手术方案提供依据。而且它可快速成像,让患者短时间内屏气则图像不受干扰,同时成像时间短,不受胎动的影响,但是在胎儿器官发生期使用仍需谨慎。另外,费用高昂及设备有限限制了它的应用。

有研究发现,腹腔妊娠患者的血清中甲胎蛋白升高。

六、鉴别诊断

(一)输卵管妊娠

输卵管妊娠同样有停经史、腹痛、阴道流血等表现,孕早期两者难以术前鉴别,多在术中发现。

(二)卵巢囊肿

一般胎儿死亡,粘连的脏器及大网膜包裹死胎,形成类似卵巢囊肿的包块,可手术探查时确诊。

七、治疗

对于腹腔妊娠的处理,没有绝对一致的意见,但原则上一旦确诊,应立即手术治疗终止妊娠。具体手术方式因孕期长短、胎盘情况而异。

(一)早孕期的处理

早期的腹腔妊娠妊娠组织物小,胎盘尚未形成,附着部位较容易止血,但附着部位具有多样化,处理方法与一般异位妊娠相似。以往手术方式多为开腹手术,但现在腹腔妊娠不再是腹腔镜的手术禁忌证,并且腹腔镜具有优势。腹腔镜可以将腹腔妊娠周围组织放大数倍,彻底清除残留的绒毛组织。创面出血采用双极电凝止血,尽可能地减少对周围组织的损伤。手术的关键是依据检查情况、孕周、孕囊或绒毛种植部位和面积等决定手术方式。有报道认为:

(1)如孕囊或绒毛种植面积小,仅种植在子宫后壁或阔韧带表面、宫骶韧带、大网膜上,而子宫动脉及卵巢未被波及,且能结扎止血,则可以行电凝切除法或内套圈套扎后切除法完整切除孕囊或绒毛(电凝法系电凝腹腔妊娠的基底部后,用腹腔镜组织剪沿电凝部位剪除腹腔妊娠;内套圈套扎后切除法系用腹腔镜内套圈沿腹腔妊娠的周围组织套扎,然后在套扎线以上 0.5 cm 处用腹腔镜组织剪除腹腔妊娠组织)。若创面渗血,则加用巴曲酶与生物纤维蛋白原喷涂在创面上止血,避免过度损伤腹腔妊娠覆着的组织。

(2)如孕囊或绒毛种植面积宽、种植部位特殊、无法被完全切除时,可适当在靠近孕囊或绒毛处行结扎后电凝切除,术后辅助化疗,以便杀灭残留的绒毛组织。

(3)若切除孕囊或绒毛可能引起大出血或被迫切除孕囊或绒毛附着器官时(例如肠管),则应慎重选择术式,必要时与腔镜外科合作完成相应器官的手术。

(二)中期腹腔妊娠(孕 12~28 周)处理

此期不考虑胎儿情况,一旦确诊尽快手术终止妊娠。

(三)晚期腹腔妊娠处理

(1)孕 28~34 周胎儿存活者,若无腹痛及其他不适,胎儿发育良好,无明显畸形,胎盘位于下腹部,一般情况良好,如患者及家属强烈要求保留胎儿,充分知情同意,有在医院内严密监护及随时手术、输血的医疗条件,可适当延长孕周,促胎肺成熟后终止妊娠,可改善新生儿预后。但期待治疗对母胎有风险,胎儿突然死亡以及腹腔大出血概率增加。

(2)孕周大于 34 周胎儿存活者,尽快剖腹取胎。术前必须准备充足的血源,开放中心静脉,取纵切口,手术前请相关科室会诊,评估手术风险。若条件不足,应转上级医院处理。未娩出胎儿前尽量避免触动胎盘导致大出血。

中晚期腹腔妊娠的手术治疗的关键是对胎盘的处理,必须根据胎盘种植部位、胎儿是否死亡及死亡时间长短来个体化决定。注意切除胎盘有可能引起大出血、脏器穿孔而被迫切除胎盘附着器官,尤其胎盘长入脏器中或者广泛影响脏器无法切除时,有可能导致患者休克甚至死亡。如果胎盘种植面积小,仅种植于子宫后壁、输卵管、阔韧带或大网膜等表面,子宫动脉及卵巢未被波及,且能结扎止血,则可以考虑一期切除胎盘。若胎盘附着于腹膜、肠系膜等血管丰富处,胎儿存活或死亡不久(<4 周),则不能触动胎盘,在紧贴胎盘处结扎,切断脐带取出胎儿,将胎盘留在腹腔内,约需半年逐渐自行吸收。若术中发现胎儿死亡已久,胎盘循环停止,胎盘与腹腔脏器粘连不牢固,则可以尝试剥离胎盘,有困难时,仍建议将胎盘留于腹腔内,一般不做胎盘部分切除,以免造成严重失血性休克。若术中发现胎盘已经部分剥离,出血多,此时无论保留或剥离胎盘都有困难,压迫止血是唯一选择。对于胎盘已有剥离的腹腔妊娠,如果胎盘面积小,应迅速取出胎盘,立即压迫出血部位,出血可能会减少。而对于胎盘较大的腹腔妊娠,一般保留胎盘。

术中保留胎盘者,术后发生腹腔感染、肠梗阻、迟发性的出血以及凝血功能障碍等并发症的概率增加。

目前,对腹腔妊娠术中保留胎盘者,多数研究者建议术后使用甲氨蝶呤治疗,但仍存争议。甲氨蝶呤可以破坏滋养细胞,减少胎盘血供和促进胎盘吸收,但也有研究者认为使用甲氨蝶呤后可以导致胎盘大面积坏死,可能成为细菌的良好培养基而诱发严重腹腔感染甚至脓毒血症,导致患者死亡,而选择不使用甲氨蝶呤待胎盘自行吸收萎缩。

保留胎盘术后行预防感染治疗,定期复查血 HCG 水平、血常规及凝血功能,注意体温、腹部体征,并动态 B 超监测,及时发现异常。若胎盘未吸收而发生感染、肠梗阻、迟发性的出血等,则再度剖腹探查,酌情切除胎盘或做引流处理。

围生儿预后:围生儿先天畸形率高,常见畸形包括面部两侧不对称、斜颈、肘或膝蹼化关节变形、肺发育不全,为羊水过少、长期压迫所致。

八、预防

对公众进行性传播疾病危害的教育,严格规范辅助生育技术的使用,有助于降低其发生率。

(王玲玲)

第六节　羊水量异常

正常妊娠时,羊水的产生与吸收处于动态平衡,正常情况下,羊水量从孕 16 周时的 200 mL 逐渐增加至 34~35 周时 980 mL,以后羊水量又逐渐减少,至孕 40 周时约为 800 mL,到妊娠 42 周时减少为 540 mL。任何引起羊水产生与吸收失衡的因素均可造成羊水过多或过少的病理状态。

一、羊水过多

妊娠期间,羊水量超过 2 000 mL 称羊水过多,发生率为 0.9%~1.7%。

羊水过多可分为急性和慢性两种,孕妇在妊娠中晚期时,羊水量超过 2 000 mL,但羊水量增加缓慢,数周内形成羊水过多,往往症状轻微,称慢性羊水过多;若羊水在数日内迅速增加而使子宫明显膨胀,并且压迫症状严重,称为急性羊水过多。

（一）病因

羊水过多的病因复杂,部分羊水过多发生的原因是可以解释的,但是大部分病因尚不明了,根据希尔(Hill)等报道,约有 2/3 羊水过多为特发性,已知病因可能与胎儿畸形、妊娠合并症、并发症有关。

1.胎儿畸形

胎儿畸形是引起羊水过多的主要原因。羊水过多孕妇中,18%～40%合并胎儿畸形。羊水过多伴有以下高危因素时,胎儿畸形率明显升高:①胎儿发育迟缓;②早产;③发病早,特别是发生在 32 周之前;④无法用其他高危因素解释。

(1)神经管畸形:最常见,约占羊水过多畸形的 50%,其中主要为开放性神经管畸形。当发生无脑儿、显性脊柱裂时,脑脊膜暴露,脉络膜组织增生,渗出增加,中枢性吞咽障碍加上抗利尿激素缺乏等,使羊水形成过多,回流减少,导致羊水过多。

(2)消化系统畸形:主要是消化道闭锁,如食管、十二指肠闭锁,使胎儿吞咽羊水存在障碍,引起羊水过多。

(3)腹壁缺损:腹壁缺损导致脐膨出、内脏外翻,使腹腔与羊膜腔之间仅有菲薄的腹膜,导致胎儿体液外渗,从而发生羊水过多。

(4)膈疝:膈肌缺损导致腹腔内容物进入胸腔,使肺和食道发育受阻,胎儿吞咽和吸入羊水减少,导致羊水过多。

(5)遗传性假性低醛固酮症(pseudohypoaldosteronism,PHA):这是一种先天性低钠综合征,胎儿对醛固酮的敏感性降低,导致低钠血症、高钾血症、脱水、胎尿增加、胎儿发育迟缓等症状,往往伴有羊水过多。

(6)VATER 先天缺陷:VATER 是一组先天缺陷,包括脊椎缺陷(V)、肛门闭锁(A)、气管食管瘘(T)、食管闭锁(E)、桡骨远端发育不良(R),常常同时伴有羊水过多。

2.胎儿染色体异常

18-三体、21-三体、13-三体胎儿可出现胎儿吞咽羊水障碍,引起羊水过多。

3.双胎异常

约 10%的双胎妊娠合并羊水过多,是单胎妊娠的 10 倍以上。发生单卵单绒毛膜双羊膜囊时,两个胎盘动静脉吻合,易并发双胎输血综合征,受血儿循环血量增多、胎儿尿量增加,引起羊水过多。另外,双胎妊娠中一胎为无心脏畸形者必有羊水过多。

4.妊娠期糖尿病或糖尿病合并妊娠

羊水过多合并糖尿病者较多,占 10%～25%。母体高血糖致胎儿血糖增高,产生渗透性利尿,以及胎盘胎膜渗出增加均可导致羊水过多。

5.胎儿水肿

羊水过多与胎儿免疫性水肿(母儿血型不合溶血)及非免疫性水肿(多由宫内感染引起)有关。

6.胎盘因素

胎盘增大,胎盘催乳素分泌增加,可能导致羊水量增加。胎盘绒毛血管瘤是胎盘常见的良性肿瘤,往往也伴有羊水过多。

7.特发性羊水过多

特发性羊水过多约占30％,不合并孕妇、胎儿及胎盘异常,原因不明。

(二)对母儿的影响

1.对孕妇的影响

急性羊水过多引起明显的压迫症状,妊娠期高血压疾病的发病风险明显增加,是正常妊娠的3倍。由于子宫肌纤维伸展过度,可致宫缩乏力、产程延长及产后出血增加;若突然破膜可使宫腔内压力骤然降低,导致胎盘早剥、休克;此外,并发胎膜早破、早产的可能性增加。

2.对胎儿的影响

羊水过多常并发胎位异常、脐带脱垂、胎儿窘迫及由早产引起的新生儿发育不成熟,加上羊水过多常合并胎儿畸形,故羊水过多者围生儿病死率明显增高,约为正常妊娠的7倍。

(三)临床表现

临床症状与羊水过多有关,主要是增大的子宫压迫邻近的脏器产生的压迫症状,羊水越多,症状越明显。

1.急性羊水过多

急性羊水过多多在妊娠20～24周发病,羊水骤然增多,数日内子宫明显增大,产生一系列压迫症状。患者感腹部胀痛、腰酸、行动不便,因横膈抬高引起呼吸困难,甚至发绀,不能平卧。子宫压迫下腔静脉,血液回流受阻,下腹部、外阴、下肢严重水肿。检查可见腹部高度膨隆、皮肤张力大、变薄,腹壁下静脉扩张,可伴外阴部静脉曲张及水肿;子宫大于正常妊娠月份子宫的大小、张力大,胎位检查不清,胎心音遥远或听不清。

2.慢性羊水过多

慢性羊水过多常发生在妊娠28～32周。羊水在数周内缓慢增多,出现较轻微的压迫症状或无症状,仅腹部增大较快。检查见子宫张力大、子宫大小超过停经月份,液体震颤感明显,胎位尚可查清或不清,胎心音较遥远或听不清。

(四)诊断

根据临床症状及体征诊断并不困难,但常需采用下列辅助检查估计羊水量及羊水过多的原因。

1.B型超声检查

B型超声检查为羊水过多的主要辅助检查方法。目前有两种临床广泛应用的标准:一种是以脐横线与腹白线为标志,将腹部分为四个象限,各象限最大羊水暗区垂直径之和为羊水指数(amniotic fluid index,AFI);另一种是以羊水最大深度(maximum vertical pocket depth,MVP或amniotic fluid volume,AFV)为诊断标准。国外有研究者以羊水指数大于18 cm诊断为羊水过多;也有研究者以羊水最大深度为诊断标准,目前均已得到国内外的公认。MVP 8～11 cm为轻度羊水过多,12～15 cm为中度羊水过多,大于等于16 cm为重度羊水过多。B型超声检查还可了解有无胎儿结构畸形,如无脑儿、显性脊柱裂、胎儿水肿及双胎等。

2.其他

(1)羊水甲胎蛋白测定:发生开放性神经管缺陷时,羊水中AFP明显增高,超过同期正常妊娠平均值加3个标准差。

(2)孕妇血糖检查:尤其慢性羊水过多者,应排除糖尿病。

(3)孕妇血型检查:如胎儿水肿者应检查孕妇Rh、ABO血型,排除母儿血型不合溶血引起的胎儿水肿。

(4)胎儿染色体检查:羊水细胞培养或采集胎儿血培养做染色体核型分析,或应用染色体探针对羊水或胎儿血间期细胞真核直接原位杂交,了解是否有染色体数目、结构异常。

(五)处理

处理方式主要根据胎儿有无畸形、孕周及孕妇压迫症状的严重程度而定。

1.羊水过多合并胎儿畸形

一旦确诊胎儿畸形、染色体异常,应及时终止妊娠,通常采用人工破膜引产。破膜时需注意如下几点。

(1)高位破膜,即以管状的高位破膜器沿宫颈管与胎膜之间上行 15 cm,刺破胎膜,使羊水缓慢流出,宫腔内压逐渐降低,在流出适量羊水后,取出高位破膜器,然后静脉滴注缩宫素引产。若无高位破膜器,或为安全考虑,亦可经腹穿刺放液,待宫腔内压降低后再行依沙吖啶引产。亦可选用各种前列腺素制剂引产,一般在 24~48 小时内娩出。尽量让羊水缓慢流出,避免宫腔内压突然降低而引起胎盘早剥。

(2)羊水流出后腹部置沙袋维持腹压,以防休克。

(3)手术操作过程中,需严密监测孕妇血压、心率变化。

(4)注意阴道流血及宫高变化,以尽早发现胎盘早剥。

2.羊水过多合并正常胎儿

对孕周不足 37 周,胎肺不成熟者,应尽可能延长孕周。

(1)一般治疗:低盐饮食、减少孕妇饮水量;卧床休息,取左侧卧位,改善子宫胎盘循环,预防早产;每周复查羊水指数及胎儿生长情况。

(2)羊膜穿刺减压:对压迫症状严重,孕周小、胎肺不成熟者,可考虑经腹羊膜穿刺放液,以缓解症状,延长孕周。放液时应注意:①避开胎盘部位穿刺;②放液速度应缓慢,每小时不超过500 mL,一次放液不超过 1 500 mL,以孕妇症状缓解为度,放出羊水过多可引起早产;③有条件者应在 B 型超声监测下进行;④密切注意孕妇血压、心率、呼吸变化;⑤严格消毒,防止感染,酌情用镇静药预防早产;⑥放液后 3~4 周,如压迫症状重,可重复放液以减低宫腔内压力。

(3)前列腺素合成酶抑制剂治疗:常用吲哚美辛,其作用机制是抑制利尿作用,期望能抑制胎儿排尿,减少羊水量。常用剂量:吲哚美辛 2.2~2.4 mg/(kg·d),分 3 次口服。应用过程中应密切随访羊水量(每周测 2 次 AFI)、胎儿超声心动图(用药后 24 小时测一次,此后每周测一次),吲哚美辛的最大问题是可使动脉导管狭窄或提前关闭,主要发生在 32 周以后,所以应限于在 32 周以前应用,同时加强超声多普勒检测。一旦出现动脉导管狭窄应立即停药。

(4)病因治疗:若为妊娠期糖尿病或糖尿病合并妊娠,需控制孕妇过高的血糖;若为母儿血型不合溶血,胎儿尚未成熟,而 B 型超声检查发现胎儿水肿,或脐血显示 Hb 小于 60 g/L,应考虑胎儿宫内输血。

(5)分娩期处理:自然临产后,应尽早人工破膜,除前述注意事项外,还应注意防止脐带脱垂。若破膜后宫缩仍乏力,可给予低浓度缩宫素静脉滴注,增强宫缩,密切观察产程进展。胎儿娩出后应及时应用宫缩剂,预防产后出血。

二、羊水过少

妊娠晚期羊水量少于 300 mL 者称羊水过少,发生率为 0.5%～5.5%,较常见于足月妊娠。羊水过少出现越早,围产儿的预后越差,因其对围生儿预后有明显的不良影响,近年受到越来越多的重视。

(一)病因

羊水过少的病因目前尚未完全清楚。许多产科高危因素与羊水过少有关,可分为胎儿因素、胎盘因素、孕妇因素和药物因素四大类。另外,尚有许多羊水过少不能用以上的因素解释,称为特发性羊水过少。

1.胎儿缺氧

胎儿发生缺氧和酸中毒时,心率和心排血量下降,胎儿体内的血液重新分布,心、脑、肾上腺等重要脏器血管扩张,血流量增加;肾脏、四肢、皮肤等外周脏器的血管收缩,血流量减少,进一步导致尿量减少。妊娠晚期胎尿是羊水的主要来源,胎儿长期的慢性缺氧可导致羊水过少。所以羊水过少可以看作胎儿在宫内缺氧的早期表现。

2.孕妇血容量改变

现有研究发现,羊水量与母体血浆量之间有很好的相关性,如母体低血容量则可出现羊水量过少,反之亦然。如孕妇脱水,导致血容量不足、血浆渗透压增高等,可使胎儿血浆渗透压相应增高,导致胎盘吸收羊水增加,同时胎儿肾小管重吸收水分增加,尿形成减少。

3.胎儿畸形及发育不全

羊水过少较常合并胎儿先天性发育畸形,但以先天性泌尿系统异常最常见。

(1)先天性泌尿系统异常:先天性肾缺如,又名波特(Potter)综合征,是以胎儿双侧肾缺如为主要特征的综合征,包括肺发育不良和特殊的 Potter 面容,发生率为 1:(2 500～3 000),原因至今不明。本病可在产前用 B 超诊断,显示未见肾形成。尿路梗阻亦可发生羊水过少,如输尿管梗阻、狭窄、尿道闭锁及先天性肾发育不全。肾小管发育不全(renal tubular dysgenesis,RTD)是一种以新生儿肾衰竭为特征的疾病,肾脏的外形大体正常,但行组织学检查可见近端肾小管缩短及发育不全,常发生于有先天性家族史、双胎输血综合征及摄入血管紧张素转换酶抑制剂者。这些疾病因胎儿无尿液生成或生成的尿液不能排入羊膜腔致妊娠中期后严重羊水过少。

(2)其他畸形:并腿畸形、梨状腹综合征(prune belly syndrome,PBS)、隐眼-并指(趾)综合征、泄殖腔不发育或发育不良、染色体异常等均可同时伴有羊水过少。

4.胎膜早破

羊水外漏速度大于再产生速度,常出现继发性羊水过少。

5.药物影响

吲哚美辛是一种前列腺素合成酶抑制剂,并有抗利尿作用,可以应用于治疗羊水过多,但若使用时间过久,除可以发生动脉导管提前关闭外,还可以发生羊水过少。另外,应用血管紧张素转换酶抑制剂也可导致胎儿低张力、无尿、羊水过少、生长受限、肺发育不良及肾小管发育不良等不良反应。

(二)对母儿的影响

1.对胎儿的影响

羊水过少是胎儿危险的重要信号,围生儿发病率和病死率明显增高。与正常妊娠相比,轻度羊水过少围生儿病死率增高 13 倍,而重度羊水过少围生儿病死率增高 47 倍,主要死因是胎儿缺氧及畸形。妊娠中期重度羊水过少的胎儿畸形率很高,可达 50.7%。其中,先天性肾缺如所致的羊水过少可引起典型 Potter 综合征(胎肺发育不良、扁平鼻、耳大位置低、肾及输尿管不发育、铲形手、弓形腿等),病死率极高。而妊娠晚期羊水过少,常为胎盘功能不良及慢性胎儿宫内缺氧所致。羊水过少又可引起脐带受压,加重胎儿缺氧。约 1/3 羊水过少的新生儿、1/4 羊水过少的胎儿发生酸中毒。

2.对孕妇的影响

孕妇手术产概率增加。

(三)诊断

1.临床表现

胎盘功能不良者常有胎动减少,胎膜早破者有阴道流液。腹部检查:宫高、腹围较小,胎儿宫内生长受限者尤为明显,有子宫紧裹胎儿感。临产后阴道检查时发现前羊水囊不明显,胎膜与胎儿先露部紧贴。人工破膜时发现羊水极少。

2.辅助检查

(1)B 型超声检查是羊水过少的主要辅助诊断方法。妊娠晚期最大羊水池深度小于等于 2 cm,或羊水指数小于等于 5 cm,可诊断羊水过少;羊水指数小于 8 cm 为可疑羊水过少。妊娠中期发现羊水过少时,应排除胎儿畸形。B 型超声检查对先天性肾缺如、尿路梗阻、胎儿宫内生长受限有较高的诊断价值。

(2)羊水直接测量:破膜后,直接测量羊水,总羊水量小于 300 mL 可诊断为羊水过少。

(3)其他检查:妊娠晚期发现羊水过少,应结合胎儿生物物理评分、胎儿电子监护仪检查、尿雌三醇和胎盘生乳素检测等,了解胎盘功能及评价胎儿宫内安危,及早发现胎儿宫内缺氧。

(四)治疗

根据导致羊水过少的不同的病因,结合孕周,采取不同的治疗方案。

1.终止妊娠

对确诊胎儿畸形,或胎儿已成熟、胎盘功能严重不良者,应立即终止妊娠。对胎儿畸形者,常采用羊膜腔内注射依沙吖啶的方法引产;对妊娠足月合并严重胎盘功能不良或胎儿窘迫,估计短时间内不能经阴道分娩者,应行剖宫产术;对胎儿贮备力尚好,宫颈成熟者,可在密切监护下破膜,行缩宫素引产。产程中连续监测胎心变化,观察羊水性状。

2.补充羊水期待治疗

对胎肺不成熟,无明显胎儿畸形者,可行羊膜腔输液补充羊水,尽量延长孕周。

(1)常在中期妊娠羊水过少时采用经腹羊膜腔输液,主要有两个目的:①帮助诊断,羊膜腔内输入少量生理盐水,可使 B 型超声扫描清晰度大大提高,有利于胎儿畸形的诊断;②预防胎肺发育不良,羊水过少时,羊膜腔压力低下(≤1 mmHg),肺泡与羊膜腔的压力梯度增加,导致肺内液大量外流,使肺发育受损。羊膜腔内输液,使其压力轻度增加,有利于胎肺发育。具体方法:常规消毒腹部皮肤,在 B 型超声引导下避开胎盘行羊膜穿刺,以 10 mL/min 速度输入 37 ℃的 0.9%氯化钠液 200 mL 左右,若未发现明显胎儿畸形,应用宫缩抑制剂预防流产或早产。

(2)常在产程中或胎膜早破时采用经宫颈羊膜腔输液。经宫颈羊膜腔输液适合于羊水过少伴频繁胎心变异减速或羊水Ⅲ度粪染者。主要目的是缓解脐带受压,提高阴道安全分娩的可能性,以及稀释粪染的羊水,减少胎粪吸入综合征的发生。具体方法:常规消毒外阴、阴道,经宫颈放置宫腔压力导管进羊膜腔,输入加温至 37 ℃的 0.9%氯化钠液 300 mL,输液速度为 10 mL/min;如羊水指数达 8 cm,并解除胎心变异减速,则停止输液,否则再输 250 mL。若输液后 AFI 已大于等于 8 cm,但胎心减速不能改善,亦应停止输液,按胎儿窘迫处理。输液过程中 B 型超声监测 AFI、间断测量宫内压,可同时行胎心内监护,注意无菌操作。

（王玲玲）

第七节 胎膜早破

绒毛膜及羊膜在临产前破裂称为胎膜早破,是常见的分娩并发症。我国的流行病学研究表明,胎膜早破的发生率为 3.0%～21.9%,是早产及围产儿死亡的常见原因之一。

一、胎膜早破的原因

目前胎膜早破的病因尚不清楚,一般认为胎膜早破与下述因素有关。

（一）感染

妊娠期阴道内的致病菌并非都引起胎膜早破,其感染条件为菌量增加和局部防御能力低下。宫颈黏液中的溶菌酶、局部抗体等抗菌物质是局部防御屏障的首要环节,如其抗菌活性低下,则细菌易感染胎膜。研究表明,细菌感染和细胞因子参与前列腺素的合成,细菌感染后,胎膜变性、坏死、张力低下,各种细胞因子及多形核白细胞产生的溶酶体酶使绒毛膜、羊膜组织破坏,引起胎膜早破。

（二）胎膜异常

正常胎膜的绒毛膜与羊膜之间有一层较疏松的组织,二者之间有错动的余地,可增加胎膜的抗拉力及韧性,当两层膜之间的组织较致密时,可致胎膜早破;支撑组织弹性的成分是胶原蛋白和弹性蛋白,羊膜中缺乏弹性蛋白,其韧性主要由胶原蛋白决定,当构成胎膜的胶原结缔组织缺乏时,胎膜抗拉力下降;存在于人体中的颗粒性弹性蛋白酶和胰蛋白酶能选择性地分解胶原蛋白,使胎膜弹性降低,脆性增加,易发生胎膜早破。

（三）羊膜囊内压力不均或增大

胎位不正,头盆不称,臀位、横位及骨盆狭窄时,常因先露部不能与骨盆入口衔接,使羊膜囊内压力不均;羊水过多、双胎、过重的活动等各种原因造成的腹内压升高,可使宫腔内压力长时间或短暂升高,引起胎膜早破。

（四）宫颈病变

宫颈松弛可使前羊膜囊长时间受牵拉,张力增高,且容易受阴道内病原体的感染,导致羊膜早破,子宫颈的重度裂伤,瘢痕等可使胎膜所受压力及拉力不均,造成胎膜早破。

（五）创伤

腹部受外力撞击、摔倒、阴道检查或性交时,胎膜受外力作用,可发生破裂。

（六）其他

孕妇年龄较大、产次较多、营养不良时,胎膜也易发生破裂。

二、对孕产妇和胎儿的影响

若无头盆不称及胎位异常,且妊娠已足月,胎膜早破对母体及胎儿一般无不良影响,反而会有利于产程的进展。但如果母体妊娠未达足月,往往会出现严重的并发症。

(一)对孕产妇的影响

1.感染

子宫内膜有急性炎症时,肌层有细胞损伤,病变程度与破膜时间有关,而临床并非都有感染表现。破膜时间越长,感染发生率越高。

2.脐带脱垂

胎膜早破时,羊水流出的冲力可使脐带滑入阴道内,使脐带脱垂的发生率增高,尤其表现在未足月和胎头浮动的胎膜早破孕妇中,可严重威胁胎儿生命。

3.难产

胎膜早破是难产最早出现的一个并发症,因为胎膜早破常有胎位不正或头盆不称。羊水流尽时宫壁紧裹胎体,继发不协调宫缩或阻碍正常的分娩机转,使产程延长,手术率增加。

4.产后出血

胎膜早破时,产后出血的发生率升高。

(二)对胎儿的影响

1.早产

早产是胎膜早破的常见并发症。

2.胎儿窘迫

胎膜早破,羊水流出,宫缩直接作用于胎儿,压迫脐带,影响胎盘血液循环,导致胎膜破裂时间较长,出现绒毛膜炎时,组织缺氧均可造成胎儿窘迫。

3.臀位与围产儿死亡

越是早产,臀位发生率越高,围产儿死亡率亦越高。

4.新生儿感染

新生儿肺炎、败血症、硬肿症发生率升高,破膜时间越长,感染机会越大。

三、临床表现及诊断

(一)病史

孕妇可突感液体自阴道流出,并有阵发性或持续性阴道流液,时多时少,无其他不适。

(二)体检

肛查时触不到胎囊,上推胎头有羊水流出,即可诊断。但对需保守治疗者,应禁肛查和阴道检查,以减少感染机会。

(三)辅助检查

当胎膜破口较小或较高(高位破膜)时,破口被肢体压迫,往往阴道流液较少,且时有时无,肛查时仍有羊膜囊感觉,上推先露也无羊水流出增多。不易与尿失禁、宫颈黏液相鉴别,难以诊断时,可做如下特殊检查。

1.阴道酸碱度检查

常用 pH 值试纸检测阴道内的酸碱度。胎膜未破时阴道内环境为酸性(pH 值 4.5～5.5),破膜后羊水流入阴道,由于羊水呈碱性(pH 值 7～7.5),试纸变色,但尿液、血液、某些消毒液及肥皂水等都呈碱性,所以易造成检查的假阳性。

2.阴道窥器或羊膜镜检查

严格消毒下观察,胎膜早破时可见有液体自宫颈口流出或见阴道后穹隆有液池,或配合 pH 值试纸检查,其阳性率可达 95% 以上。

3.羊水内容物检查

吸取后穹隆液体,镜下观察胎膜早破时可找到胎脂、毳毛、胎儿上皮细胞等;液体涂片镜检可见羊齿植物状结晶,也可见少量十字状透明结晶;苏丹Ⅲ染色可将胎脂滴及羊膜细胞染成橘黄色,5% 的尼罗蓝染色可将胎儿上皮细胞染成橘黄色。

4.棉球吸羊水法

用消毒纱布将棉球裹成直径 4 cm 的球形,置于后穹隆,3 小时后取出。若挤出 2 mL 以上液体,pH 值大于 7,涂片镜检有羊水结晶,三项均阳性时诊断符合率为 100%。

5.早孕试条法

用无菌棉拭子从阴道后穹隆蘸取阴道液,将棉拭子全部浸湿后取出,投入盛有 1 mL 生理盐水的干净小试管中,用力振荡 1 分钟后,取其混合液。持早孕试条,将有标志线一端插入液体中,插入深度不超过标志线。3 分钟后取出平放,5 分钟内出现两条明显红色带者为阳性,即为胎膜早破。

6.其他

经上述步骤均不能确诊,可行下列检查:如流水数天,B 超检查可以发生羊水平段下降,同时可确定胎龄及胎盘定位;B 超羊水穿刺检查后,注射靛胭脂或亚甲蓝于羊膜腔内,在阴道外 1/3 处放纱布一块,如有蓝色液体污染纱布则可确诊;会阴放置消毒垫,观察 24 小时变化。

四、处理

(一)绝对卧床休息

取臀高位,抬高床脚 30°,防止脐带脱垂。放置外阴消毒垫,尽量避免肛诊,以减少感染发生的机会。

(二)注意听胎心音,加强胎心监护

未临产时每 2～4 小时听一次,每天试体温及数脉 3 次,注意有无感染迹象。

(三)破膜 12 小时未临产者

对于破膜 12 小时未临产者,给予抗生素预防感染。

(四)妊娠足月破水,24 小时未临产者

对于妊娠足月破水,24 小时未临产者,静脉滴注催产素引产。

(五)妊娠近足月者

对于妊娠近足月者,估计胎儿体重,如在 2 500 g 以上,测定胎肺成熟度(羊水泡沫试验或 L/S 试验),如提示胎肺成熟,则处理同足月妊娠。

(六)妊娠未足月者

对于妊娠未足月者,如孕周不足 35 周,胎肺不成熟,处理方式如下。

(1)体温正常,积极保胎。

(2)每天检查白细胞计数及分类,每周查 3 天,如正常改为每周查 2 次。

(3)给予抗生素预防感染,若用药 3 天后无感染迹象,可停药观察。

(4)如正式临产,宫口已开大 3 cm,不应继续保胎。羊水化验胎肺未成熟时,给产妇肌内注射地塞米松 6 mg,2 次/天,共 2 天。

(5)保胎过程中有感染表现时应及时终止妊娠。在临床上,对宫腔内感染的诊断可根据以下几项作出:①母体体温大于 38 ℃或是 37.5 ℃持续 12 小时以上。②羊水有味。③下腹部子宫壁压痛。④母体脉率大于等于 120 次/分,胎心率大于等于 160 次/分。⑤母体白细胞计数大于等于 15×10^9/L,或在有宫缩时大于等于 18×10^9/L。⑥母体血中 C 反应蛋白大于等于 0.02 g/L(2 mg/dL)。⑦血沉大于等于 50 mm,IgG、IgM 值异常上升。⑧羊水或胎儿血的培养阳性。⑨胎盘组织病理所见炎性反应阳性。

(七)终止妊娠

是否终止妊娠取决于对感染的控制,对胎儿成熟度的判定,分娩方式则与足月妊娠处理方法相同,原则是经阴道分娩。为了预防早产儿发生低氧血症、头颅产伤、颅内出血等,早产儿分娩以选择性剖宫产为宜,尤其是臀位早产儿更应首选此种方法。

胎膜早破者行剖宫产术时应注意:由于胎膜早破病例绝大多数都存在着绒毛膜羊膜炎,故行剖宫产术时应用碘伏涂宫腔,为避免病原体进入腹腔,术式应选择腹膜外剖宫产术,取胎儿前尽量吸尽羊水,以减少羊水栓塞的发生率。另外,胎膜早破多伴有胎位异常或早产,所以子宫壁切口两端应斜向上剪成弧形,以利胎头娩出。

由于早产时胎膜早破的发生率明显高于足月产,在处理时要考虑到立即分娩围产儿死亡率高,而保胎治疗又可增加羊膜腔及胎儿感染的危险性,因此其具体处理方法比较复杂,应予以重视。

妊娠达到或超过 36 周,按足月妊娠处理。妊娠 33～36 周胎膜早破,应促进胎儿肺成熟,如予以地塞米松可明显降低新生儿肺透明膜病的发生。

妊娠 28～33 周,若促胎儿肺成熟并等待 16～72 小时,虽然新生儿肺透明膜病的发生率降低,但是围生儿死亡率仍很高。若孕妇要求保胎,而无羊膜腔感染的证据,且羊水流出较慢、较少,无胎儿宫内窘迫的表现,则可行保守治疗,包括预防感染,促进胎儿生长及胎儿成熟。对于羊水偏少且要求保守治疗的孕妇,可经腹腔穿刺,于羊膜腔内注入生理盐水或平衡液,可减轻脐带受压,改善胎儿在宫腔内的环境,有利于胎儿的生长与成熟,但应注意严格无菌操作,防止感染发生。保守治疗过程中,应定期检查胎儿肺成熟度及胎儿的生长情况,若胎儿治疗后无明显增长或有羊膜腔感染可能时应终止妊娠。妊娠不足 28 周,估计胎儿体重不足 750 g 者应及时终止妊娠。

(王玲玲)

第八节　胎　盘　早　剥

妊娠 20 周以后或分娩期处于正常位置的胎盘在胎儿娩出前部分或全部从子宫壁剥离,称为胎盘早剥。胎盘早剥是妊娠晚期严重并发症,具有起病急、发展快的特点,若处理不及时可危及母儿生命。胎盘早剥的发病率:国外 1%～2%,国内 0.46%～2.1%。

一、病因

胎盘早剥发生的确切原因及发病机制尚不清楚,可能与下述因素有关。

(一)孕妇血管病变

孕妇患严重妊娠期高血压疾病、慢性高血压、慢性肾脏疾病或全身血管病变时,胎盘早剥的发生率增高。妊娠合并上述疾病时,底蜕膜螺旋小动脉痉挛或硬化,引起远端毛细血管变性坏死甚至破裂出血,血液流至底蜕膜层与胎盘之间形成胎盘后血肿,致使胎盘与子宫壁分离。

(二)机械性因素

外伤,尤其是腹部直接受到撞击或挤压;脐带过短(<30 cm)或脐带绕颈、绕体相对过短时,分娩过程中胎儿下降牵拉脐带造成胎盘剥离;羊膜穿刺时刺破前壁胎盘附着处,血管破裂出血引起胎盘剥离。

(三)宫腔内压力骤减

双胎妊娠分娩时,第一胎儿娩出过速;羊水过多时,人工破膜后羊水流出过快,均可使宫腔内压力骤减,子宫骤然收缩,胎盘与子宫壁发生错位剥离。

(四)子宫静脉压突然升高

妊娠晚期或临产后,孕妇长时间取仰卧位,巨大妊娠子宫压迫下腔静脉,回心血量减少,血压下降。此时子宫静脉淤血、静脉压增高、蜕膜静脉床淤血或破裂,形成胎盘后血肿,导致部分或全部胎盘剥离。

(五)其他高危因素

高龄孕妇、吸烟、可卡因滥用、孕妇代谢异常、孕妇有血栓形成倾向、子宫肌瘤(尤其是胎盘附着部位肌瘤)等与胎盘早剥发生有关。有胎盘早剥史的孕妇再次发生胎盘早剥的危险性比无胎盘早剥史者高10倍。

二、分类及病理变化

胎盘早剥的主要病理改变是底蜕膜出血并形成血肿,使胎盘从附着处分离。按病理类型,胎盘早剥可分为显性、隐性及混合性三种(图 6-1)。若底蜕膜出血量少,出血很快停止,多无明显的临床表现,仅在产后检查胎盘时发现胎盘母体面有凝血块及压迹。若底蜕膜继续出血,形成胎盘后血肿,胎盘剥离面随之扩大,血液冲开胎盘边缘并沿胎膜与子宫壁之间经颈管向外流出,称为显性剥离或外出血。若胎盘边缘仍附着于子宫壁或由于胎先露部定位于骨盆入口,使血液积聚于胎盘与子宫壁之间,称为隐性剥离或内出血。由于子宫内有妊娠产物存在,子宫肌不能有效收缩,以压迫破裂的血窦而止血,血液不能外流,胎盘后血肿越积越大,子宫底随之升高。当出血达到一定程度时,血液终会冲开胎盘边缘及胎膜外流,称为混合型出血。偶有出血穿破胎膜溢入羊水中成为血性羊水。

胎盘早剥发生内出血时,血液积聚于胎盘与子宫壁之间,随着胎盘后血肿压力的增加,血液浸入子宫肌层,引起肌纤维分离、断裂甚至变性,当血液渗透至子宫浆膜层时,子宫表面现紫蓝色瘀斑,称为子宫胎盘卒中,又称为库弗莱尔子宫。有时血液还可渗入输卵管系膜、卵巢生发上皮下、阔韧带内。由于子宫肌层血液浸润、收缩力减弱,会造成产后出血。

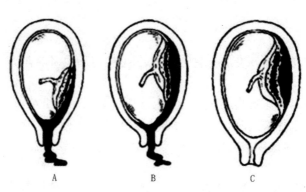

图 6-1　胎盘早剥类型

A.显性剥离；B.隐性剥离；C.混合性剥离

严重的胎盘早剥可以引发一系列病理生理改变，从剥离处的胎盘绒毛和蜕膜中释放大量组织凝血活酶，进入母体血液循环，激活凝血系统，导致弥散性血管内凝血（DIC），肺、肾等脏器的毛细血管内形成微血栓，造成脏器缺血和功能障碍。胎盘早剥持续时间越长，不断进入母血的促凝物质越多，激活纤维蛋白溶解系统，产生大量的纤维蛋白原降解产物（FDP），引起继发性纤溶亢进。发生胎盘早剥后，消耗大量凝血因子，并产生高浓度 FDP，最终导致凝血功能障碍。

三、临床表现

根据病情严重程度，谢尔（Sher）将胎盘早剥分为三度。

（一）Ⅰ度

Ⅰ度多见于分娩期，胎盘剥离面积小，患者常无腹痛或腹痛轻微，贫血体征不明显。腹部检查见子宫软，大小与妊娠周数相符，胎位清楚，胎心率正常。产后检查见胎盘母体面有凝血块及压迹即可诊断。

（二）Ⅱ度

胎盘剥离面为胎盘面积的 1/3，主要症状为突然发生持续性腹痛、腰酸或腰背痛，疼痛程度与胎盘后积血量成正比，无阴道流血或流血量不多，贫血程度与阴道流血量不相符。腹部检查见子宫大于妊娠周数，子宫底随胎盘后血肿增大而升高。胎盘附着处压痛明显（胎盘位于后壁则不明显），宫缩有间歇，胎位可扪及，胎儿存活。

（三）Ⅲ度

胎盘剥离面超过胎盘面积 1/2，临床表现较Ⅱ度重。患者可出现恶心、呕吐、面色苍白、四肢湿冷、脉搏细数、血压下降等休克症状，且休克程度大多与阴道流血量不成正比。腹部检查见子宫硬如板状，宫缩间歇时不能松弛，胎位扪不清，胎心消失。

四、处理原则

纠正休克、及时终止妊娠是处理胎盘早剥的原则。患者入院时，情况危重、处于休克状态，应积极补充血容量，及时输入新鲜血液，尽快改善患者状况。胎盘早剥一旦确诊，必须及时终止妊娠。终止妊娠的方法应根据胎次、早剥的严重程度、胎儿宫内状况及宫口开大等情况而定。此外，对并发症，如凝血功能障碍、产后出血和急性肾衰竭等进行紧急处理。

（王玲玲）

第九节 前 置 胎 盘

妊娠 28 周后,胎盘附着于子宫下段,甚至胎盘下缘到达或覆盖宫颈内口,其位置低于胎先露部,称为前置胎盘。前置胎盘是妊娠晚期严重并发症,也是妊娠晚期阴道流血最常见的原因。其发病率国外报道为 0.5%,国内报道为 0.24%～1.57%。

一、病因

前置胎盘的病因目前尚不清楚,高龄初产妇(年龄＞35 岁)、经产妇及多产妇,吸烟或吸毒妇女为高危人群,其病因可能与下述因素有关。

（一）子宫内膜病变或损伤

多次刮宫、分娩、子宫手术史等是前置胎盘的高危因素。上述情况可损伤子宫内膜,引起子宫内膜炎或萎缩性病变,再次受孕时子宫蜕膜血管形成不良、胎盘血供不足,刺激胎盘面积增大延伸到子宫下段。前次剖宫产手术瘢痕可妨碍胎盘在妊娠晚期向上迁移,增加前置胎盘的可能性。据统计,发生前置胎盘的孕妇,85%～95% 为经产妇。

（二）胎盘异常

双胎妊娠时胎盘面积过大,前置胎盘发生率较单胎妊娠高 1 倍;胎盘位置正常而副胎盘位于子宫下段接近宫颈内口;膜状胎盘大而薄,扩展到子宫下段,均可发生前置胎盘。

（三）受精卵滋养层发育迟缓

受精卵到达子宫腔后,滋养层尚未发育到可以着床的阶段,受精卵继续向下游走到达子宫下段,并在该处着床而发育成前置胎盘。

二、分类

根据胎盘下缘与宫颈内口的关系,将前置胎盘分为三类(图 6-2)。

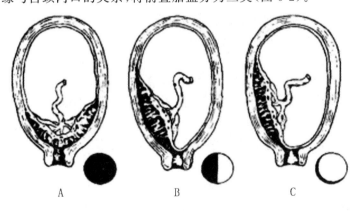

图 6-2 前置胎盘的类型
A.完全性前置胎盘;B.部分性前置胎盘;C.边缘性前置胎盘

(1)完全性前置胎盘又称中央性前置胎盘,胎盘组织完全覆盖宫颈内口。

(2)部分性前置胎盘指宫颈内口部分为胎盘组织所覆盖。

(3)边缘性前置胎盘附着于子宫下段,胎盘边缘到达宫颈内口,未覆盖宫颈内口。

胎盘位于子宫下段,与胎盘边缘极为接近,但未达到宫颈内口,称为低置胎盘。胎盘下缘与宫颈内口的关系可因宫颈管消失、宫口扩张而改变。前置胎盘类型可因诊断时期不同而改变,如临产前为完全性前置胎盘,临产后因口扩张而成为部分性前置胎盘。目前,临床上均依据处理前最后一次检查结果来决定其分类。

三、临床表现

(一)症状

前置胎盘的典型症状是妊娠晚期或临产时,发生无诱因、无痛性反复阴道流血。妊娠晚期子宫下段逐渐伸展,牵拉宫颈内口,宫颈管缩短;临产后规律宫缩使宫颈管"消失",成为软产道的一部分。宫颈外口扩张,附着于子宫下段及宫颈内口的胎盘前置部分不能相应伸展而与其附着处分离,血窦破裂出血。前置胎盘出血前无明显诱因,初次出血量一般不多,剥离处血液凝固后,出血自然停止;也有初次即发生致命性大出血而导致休克的。由于子宫下段不断伸展,前置胎盘出血常反复发生,出血量也越来越多。阴道流血发生的迟早、反复发生的次数、出血量多少与前置胎盘类型有关。完全性前置胎盘初次出血时间早,多在妊娠 28 周,称为警戒性出血。边缘性前置胎盘出血多发生于妊娠晚期或临产后,出血量较少。部分性前置胎盘的初次出血时间、出血量及反复出血次数,介于完全性与边缘性前置胎盘出血之间。

(二)体征

患者一般情况与出血量有关,大量出血的患者会呈现面色苍白、脉搏增快微弱、血压下降等休克表现。腹部检查:子宫软,无压痛,大小与妊娠周数相符。由于子宫下段有胎盘占据,影响胎先露部入盆,故胎先露高浮,易并发胎位异常。反复出血或一次出血量过多,使胎儿宫内缺氧,严重者胎死宫内。当前置胎盘附着于子宫前壁时,可在耻骨联合上方听到胎盘杂音。临产时检查见宫缩为阵发性,间歇期子宫完全松弛。

四、处理原则

处理原则是抑制宫缩、止血、纠正贫血和预防感染,根据阴道流血量、有无休克、妊娠周数、胎位、胎儿是否存活、是否临产及前置胎盘类型等综合做出决定。

(一)期待疗法

应在保证孕妇安全的前提下尽可能延长孕周,以提高围生儿存活率。期待疗法适用于妊娠小于 34 周、胎儿体重小于 2 000 g、胎儿存活、阴道流血量不多、一般情况良好的孕妇。

尽管国外有资料证明,前置胎盘孕妇住院与门诊治疗的妊娠结局并无明显差异,但我国仍应强调住院治疗。住院期间密切观察病情变化,为孕妇提供全面优质护理是期待疗法的关键措施。

(二)终止妊娠

1.终止妊娠指征

孕妇反复发生多量出血甚至休克,无论胎儿成熟与否,为了母亲的安全应终止妊娠;期待疗法中发生大出血,或出血量虽少,但胎龄达孕 36 周以上,胎儿成熟度检查提示胎儿肺成熟者;胎龄未达孕 36 周,出现胎儿窘迫征象,或胎儿电子监护发现胎心异常者;出血量多,危及胎儿者;胎儿已死亡或出现难以存活的畸形,如无脑儿。

2.剖宫产

剖宫产可在短时间内娩出胎儿,迅速结束分娩,对母儿相对安全,是处理前置胎盘的主要手段。剖宫产指征应包括:完全性前置胎盘,持续大量阴道流血;部分性和边缘性前置胎盘,出血量较多,先露高浮,短时间内不能结束分娩;胎心异常。术前应积极纠正贫血、预防感染等,备血,做好处理产后出血和抢救新生的准备。

3.阴道分娩

边缘性前置胎盘、枕先露、阴道流血不多、无头盆不称和胎位异常,估计在短时间内能结束分娩者,可予试产。

（王玲玲）

第十节　脐带异常

脐带是胎儿与母体进行物质和气体交换的唯一通道。若脐带发生异常(包括脐带过短、缠绕、打结、扭转及脱垂等),可使胎儿血供受限或受阻,导致胎儿窘迫,甚至死亡。

一、脐带长度异常

个体间,脐带的长度略有变化,足月时平均长度为 55～60 cm,特殊的脐带长度异常病例,长度最小者几乎为无脐带,最长为 300 cm,正常长度为 30～100 cm。脐带过长经常会出现脐带血管栓塞及脐带真结,同时脐带过长也容易出现脐带脱垂。脐带短于 30 cm 为脐带过短,妊娠期间脐带过短并无临床征象,进入产程后,由于胎先露部下降,脐带被拉紧,使胎儿血液循环受阻,出现胎儿窘迫或造成胎盘早剥和子宫内翻,也可引起产程延长。若临产后疑有脐带过短,应抬高床脚,改变体位并吸氧,胎心无改善者应尽快行剖宫产术。

动物实验以及人类自然分娩的研究似乎支持这样一个论点:脐带的长度及羊水的量和胎儿的运动呈正相关,并受其影响。米勒(Miler)等证实:当羊水过少造成胎儿活动受限或因胎儿肢体功能障碍导致活动减少时,会使得脐带的长度略微缩短。脐带过长似乎是胎儿运动时牵拉脐带以及脐带缠绕的结果。索内斯(Soernes)和巴克(Bakke)报道,臀位先露者脐带长度较头位者大约短 5 cm。

二、脐带缠绕

脐带围绕胎儿颈部、四肢或躯干,称为脐带缠绕。约 90％脐带缠绕为脐带绕颈,凯(Kan)及伊斯曼(Eastman)等研究发现脐带绕颈一周者居多,占分娩总数的 21％,而脐带绕颈三周的发生率为 0.2％。其发生原因和脐带过长、胎儿过小、羊水过多及胎动过频等有关。脐带绕颈一周需脐带 20 cm,对胎儿的影响与脐带缠绕松紧、缠绕周数及脐带长短有关。脐带缠绕可出现以下临床特点:①胎先露部下降受阻,由于脐带缠绕使脐带相对变短,影响胎先露部入盆,或可使产程延长或停滞。②胎儿宫内窘迫。当缠绕周数过多、过紧时或宫缩时,脐带受到牵拉,可使胎儿血液循环受阻,导致胎儿宫内窘迫。③胎心监护。胎心监护出现频繁的变异减速。④彩色超声多普勒检查:可在胎儿颈部找到脐带血流信号。⑤B 型超声检查。脐带缠绕处的皮肤有明显的压迹,脐带缠绕 1 周者为"U"形压迫,内含一小圆形衰减包块,并可见其中小短光条;脐带缠绕 2 周者,皮肤压迹为"W"形,其上含一带壳花生样衰减包块,内见小光条;脐带缠绕 3 周或 3 周以上者,皮肤压迹为锯齿状,其上为一条衰减带状回声。当产程中出现上述情况,应高度警惕脐带缠绕,尤其当胎心监护出现异常,经吸氧、改变体位不能缓解时,应及时终止妊娠。若临产前 B 型超声诊断脐带缠绕,应在分娩过程中加强监护,一旦出现胎儿宫内窘迫,应及时处理。值得庆幸的是,脐带绕颈不是胎儿死亡的主要原因。汉金斯(Hankins)等研究发现,脐带绕颈的胎儿与对照胎儿对比,出现更多的轻度或严重的胎心变异减速,他们的脐带血 pH 值也偏低,但是并没有发现新生儿病理性酸中毒。

三、脐带打结

脐带打结分为假结和真结两种。脐带假结是指脐静脉较脐动脉长,形成迂曲似结,或由于脐血管较脐带长,血管卷曲似结。假结一般不影响胎儿血液循环,对胎儿危害不大。脐带真结是由于脐带缠绕胎体,随后胎儿又穿过脐带套环而成真结,斯佩莱西(Spelacy)等研究发现,真结的发生率为1.1%。真结在单羊膜囊双胎中发生率更高。一旦真结影响胎儿血液循环,在妊娠过程中会出现胎儿宫内生长受限,真结过紧可造成胎儿血液循环受阻,严重者导致胎死宫内,多数在分娩后确诊。围生期伴发脐带真结的产妇,其胎儿死亡率为 6%。

四、脐带扭转

胎儿活动可使脐带顺其纵轴扭转成螺旋状,生理性扭转可达 6～11 周。若脐带过度扭转,呈绳索样,会使胎儿血液循环缓慢,导致胎儿宫内缺氧,严重者可致胎儿血液循环中断,造成胎死宫内。已有研究发现,脐带高度螺旋化与早产发生率的增加有关,妇女滥用可卡因与脐带高度螺旋化有关。

五、脐带附着异常

脐带通常附着于胎盘胎儿面的中心或其邻近部位。脐带附着在胎盘边缘者,称为球拍状胎盘,存在于 7% 的足月胎盘中。

脐带附着在胎膜上,脐带血管如船帆的缆绳般通过羊膜及绒毛膜之间进入胎盘,称为脐带帆状附着。因为脐带血管在距离胎盘边缘一定距离的胎膜上分离,它们与胎盘的接触部位仅靠羊膜的折叠包裹,如胎膜上的血管经宫颈内口位于胎先露前方,称为前置血管。在分娩过程中,脐带边缘附着一般不影响母体和胎儿生命,多在产后胎盘检查时才被发现。前置血管对于胎儿存在明显的潜在危险性,若前置血管发生破裂,胎儿血液外流,出血量达 200～300 mL 即可导致胎儿死亡。阴道检查可触及有搏动的血管。产前或产时任何阶段的出血都可能存在前置血管及胎儿血管破裂。若怀疑前置血管破裂,一个快速、敏感的方法是取流出的血液做涂片,找到有核红细胞或幼红细胞,并找到胎儿血红蛋白,即可确诊。因此,产前做 B 型超声检查时,应注意脐带和胎盘的附着关系。

六、脐带先露和脐带脱垂

胎膜未破时脐带位于胎先露部前方或一侧为脐带先露,也称隐性脐带脱垂。胎膜破裂后,脐带脱出于宫颈口外,降至阴道甚至外阴,称为脐带脱垂。脐带脱垂是一种严重威胁胎儿生命的并发症,须积极预防。

七、单脐动脉

正常脐带有两条脐动脉,一条脐静脉。如只有一条脐动脉,称为单脐动脉。布莱恩(Bryan)和科勒(Kohler)通过对 20 000 个病例的研究,发现 143 例婴儿为单脐动脉,发生率为 0.72%,单脐动脉婴儿重要器官畸形率为 18%,生长受限发生率为 34%,早产儿发生率为 17%。他们随后又发现在 90 例单脐动脉婴儿中,先前未认识的畸形有 10 例。梁(Leung)和罗布森(Robson)发现,合并糖尿病、癫痫、子痫前期、产前出血、羊水过少、羊水过多的孕妇,其新生儿中单脐动脉发生率相对较高。在自发性流产胎儿中更易发现单脐动脉。帕夫洛普洛斯(Pavlopoulos)等发现在这些胎儿中,肾发育不全、肢体短小畸形、空腔脏器闭锁畸形发生率增高,提示有血管因素参与其中。

(贾灵芝)

第十一节 胎儿畸形

广义的胎儿畸形指胎儿先天异常,包括胎儿各种结构畸形、功能缺陷、代谢以及行为发育的异常。胎儿畸形又细分为代谢障碍异常、组织发生障碍异常、先天畸形和先天变形。

狭义的胎儿畸形即胎儿先天畸形,是指由于内在的异常发育而引起的器官或身体某部位的形态学缺陷,又称为出生缺陷。

据美国 2006 年全球出生缺陷报告,全球每年大约有 790 万的出生缺陷儿出生,占出生总人口的 6%。已被确认的出生缺陷有 7 000 多种,其中全球前五位的常见严重出生缺陷占所有出生缺陷的 25%,依次为先天性心脏病(104 万)、神经管缺陷(32.4 万)、血红蛋白病(地中海贫血,30.8 万)、唐氏综合征(21.7 万)和葡萄糖-6-磷酸脱氢酶(G-6-PD)缺陷症(17.7 万)。我国每年有 20 万～30 万肉眼可见的先天畸形儿出生,加上出生后数月和数年才显现缺陷的儿童,先天残疾儿童总数高达 80 万～120 万,占每年出生人口总数的 4%～6%。据全国妇幼卫生监测办公室和中国出生缺陷监测中心调查,我国 2007 年排前五位的主要出生缺陷是先天性心脏病、多指(趾)、唇裂、神经管缺陷和脑积水。

一、病因

目前认为,胎儿畸形主要由遗传、环境因素,以及遗传和环境因素共同作用所致。遗传原因(包括染色体异常和基因遗传病)占 25%;环境因素(包括放射、感染、母体代谢失调、药物及环境化学物质等)占 10%;两种原因相互作用及原因不明占 65%。

(一)遗传因素

目前已经发现 5 000 多种遗传病,究其病因,主要分为单基因遗传病、多基因遗传病和染色体病。

单基因病是由一个或一对基因异常引起,可表现为单个畸形或多个畸形,按遗传方式分为常见常染色体显性遗传病[多指(趾)、并指(趾)、珠蛋白生成障碍性贫血、多发性家族性结肠息肉、多囊肾、先天性软骨发育不全、先天性成骨发育不全、视网膜母细胞瘤等]、常染色体隐性遗传病（白化病、苯丙酮尿症、半乳糖血症、黏多糖病、先天性肾上腺皮质增生症等）、X连锁显性遗传病（抗维生素D佝偻病、家族性遗传性肾炎等）和X连锁隐性遗传病（血友病、色盲、进行性肌营养不良等）。

多基因遗传病是由两对以上基因变化所致，通常仅表现为单个畸形。多基因遗传病的特点是基因之间没有显、隐性的区别，而是共显性，每个基因对表型的影响很小，称为微效基因，微效基因具有累加效应，常常是遗传因素与环境因素共同作用。常见多基因遗传病有先天性心脏病、小儿精神分裂症、家族性智力低下、脊柱裂、无脑儿、少年型糖尿病、先天性肥大性幽门狭窄、重度肌无力、先天性巨结肠、气道食管瘘、先天性腭裂、先天性髋脱位、先天性食管闭锁、马蹄内翻足、原发性癫痫、躁狂抑郁精神病、尿道下裂、先天性哮喘、睾丸下降不全、脑积水等。

染色体（包括常染色体和性染色体）数目或结构异常均可导致胎儿畸形，又称染色体病，如21-三体综合征、18-三体综合征、13-三体综合征、特纳（Turner）综合征等。

（二）环境因素

环境因素包括放射、感染、母体代谢失调、药物、化学物质、毒品等环境中可接触的物质。环境因素致畸与其剂量、临界作用，以及个体敏感性吸收、代谢、胎盘转运、接触程度等有关。20世纪40年代广岛长崎上空原子弹爆炸诱发胎儿畸形，50年代甲基汞污染水体引起先天性水俣病，以及60年代反应停在短期内诱发近万例海豹畸形以来，环境因素引起的先天性发育缺陷受到了医学界的高度重视。风疹病毒可引起胎儿先天性白内障、心脏异常，梅毒也可引起胎儿畸形。另外，环境因素常常参与多基因遗传病的发生。

二、胎儿畸形的发生易感期

在卵子受精后2周，孕卵着床前后，药物及周围环境毒物对胎儿的影响表现为"全"或"无"效应。"全"表示胚胎受损严重而死亡，最终流产；"无"指无影响或影响很小，可以经其他早期的胚胎细胞的完全分裂代偿受损细胞，胚胎继续发育，不出现异常。致畸高度敏感期在受精后3～8周，亦即停经后的5～10周，胎儿各部开始定向发育，主要器官均在此时期初步形成。如神经在受精后15～25天初步形成，心脏在20～40天，肢体在24～26天。该段时间内受到环境因素，特别是感染或药物影响，可能对将发育成特定器官的细胞发生伤害，胚胎停育或畸变。8周后进入胎儿阶段，致畸因素作用后仅表现为细胞生长异常或死亡，极少导致胎儿结构畸形。

三、常见胎儿畸形

（一）先天性心脏病

先天性心脏病由多基因遗传及环境因素综合导致，发病率为8‰，妊娠糖尿病孕妇胎儿患先天性心脏病的概率升高。环境因素中妊娠早期感染，特别是风疹病毒感染容易引起发病。

先天性心脏病种类繁多，有法洛四联症、室间隔缺损、左心室发育不良、大血管转位、心内膜垫缺损、埃布斯坦（Ebstein）畸形、心律失常等。由于医学超声技术水平的提高，绝大多数先天性心脏病可以在妊娠中期被发现。

1.法洛四联症

法洛四联症指胎儿心脏同时出现以下四种发育异常：室间隔缺损、右心室肥大、主动脉骑跨和肺动脉狭窄。法洛四联症占胎儿心脏畸形的6%～8%，属于致死性畸形，一旦确诊，建议终止妊娠。

2.室间隔缺损

室间隔缺损是最常见的先天性心脏病,占 20%～30%,可分为三种类型:①漏斗部缺损:又称圆锥间隔,室间隔的 1/3;②膜部室间隔缺损:面积甚小,直径不足 1.0 cm;③肌部间隔缺损:面积占 2/3。膜部间隔为缺损好发部位,肌部间隔缺损最少见。

各部分缺损又分若干亚型:①漏斗部缺损分干下型(缺损位于肺动脉瓣环下,主动脉右与左冠状瓣交界处之前),嵴上(内)型缺损(位于室上嵴之内或左上方);②膜部缺损分嵴下型(位于室上嵴右下方),单纯膜部缺损,隔瓣下缺损(位于三尖瓣隔叶左下方);③肌部缺损可发生在任何部位,可单发或多发。大部分室间隔缺损胎儿出生后需要手术修补。

3.左心室发育不良

左心室发育不良占胎儿心脏畸形的 2%～3%,左心室狭小,常合并有二尖瓣狭窄或闭锁、主动脉发育不良,属致死性心脏畸形。

4.大血管转位

大血管转位占胎儿心脏畸形的 4%～6%,发生于孕 4～5 周,表现为主动脉从右心室发出,肺动脉从左心室发出,属复杂先天畸形。出生后需要手术治疗。首选手术方式是动脉调转术,但因需冠状动脉移植、肺动脉瓣重建为主动脉瓣、血管转位时远段肺动脉扭曲、使用停循环技术等,术后随访发现患儿存在冠状动脉病变、主动脉瓣反流、神经发育缺陷、肺动脉狭窄等并发症。

5.心内膜垫缺损

心内膜垫缺损占胎儿心脏畸形的 5%,其中 60% 合并有其他染色体异常。心内膜垫是胚胎的结缔组织,参与形成心房间隔、心室间隔的膜部,以及二尖瓣和三尖瓣的瓣叶和腱索。心内膜垫缺损又称房室管畸形,主要病变是房室环上、下方心房和心室间隔组织部分缺失,且伴有不同程度的房室瓣畸形。出生后需手术治疗,合并染色体异常时,预后不良。

6.Ebstein 畸形

Ebstein 畸形占胎儿心脏畸形的 0.3%,属致死性心脏畸形。1866 年 Ebstein 首次报道,又名三尖瓣下移畸形。三尖瓣隔瓣和(或)后瓣偶尔连同前瓣下移,附着于近心尖的右室壁上,将右室分为房化右室和功能右室,异位的瓣膜绝大多数关闭不全,也可有狭窄。巨大的房化右室和严重的三尖瓣关闭不全影响患者心功能,有报道 48% 胎死宫内,35% 出生后虽经及时治疗仍死亡。

7.胎儿心律失常

胎儿心律失常占胎儿的 10%～20%,主要表现为期外收缩(70%～88%)、心动过速(10%～15%)和心动过缓(8%～12%)。胎儿超声心动图是产前检查胎儿心律失常的可靠的无创性影像技术,其应用有助于早期检出并指导心律失常胎儿的处理。大多数心律失常的胎儿预后良好,不需要特殊治疗,少部分合并胎儿畸形或出现胎儿水肿,则预后不良,可采用宫内药物(如地高辛)治疗,改善预后。

除上述胎儿心脏畸形外,还有永存动脉干、心室双流出道、心肌病、心脏肿瘤等。必须提出的是,心脏畸形常常不是单独存在,有的是某种遗传病的表现,需要排查。

(二)多指(趾)

临床上,多指(趾)分为三种类型:①单纯多余的软组织块或称浮指;②具有骨和关节正常成分的部分多指;③完全的多指。有 100 多种异常或遗传综合征合并有多指(趾)表现,预后也与是否合并有其他异常或遗传综合征有关。单纯多指(趾)具有家族遗传性,手术效果良好。目前国内很多医院没有将胎儿指(趾)形状和数量观察作为常规筛查项目。

（三）总唇裂

总唇裂包括唇裂和腭裂，发病率为1‰，再发危险为4％。父为患者，后代发生率3％；母为患者，后代发生率14％。单纯小唇裂患儿出生后手术修补效果良好，但严重唇裂患儿同时合并有腭裂时，影响哺乳。B型超声妊娠中期筛查有助诊断，但可能漏诊部分腭裂，新生儿预后与唇腭裂种类、部位、程度，以及是否合并有其他畸形或染色体异常有关。孕前3个月开始补充叶酸等多种维生素可减少唇腭裂的发生。

（四）神经管缺陷

神经管在胚胎发育的第4周之前闭合。孕早期叶酸缺乏可引起神经管关闭缺陷。神经管缺陷包括无脑儿、枕骨裂、露脑与脊椎裂，各地区的发病率差异较大，我国北方地区高达6‰～7‰，占胎儿畸形总数的40％～50％，而南方地区的发病率仅为1‰。

1.无脑儿

无脑儿颅骨与脑组织缺失，偶见脑组织残基，常伴肾上腺发育不良及羊水过多，属致死性胎儿畸形。孕妇血清甲胎蛋白异常升高，B型超声检查可以确诊，表现为颅骨不显像，双顶径无法测量。一旦确诊无脑儿，建议终止妊娠，即使妊娠足月，有约75％的可能在产程中死亡，其他则于产后数小时或数天死亡。无脑儿外观颅骨缺失、双眼暴突、颈短。

2.脊柱裂

脊柱裂是指由于先天性的椎管闭合不全，在脊柱的背或腹侧形成裂口，可伴或不伴有脊膜、神经成分突出的畸形，可分为囊性脊柱裂和隐性脊柱裂，前者根据膨出物与神经、脊髓组织的病理关系分为脊膜膨出、脊髓脊膜膨出和脊髓裂。囊性脊柱裂的患儿于出生后即可见脊椎后纵轴线上有囊性包块突起，呈圆形或椭圆形，大小不等，有的有细颈或蒂，有的基底部较大无颈。脊髓脊膜膨出均有不同程度神经系统症状和体征，患儿下肢无力或足畸形，大小便失禁或双下肢呈完全弛缓性瘫痪。脊髓裂生后即可看到脊髓外露，局部无包块，有脑脊液漏出，常并有严重神经功能障碍，不能存活。囊性脊柱裂几乎均须手术治疗。隐性脊柱裂为单纯骨性裂隙，常见于腰骶部第五腰椎和第一骶椎。病变区域皮肤大多正常，少数显示色素沉着、毛细血管扩张、皮肤凹陷、局部多毛现象。在婴幼儿时期无明显症状，长大以后可出现腰腿痛或排尿排便困难。

孕期孕妇血清甲胎蛋白（AFP）异常升高，B型超声排畸筛查可发现部分脊柱排列不规则或有不规则囊性物膨出，常伴有柠檬（lemon）征（双顶径测定断面的颅骨轮廓呈柠檬状）和香蕉（banana）征（小脑测定断面的小脑呈香蕉状）。孕前3个月起至孕后3个月补充叶酸，可有效预防脊柱裂发生。

（五）脑积水

脑积水与胎儿畸形、感染、遗传综合征、脑肿瘤等有关，最初表现为轻度脑室扩张，处于动态变化过程。单纯轻度脑室扩张无严重后果，但当脑脊液大量蓄积，引起颅压升高、脑室扩张、脑组织收缩压升高，颅腔体积增大、颅缝变宽、囟门增大时，则会引起胎儿神经系统后遗症，特别是合并其他畸形或遗传综合征时，则预后不良。孕期动态B型超声检查有助于诊断。对于严重脑室扩张伴有头围增大时，或合并有丹迪-沃克（Dandy-Walker）综合征等其他异常时，建议终止妊娠。

（六）唐氏综合征

唐氏综合征又称21-三体综合征或先天愚型，是最常见的染色体异常，发病率为1/800。根据染色体核型的不同，唐氏综合征分为三种类型，即单纯21-三体型、嵌合型和易位型。唐氏综合征的发生起源于卵子或精子发生的减数分裂过程中随机发生的染色体的不分离现象，导致

21号染色体多了一条,破坏了正常基因组遗传物质间的平衡,造成患儿智力低下,颅面部畸形及特殊面容,肌张力低下,多并发先天性心脏病,患者白血病的发病率增高,为普通人群的10～20倍。生活难以自理,患者预后一般较差,50％的患者于5岁前死亡。目前对唐氏综合征缺乏有效的治疗方法。

通过妊娠早、中期唐氏综合征母体血清学检测[早期妊娠相关蛋白(PAPP-A)、游离β-HCG,中期AFP、β-HCG和游离雌三醇(uE$_3$)等],结合B超检查,可检测出90％以上的唐氏综合征。对高风险胎儿,通过绒毛活检或羊水穿刺或脐血穿刺等技术做染色体核型分析可以确诊。一旦确诊,建议终止妊娠。

多数单纯21-三体型唐氏综合征患者的产生是配子形成中随机发生的,其父母多正常,没有家族史,与高龄密切相关。因此,即使夫妇双方均不是唐氏综合征患者,仍有可能怀有唐氏综合征的胎儿。易位型患者通常由父母遗传而来,父母一方为染色体平衡易位时,所生子女中,1/3正常,1/3为易位型患者,1/3为平衡易位型携带者。如果父母之一为21/21平衡易位携带者,其活婴全部为21/21易位型患者。

四、辅助检查

随着母胎医学的发展,现在很多胎儿畸形可以在产前发现或干预,采用的手段有以下几种。

(一)产科B超检查

除早期B超确定宫内妊娠、明确孕周、了解胚胎存活发育情况外,早期妊娠和中期妊娠遗传学超声筛查,可以发现70％以上的胎儿畸形。

(二)母体血清学筛查

母体血清学筛查可用于胎儿染色体病特别是唐氏综合征的筛查。早孕期检测PAPP-A和β-HCG,中孕期检测AFP、β-HCG和uE$_3$,是广泛应用的组合。母体血清学筛查的优点是无创伤性,缺点是只能提供风险率,不能确诊。

(三)侵入性检查

孕早期绒毛吸取术,孕中期羊膜腔穿刺术和孕中晚期脐带穿刺术可以直接取样,进行胎儿细胞染色体诊断。

(四)胎儿镜

胎儿镜有创、直观,对发现胎儿外部畸形(包括一些B超不能发现的小畸形)优势明显,但胎儿高流失率阻碍其临床广泛应用。

(五)孕前及孕期母血TORCH检测

孕前及孕期母血TORCH检测有助于了解胎儿畸形的风险与病因。

(六)分子生物学技术

从孕妇外周血中富集胎儿来源的细胞或遗传物质,联合应用流式细胞仪、单克隆抗体技术、聚合酶链反应技术进行基因诊断,是胎儿遗传疾病产前诊断的发展方向。

五、预防和治疗

预防出生缺陷应实施三级预防。一级预防是通过健康教育、选择最佳生育时机、遗传咨询、孕前保健、合理营养、避免接触放射线和有毒有害物质、预防感染、谨慎用药、戒烟戒酒等孕前阶段综合干预,减少出生缺陷的发生。二级预防是通过孕期筛查和产前诊断识别胎儿严重先天缺陷,早期发现,早期干预,减少缺陷儿的出生。三级预防是指对新生儿疾病的早期筛查、早期诊断、及时治疗,避免或减轻致残,提高患儿生活质量和生存概率。

建立、健全围生期保健网,向社会广泛宣传优生知识,避免近亲婚配或严重的遗传病患者婚配,同时提倡适龄生育,加强遗传咨询和产前诊断,注意环境保护,减少各种环境致畸因素的危害,可有效地降低各种先天畸形儿的出生率。

对于无脑儿、严重脑积水、法洛四联症、唐氏综合征等致死性或严重畸形疾病,一经确诊应行引产术终止妊娠;对于有存活机会且能通过手术矫正的先天畸形,分娩后转有条件的儿科医院进一步诊治。对于宫内治疗胎儿畸形,国内外研究者有一些探索并取得了一些疗效,如双胎输血综合征的宫内激光治疗,胎儿心律失常的宫内药物治疗等。对于胎儿畸形的宫内外科治疗,争议较大,需要进一步研究探索。

(贾灵芝)

第十二节 胎儿窘迫

胎儿在宫内有缺氧征象,危及胎儿健康和生命,称为胎儿窘迫。胎儿窘迫是一种由于胎儿缺氧而表现的呼吸、循环功能不全综合征,是当前剖宫产的主要适应证之一。胎儿窘迫主要发生在临产过程,以第一产程末及第二产程多见,也可发生在妊娠后期,发病率各家报道不一,一般在10.0%～20.5%。产前及产时胎儿窘迫是围产儿死亡的主要原因。

一、病因

通过子宫胎盘循环,母体将氧输送给胎儿,CO_2从胎儿排入母体,在输送交换过程中某一环节出现障碍,均可引起胎儿窘迫。

(一)母体血氧含量不足

母体血氧含量不足:如产妇患严重心肺疾病或心肺功能不全、妊娠期高血压疾病、高热、重度贫血、失血性休克、仰卧位低血压综合征等,均可使母体血氧含量降低,影响对胎儿的供氧。导致胎儿缺氧的母体因素:①微小动脉供血不足,如妊娠期高血压疾病等。②红细胞携氧量不足,如重度贫血、一氧化碳中毒等。③急性失血,如前置胎盘、胎盘早剥等。④各种原因引起的休克与急性感染发热。⑤子宫胎盘血运受阻。⑥急产或不协调性子宫收缩乏力等。⑦缩宫素使用不当引起过强宫缩。⑧产程延长,特别是第二产程延长。⑨子宫过度膨胀,如羊水过多和多胎妊娠。⑩胎膜早破等。

(二)胎盘、脐带因素

脐带和胎盘是母体与胎儿间氧及营养物质的输送传递通道,其功能障碍必然影响胎儿获得所需氧及营养物质。常见胎盘功能低下:妊娠期高血压疾病、慢性肾炎、过期妊娠、胎盘发育障碍(过小或过大)、胎盘形状异常和胎盘感染、胎盘早剥等。常见脐带血运受阻:如脐带脱垂、脐带绕颈、脐带打结引起母儿间循环受阻。

(三)胎儿因素

严重的心血管疾病,呼吸系统疾病,胎儿畸形,母儿血型不合,胎儿宫内感染,颅内出血,颅脑损伤等。

二、病理生理

胎儿血氧降低、二氧化碳蓄积出现呼吸性酸中毒。初期通过自主神经反射,兴奋交感神经,肾上腺儿茶酚胺及皮质醇分泌增多,血压上升及心率加快。若继续缺氧,则转为兴奋迷走神经,胎心率减慢。缺氧继续发展,刺激肾上腺分泌增加,再次兴奋交感神经,胎心由慢变快,说明胎儿已处于代偿功能极限,提示为病情严重。无氧糖酵解增加,导致丙酮酸、乳酸等有机酸增加,转为代谢性酸中毒,胎儿血 pH 值下降,细胞膜通透性加大,胎儿血钾增加,胎儿在宫内呼吸运动加强,导致吸入混有胎粪的羊水,出生后延续为新生儿窒息及吸入性肺炎。肠蠕动亢进,肛门括约肌松弛,胎粪排出。若在孕期慢性缺氧情况下,可出现胎儿发育及营养不正常,形成胎儿宫内发育迟缓,临产后易发生进一步缺氧。

三、临床表现

根据胎儿窘迫发生速度,胎儿窘迫可分为急性胎儿窘迫及慢性胎儿窘迫两类。

（一）慢性胎儿窘迫

慢性胎儿窘迫多发生在妊娠末期,往往延续至临产并加重,其多因孕妇全身性疾病或妊娠期疾病引起胎盘功能不全或胎儿因素所致。临床上除可发现母体存在引起胎盘供血不足的疾病外,还会发生胎儿宫内发育受限。孕妇体重、宫高、腹围持续不长或增长很慢。

（二）急性胎儿窘迫

急性胎儿窘迫主要发生在分娩期,多因脐带因素（如脐带脱垂、脐带绕颈、脐带打结）、胎盘早剥、宫缩强且持续时间长、产妇低血压及休克引起。

四、诊断

根据病史、胎动变化以及有关检查可以做出诊断。

五、辅助检查

（一）胎心率变化

胎心率是了解胎儿是否正常的一个重要标志,胎心率的改变是急性胎儿窘迫最明显的临床征象。①胎心率大于 160 次/分,尤其是大于 180 次/分,为胎儿缺氧的初期表现（孕妇心率不快的情况下）。②随后胎心率减慢,胎心率小于 120 次/分,尤其是小于 100 次/分,为胎儿危险征。③胎心监护仪图像出现以下变化,应诊断为胎儿窘迫:出现频繁的晚期减速,多为胎盘功能不良。重度可变减速的出现,多为脐带血运受阻表现,若同时伴有晚期减速,表示胎儿缺氧严重,情况紧急。

（二）胎动计数

胎动减少是胎儿窘迫的一个重要指标,每天监测胎动可预知胎儿的安危。妊娠近足月时,胎动大于 20 次/24 小时。胎动消失后,胎心也会在 24 小时内消失。急性胎儿窘迫初期,表现为胎动过频,继而转弱及次数减少,直至消失,也应予以重视。

（三）胎心监护

首先进行无负荷试验（NST）,若 NST 无反应,需进一步行宫缩应激试验（CST）或催产素激惹试验(OCT),CST 或 OCT 阳性高度提示存在胎儿宫内窘迫。

（四）胎儿脐动脉血流测定

胎儿脐动脉血流速度波形测定是一项胎盘功能试验,对怀疑有慢性胎儿窘迫者可行此监测。收缩期最大血流速度与舒张末期血流速度的比值(S/D)表示胎儿胎盘循环的阻力情况,反映胎盘的血流灌注。脐动脉舒张期血流缺失或倒置,提示严重胎儿窘迫,应该立即终止妊娠。

（五）胎盘功能检查

测定血浆 E_3 并连续动态观察,若急骤减少 30%～40%,表示胎儿胎盘功能减退,胎儿可能存在慢性缺氧。

（六）生物物理象监测

在 NST 监测的基础上应用 B 型超声仪监测胎动、胎儿呼吸、胎儿张力及羊水量,综合评分了解胎儿在宫内的安危状况。曼宁(Manning)评分:10 分为正常,小于等于 8 分可能有缺氧,小于等于 6 分可疑有缺氧,小于等于 4 分可以有缺氧,小于等于 2 分为缺氧。

（七）羊水胎粪污染

胎儿缺氧会兴奋迷走神经,肠蠕动亢进,肛门括约肌松弛,胎粪排入羊水中,羊水呈绿色、黄绿色或浑浊棕黄色,即羊水Ⅰ度、Ⅱ度、Ⅲ度污染。破膜可直接观察羊水性状及粪染程度,未破膜经羊膜镜窥检,透过胎膜了解羊水性状。羊水Ⅰ度污染无肯定的临床意义;羊水Ⅱ度污染,胎心音好者,应密切监测胎心,不一定发生胎儿窘迫;羊水Ⅲ度污染,应及早结束分娩。

（八）胎儿头皮血测定

头皮血气测定应在电子胎心监护异常的基础上进行。头皮血 pH 值 7.20～7.24 为病理前期,可能存在胎儿窘迫,应立即进行宫内复苏,间隔 15 分钟复查血气值;pH 值 7.15～7.19 提示胎儿酸中毒及窘迫,应立即复查,如仍小于等于 7.19,除外母体酸中毒后应在 1 小时内结束分娩;pH 值小于 7.15 是严重胎儿窘迫的危险信号,须迅速结束分娩。

六、鉴别诊断

对于胎儿窘迫,主要是综合判断是否确实存在胎儿窘迫。

七、治疗

（一）慢性胎儿窘迫

慢性胎儿窘迫应针对病因处理,视孕周、有无胎儿畸形、胎儿成熟度和窘迫的严重程度决定处理方式。

(1)定期做产前检查者,若估计胎儿情况尚可,应嘱孕妇取侧卧位减少下腔静脉受压,增加回心血流量,使胎盘灌注量增加,改善胎儿血供应,延长孕周数。每天吸氧提高母血氧分压;静脉注射 50%葡萄糖 40 mL 加维生素 C 2 g,每天 2 次;根据情况做 NST 检查;每天胎动计数。

(2)情况难以改善:接近足月妊娠,估计在娩出后胎儿生存机会极大者,为减少宫缩对胎儿的影响,可考虑行剖宫产。如胎肺尚未成熟,可在分娩前 48 小时静脉注射地塞米松 10 mg 促进胎儿肺泡表面活性物质的合成,预防呼吸窘迫综合征的发生。如果孕周小,胎儿娩出后生存可能性小,应将情况向家属说明,做到家属的知情选择。

（二）急性胎儿窘迫

(1)若宫内窘迫达严重阶段,必须尽快结束分娩,其指征是:①胎心率低于 120 次/分或高于

180 次/分，伴羊水Ⅱ～Ⅲ度污染；②羊水Ⅲ度污染，B 型超声显示羊水池小于 2 cm；③持续胎心缓慢，达 100 次/分以下；④胎心监护反复出现晚期减速或出现重度可变减速，胎心 60 次/分以下，持续 60 秒以上；⑤胎心图基线变异消失伴晚期减速。

（2）积极寻找原因并排除，如心衰、呼吸困难、贫血、脐带脱垂等。改变体位左或右侧卧位，以改变胎儿与脐带的关系，增加子宫胎盘灌注量。①持续吸氧提高母体血氧含量，以提高胎儿的氧分压。静脉注射 50％葡萄糖 40 mL 加维生素 C 2 g。②宫颈尚未完全扩张，胎儿窘迫情况不严重，可吸氧、左侧卧位，观察 10 分钟，若胎心率变为正常，可继续观察。若因使用缩宫素导致宫缩过强，造成胎心率异常减缓，应立即停止滴注或用抑制宫缩的药物，继续观察胎心率是否能转为正常。若无显效，应行剖宫产术。施术前做好新生儿窒息的抢救准备。③宫口开全，胎先露已达坐骨棘平面以下 3 cm，吸氧同时尽快助产，经阴道娩出胎儿。

（贾灵芝）

第十三节 巨 大 胎 儿

巨大胎儿是一个描述胎儿过大的非常不精确的术语。国内外尚无统一的标准，有多种不同的阈值标准，如 3.8 kg、4 kg、4.5 kg、5.0 kg。1991 年，美国妇产科协会提出新生儿出生体重大于等于 4 500 g 者为巨大胎儿，我国以新生儿出生体重大于等于 4 000 g 为巨大胎儿。随着生活水平提高，人们更加重视孕期营养，巨大儿的出生率越来越高。上海市普陀区 1989 年巨大儿的发生率为 5.05％，1999 年增加到 8.62％。有研究者报道，山东地区 1995～1999 年巨大儿发生率为 7.46％。斯托特兰（Stotland）等报道美国 1995～1999 年巨大儿发生率为 13.6％。20 世纪 90 年代比 70 年代的巨大儿发生率增加了一倍。若产道、产力及胎位均正常，仅胎儿巨大，即可出现头盆不称而发生分娩困难，如肩难产。

一、高危因素

巨大胎儿是多种因素综合作用的结果，很难用单一的因素解释。临床资料表明，仅有 40％的巨大胎儿存在各种高危因素，其他 60％的巨大胎儿无明显的高危因素存在。根据威廉姆斯（Williams）产科学的描述，巨大胎儿常见的因素有糖尿病、父母肥胖（尤其是母亲肥胖）、经产妇、过期妊娠、男胎、上胎巨大儿、种族和环境等。

（一）孕妇糖尿病

孕妇糖尿病包括妊娠合并糖尿病和妊娠糖尿病，甚至糖耐量受损，巨大胎儿的发病率均明显升高。在胎盘功能正常的情况下，孕妇血糖升高，血糖通过胎盘进入胎儿血液循环，使胎儿的血糖浓度升高，刺激胎儿胰岛 β 细胞增生，导致胎儿胰岛素分泌反应性升高，胎儿高糖血症和高胰岛素血症，促进糖原、脂肪和蛋白质合成，使胎儿脂肪堆积，脏器增大，体重增加，故胎儿巨大。糖尿病孕妇巨大胎儿的发病率可达 26％，而正常孕妇中巨大胎儿的发生率仅为 5％。但是，并不是所有糖尿病孕妇的巨大胎儿的发病率升高。当糖尿病合并妊娠的怀特（White）分级在 B 级以上时，由于胎盘血管的硬化，胎盘功能降低，反而使胎儿生长受限的发病率升高。

（二）孕前肥胖及孕期体重增加过快

当孕妇孕前体重指数大于 $30~kg/m^2$、孕期营养过剩、孕期体重增加过快时，巨大胎儿发生率均明显升高。有研究者对 588 例体重大于 113.4 kg（250 磅）及 588 例体重不足 90.7 kg（200 磅）妇女的妊娠并发症进行比较，发现前者的妊娠糖尿病、巨大胎儿以及肩难产的发病率分别为 10％、24％和 5％，明显高于后者的 0.7％、7％和 0.6％。当孕妇体重大于 136 kg（300 磅）时，巨大胎儿的发生率高达 30％。可见孕妇肥胖与妊娠糖尿病、巨大胎儿和肩难产等均有密切的相关性。这可能与能量摄入大于能量消耗，导致孕妇和胎儿内分泌代谢平衡失调有关。

（三）经产妇

有资料报道，胎儿体重随分娩次数增加而增加，妊娠 5 次以上者胎儿平均体重增加 80～120 g。

（四）过期妊娠

过期妊娠与巨大胎儿有明显的相关性。孕晚期是胎儿生长发育最快时期，过期妊娠而胎盘功能正常者，子宫胎盘血供良好，持续供给胎儿营养物质和氧气，胎儿不断生长，以至孕期越长，胎儿体重越大，过期妊娠巨大胎儿的发生率是足月儿的 3～7 倍，肩难产的发生率比足月儿增加 2 倍。有研究者报道 41 周以上的巨大胎儿的发生率是 33.3％。也有研究者报道，孕 40～42 周时，巨大胎儿的发生率是 20％，而孕 42～42 周末时，发生率升高到 43％。

（五）孕妇年龄

高龄孕妇并发肥胖和糖尿病的机会增多，因此分娩巨大胎儿的可能性增大。Stotland 等报道，30～39 岁孕妇巨大儿发生率最高，为 15.3％；而 20 岁以下发生率最低，为 8.4％。

（六）上胎巨大胎儿

曾经分娩过超过 4 000 g 新生儿的妇女与无此病史的妇女相比，再次分娩超过 4 500 g 新生儿的概率增加 5～10 倍。

（七）羊水过多

巨大胎儿往往与羊水过多同时存在，两者的因果关系尚不清楚。

（八）遗传因素

遗传基因是决定胎儿生长的前提条件，它控制细胞的生长和组织分化，但详细机制还不清楚。遗传因素包括胎儿性别、种族及民族等。在所有有关巨大胎儿的资料中，都有男性胎儿发生率增加的报道，通常占 60％～65％。这是因为在妊娠晚期的每一孕周，男性胎儿的体重比相应的女性胎儿重 150 g。身材高大的父母其子女为巨大胎儿的发生率高；不同种族、不同民族巨大胎儿的发生率各不相同。有研究者报道，排除其他因素的影响，原为加拿大民族的巨大胎儿发生率明显高于加拿大籍的外民族人群的发生率。也有研究者报道，美国白种人巨大胎儿发生率为 16％，而非白种人（包括黑色人种、西班牙裔和亚裔）为 11％。

（九）环境因素

高原地区由于空气中氧分压低，巨大胎儿的发生率较平原地区低。

二、对母儿的影响

分娩困难是巨大胎儿主要的并发症。由于胎儿体积增大，胎头和胎肩是分娩困难的主要部位，难产率明显增高，带来母儿的一系列并发症。

（一）对母体的影响

有研究者报道，新生儿体重大于 3 500 g，母体并发症开始增加，且随出生体重增加而增加，在新生儿体重 4 000 g 时，肩难产和剖宫产率明显增加，4 500 g 时再次增加。其他并发症增加缓慢而平稳（图 6-3）。

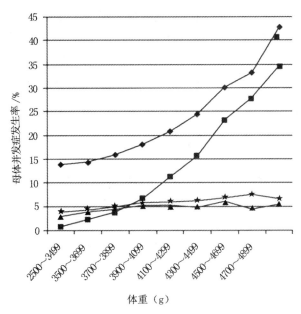

图 6-3 母体并发症与胎儿出生体重的关系

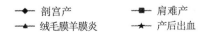

　　→◆— 剖宫产　　　　　　　→■— 肩难产
　　→▲— 绒毛膜羊膜炎　　　　→★— 产后出血

1.产程延长或停滞

由于巨大胎儿的胎头较大，孕妇的骨盆相对狭窄，头盆不称的发生率增加。胎头双顶径较大者，直至临产后胎头始终不入盆，若胎头搁置在骨盆入口平面以上，称为骑跨征阳性，表现为第一产程延长；若双顶径相对小于胸腹径，胎头下降受阻，易发生活跃期延长、停滞或第二产程延长。由于产程延长易导致继发性宫缩乏力；同时巨大胎儿的子宫容积较大，子宫肌纤维的张力较高，肌纤维的过度牵拉，易发生原发性宫缩乏力；宫缩乏力反过来又导致胎位异常、产程延长。巨大胎儿双肩径大于双顶径，尤其是糖尿病孕妇的胎儿，若经阴道分娩，易发生肩难产。

2.手术产发生率增加

巨大儿头盆不称的发生率增加，容易发生产程异常，因此手术产概率增加，剖宫产率增加。

3.软产道损伤

由于胎儿大，胎儿通过软产道时可造成宫颈、阴道、会阴裂伤，严重者可裂至阴道穹隆、子宫下段甚至盆壁，形成腹膜后血肿或阔韧带内血肿。如果未及时发现和处理梗阻性难产，可以导致子宫破裂。

4.尾骨骨折

由于胎儿大、头硬，当通过骨盆出口时，为克服阻力或阴道助产时可能发生尾骨骨折。

5.产后出血及感染

巨大胎儿子宫肌纤维过度牵拉,易发生产后宫缩乏力,或因软产道损伤引起产后出血,甚至出血性休克。上述各种因素造成产褥感染率增加。

6.生殖道瘘

由于产程长甚至滞产,胎儿头长时间压于阴道前壁、膀胱、尿道和耻骨联合之间,导致局部组织缺血坏死,形成尿瘘,或直肠受压坏死形成粪瘘,或因手术助产直接损伤导致生殖道瘘。

7.盆腔器官脱垂

产后可因分娩时盆底组织过度伸长或裂伤,发生子宫脱垂或阴道前后壁膨出。

(二)对新生儿的影响

1.新生儿产伤

巨大胎儿使肩难产率增高,据统计,肩难产的发生率为0.15%～0.60%,体重大于等于4 000 g巨大儿肩难产的发生为3%～12%,大于等于4 500 g者为8.4%～22.6%。有研究者报道,若出生体重大于4 000 g,肩难产发生率为13%。加上巨大儿手术产发生率增加,新生儿产伤发生率高。如臂丛神经损伤及麻痹、颅内出血、锁骨骨折、胸锁乳突肌血肿等。

2.胎儿窘迫、新生儿窒息

胎头娩出后胎肩以下部分嵌顿在阴道内,胎儿不能自主呼吸导致胎儿窘迫、新生儿窒息,如脐带停止搏动或胎盘早剥可引起死胎。

三、诊断

(一)病史及临床表现

产妇多有巨大胎儿分娩史、糖尿病史。产次较多的经产妇,在妊娠后期出现呼吸困难,自觉腹部沉重及两胁部胀痛。

(二)腹部检查

视诊腹部明显膨隆,宫高大于35 cm。触诊胎体大,先露部高浮,胎心正常但位置稍高,当子宫高且腹围大于等于140 cm时,巨大胎儿的可能性较大。

(三)B型超声检查

胎头双顶径长大于98 mm,股骨长大于等于78 mm,腹围大于330 mm时,应考虑巨大胎儿,同时排除双胎、羊水过多及胎儿畸形。

四、处理

(一)妊娠期

检查发现胎儿大或既往分娩巨大儿者,应检查其有无糖尿病。若为糖尿病孕妇,应积极治疗,必要时予以胰岛素治疗,控制胎儿的体重增长,并于妊娠36周后,根据胎儿成熟度、胎盘功能检查及糖尿病控制情况,择期引产或剖宫产。不管是否存在妊娠糖尿病,有巨大胎儿可能的孕妇均要进行营养咨询,合理调节膳食结构,每天摄入的总能量以8 790～9 210 kJ(2 100～2 200 kcal)为宜,适当降低脂肪的摄入量。同时适当的运动可以降低巨大胎儿的发病率。

(二)分娩期

若估计非糖尿病孕妇胎儿体重大于等于4 500 g,糖尿病孕妇胎儿体重大于等于4 000 g,即使其骨盆正常,为防止母儿产时损伤,应行剖宫产。临产后,不宜试产过久。若产程延长,估计胎儿体重大于 4 000 g,胎头停滞在中骨盆,也应剖宫产。若孕妇胎头双顶径已达坐骨棘下 3 cm,宫口已开全,应做较大的会阴后侧切开,予产钳助产,同时做好处理肩难产的准备工作。分娩后应行宫颈及阴道检查,了解有无软产道损伤,并预防产后出血。若胎儿已死,行穿颅术或碎胎术。

（三）新生儿处理

应预防新生儿低血糖发生,生后 1～2 小时开始喂糖水,及早开奶;积极治疗高胆红素血症,多选用蓝光治疗;新生儿易发生低钙血症,用 10％葡萄糖酸钙 1 mL/kg 加入葡萄糖液中,静脉滴注补充钙剂。

（贾灵芝）

第十四节 胎儿生长受限

胎儿生长受限(fetal growth restriction,FGR)指胎儿体重低于其孕龄平均体重的第 10 百分位数或低于其平均体重的 2 个标准差。

将新生儿的出生体重按孕龄列出百分位数,取第 10 百分位数及第 90 百分位数两根曲线,体重在第10 百分位以下者称小于胎龄儿(small for gestational age,SGA),在第 90 百分位以上称大于胎龄儿(large for gestational age,LGA),在 90 和 10 百分位之间称适于胎龄儿(appropriate for gestational age,AGA)。20 世纪 60 年代后,上海地区将小于胎龄儿统称为小样儿,分为早产小样儿、足月小样儿及过期小样儿。但并不是出生体重低于第 10 百分位数的婴儿都是病理性生长受限,有些婴儿偏小是因为体质因素,仅仅是个子小。1992 年,加多西(Gardosi)等认为,有25％～60％婴儿被诊断为小于胎龄儿,但如果排除母体的种族、孕产次及身高等影响出生体重的因素,这些婴儿实际上是适于胎龄儿。1969 年,亚瑟(Usher)等提出胎儿生长的标准定义应基于正常范围平均值的±2 标准差,与第 10 百分位数相比,此定义将 SGA 儿限定在 3％。后一种定义更有临床意义,因为这部分婴儿中预后最差的是出生体重低于第 3 百分位数。国外报道,宫内生长受限儿的发生率为全部活产的 4.5％～10.0％,上海新华医院资料显示小样儿的发生率为 3.1％。

一、病因

胎儿生长受限的病因迄今尚未完全阐明,约有 40％发生于正常妊娠,30％～40％发生于母体有各种妊娠并发症或合并症者,10％由于多胎妊娠,10％由于胎儿感染或畸形。下列各因素可能与胎儿生长受限的发生有关。

（一）孕妇因素

1.妊娠并发症和合并症

妊娠期高血压疾病、慢性肾炎、糖尿病血管病变的孕妇,由于子宫胎盘灌注不够易引起胎儿生长受限。自身免疫性疾病、发绀型心脏病、严重遗传型贫血等均可引起 FGR。

2.遗传因素

胎儿出生体重差异,40％来自父母的遗传基因,又以母亲的影响较大,如孕妇身高、孕前体重、妊娠时年龄以及孕产次等。

3.营养不良

孕妇偏食、妊娠剧吐,以及摄入蛋白质、维生素、微量元素和热量不足者,容易产生小样儿,胎儿出生体重与母体血糖水平呈正相关。

4.烟、酒和某些药物的影响

烟、酒、麻醉剂及相关药品均与 FGR 相关,某些降压药由于会降低动脉压,降低子宫胎盘的血流量,也影响胎儿宫内生长。

(二)胎儿因素

1.染色体异常

21-三体综合征、18-三体综合征或 13-三体综合征、Turner 综合征、猫叫综合征常伴发 FGR。超声没有发现明显畸形的 FGR 胎儿中,近 20％可发现核型异常,当生长受限和胎儿畸形同时存在时,染色体异常的概率明显增加。21-三体综合征胎儿生长受限一般是轻度的,18-三体综合征胎儿常有明显的生长受限。

2.胎儿畸形

先天性成骨不全和各类软骨营养障碍等患儿可伴发 FGR,严重畸形的婴儿有 1/4 伴随生长受限,畸形越严重,婴儿越可能是小于胎龄儿。许多遗传性综合征也与 FGR 有关。

3.胎儿感染

在胎儿生长受限病例中,多达 10％的人发生病毒、细菌、原虫和螺旋体感染。宫内感染,如风疹病毒、巨细胞病毒、弓形虫、梅毒螺旋体等均可引起 FGR。

4.多胎

与正常单胎相比,双胎或更多胎妊娠更容易发生其中一个或多个胎儿生长受限。

(三)胎盘因素

胎盘结构和功能异常是发生 FGR 的病因,在 FGR 患儿中,孕 36 周后胎盘增长缓慢、胎盘绒毛膜面积和毛细血管面积均减少。慢性部分胎盘早剥、广泛性梗死或绒毛膜血管瘤均可造成胎儿生长受限。脐带帆状附着也可导致胎儿生长受限。

二、分类和临床表现

(一)内因性匀称型 FGR

内因性匀称型 FGR 少见,属于早发性胎儿生长受限,在受孕或在胚胎早期,不良因素即发生作用,使胎儿生长、发育严重受限。其原因包括染色体异常、病毒感染、接触放射性物质及其他有毒物质。因胎儿在体重、头围和身长三方面均受限,头围与腹围均小,故称匀称型。

特点:①体重、身长、头径相称,但均小于该孕龄正常值。②外表无营养不良表现,器官分化或成熟度与孕龄相符,但各器官的细胞数量均减少,脑重量轻,神经元功能不全,髓鞘形成迟缓。③胎盘体积重量小,但组织结构无异常,胎儿无缺氧表现。④胎儿出生缺陷发生率高,围生儿病死率高,预后不良。⑤产后新生儿多有脑神经发育障碍,伴小儿智力障碍。

(二)外因性不匀称型 FGR

外因性不匀称型 FGR 常见,属于继发性生长发育不良,胚胎发育早期正常,至妊娠中晚期受到有害因素的影响,常见于妊娠期高血压疾病、慢性高血压、糖尿病、过期妊娠,导致胎盘功能不全。

特点:①新生儿外表呈营养不良或过熟儿状态,发育不匀称,身长、头径与孕龄相符而体重偏低。②胎儿常有宫内慢性缺氧及代谢障碍,各器官细胞数量正常,但细胞体积缩小,尤其是肝脏。③胎盘体积正常,但功能下降,伴有缺血缺氧的病理改变,常有梗死、钙化、胎膜黄染等。④新生儿在出生以后躯体发育正常,易发生低血糖。

(三)外因性匀称型 FGR

外因性匀称型 FGR 为上述两型的混合型,其病因有母儿双方的因素,常由营养不良、缺乏叶酸、氨基酸等微量元素,或有害药物的影响所致。有害因素在整个妊娠期间均产生影响。

特点:①新生儿身长、体重、头径均小于该孕龄正常值,外表有营养不良表现。②各器官细胞数目减少,导致器官体积均缩小,肝脾严重受累,脑细胞数也明显减少。③胎盘小,外观正常。胎儿少有宫内缺氧,但存在代谢不良。④新生儿的生长与智力发育常受到影响。

三、诊断

(一)产前检查

准确判断孕妇孕龄,详细询问孕产史,有无高血压、慢性肾病、严重贫血等疾病史,有无接触有毒有害物质及不良嗜好,判断是否存在导致 FGR 的高危因素。

(二)宫高及体重的测量

根据宫高推测胎儿的大小和增长速度,确定孕妇的末次月经和孕周后,产前检查测量子宫底高度,在孕 28 周后,如连续 2 次宫底高度小于正常的第 10 百分位数,则有 FGR 的可能。另外,从孕 13 周起体重平均每周增加 350 g,直至足月,孕 28 周后,如孕妇体重连续 3 周未增加,要注意是否有胎儿生长受限。

(三)定期 B 超监测

(1)头臀径:是孕早期胎儿生长发育的敏感指标。

(2)双顶径:对疑有胎儿生长受限者,应系统测量胎头双顶径,每 2 周观察一次胎头双顶径增长情况。正常胎儿在孕 36 周前双顶径增长较快,如胎头双顶径每 2 周增长不足 2 mm,则为胎儿生长受限;若增长超过 4 mm,则可排除胎儿生长受限。

(3)腹围:胎儿腹围的测量是估计胎儿大小最可靠的指标。妊娠 36 周前,腹围值小于头围值,36 周时相等,以后腹围大于头围,计算腹围/头围,若比值小于同孕周第 10 百分位数,提示有 FGR 可能。

(四)多普勒测速

与胎儿生长受限密切相关的多普勒异常特征是脐动脉、子宫动脉舒张末期血流消失或反流,胎儿静脉导管反流等,说明脐血管阻力增加。

(五)出生后诊断

(1)出生体重:胎儿出生后测量其出生体重,参照出生孕周,若低于该孕周应有的体重的第 10 百分位数,即可做出诊断。

(2)胎龄估计:对出生体重不足 2 500 g 的新生儿进行胎龄判断非常重要。由于约 15% 的孕妇没有准确的月经史,加上妊娠早期的阴道流血易与月经混淆,FGR 儿与早产儿的鉴别就很重要。外表观察对胎龄估计较为重要,对于胎龄未明的低体重儿,可从神态、皮肤、耳壳、乳腺、跖纹、外生殖器等方面鉴定是 FGR 儿还是早产儿。临床上往往可以发现一些低体重儿肢体无水肿,躯体缺毳毛,但若有耳壳软而不成形,乳房结节和大阴唇发育差的矛盾现象,则提示有早产 FGR 儿的可能。

四、治疗

(一)一般处理

(1)卧床休息:左侧卧位可使肾血流量和肾功能恢复正常,从而改善子宫胎盘的供血。

(2)吸氧:胎盘交换功能障碍是导致 FGR 的原因之一,吸氧能够改善胎儿的内环境。

(3)补充营养物质:FGR 的病因众多,其中包括母血中营养物质利用度的降低,或胎盘物质交换受到影响,所以 FGR 治疗的理论基础有补充治疗,包括增加营养物质——糖类和蛋白质的供应。治疗越早效果越好,孕 32 周前开始治疗效果好,孕 36 周后治疗效果差。

(4)积极治疗引起 FGR 的高危因素:对于妊娠期高血压病、慢性肾炎可以用抗高血压药物、肝素治疗。

(5)口服小剂量阿司匹林:抑制血栓素 A_2 合成,提高前列环素与血栓素 A_2 比值,扩张血管,改善子宫胎盘血供,但不改变围产儿死亡率。

(6)钙离子拮抗剂:扩张血管,改善子宫动脉血流,在吸烟者中可增加胎儿体重,对非吸烟者尚无证据。

(二)产科处理

适时分娩:确定为 FGR 胎儿后,较难决定分娩时间,必须在胎儿死亡的危险和早产的危害之间权衡利弊。

(1)近足月:足月或近足月的 FGR,应积极终止妊娠,可取得较好的胎儿预后。孕龄达到或超过 34 周时,如果有明显羊水过少,应考虑终止妊娠。胎心率正常者可经阴道分娩,但这些胎儿与适于胎龄儿相比,多数不能耐受产程与宫缩,故应采取剖宫产。如果 FGR 的诊断尚未确立,应定期待处理,加强胎儿监护,等待胎肺成熟后终止妊娠。

(2)孕 34 周前:确诊 FGR 时,如果羊水量及胎儿监护正常,应继续观察,每周 B 超检查 1 次,如果胎儿正常并继续长大,可继续妊娠等待胎儿成熟,否则考虑终止妊娠。须考虑终止妊娠时,酌行羊膜腔穿刺,测定羊水中卵磷脂/鞘磷脂(L/S)比值、肌酐等,了解胎儿成熟度,有助于处理临床决定。为促使胎儿肺表面活性物质产生,可用地塞米松 5 mg 肌内注射,每 8 小时一次;或10 mg 肌内注射 2 次/天,共 2 天。

(三)新生儿处理

FGR 儿存在缺氧,容易发生胎粪吸入,故应及时处理新生儿,清理声带下的呼吸道吸出胎粪,并做好新生儿复苏抢救。及早喂养糖水,以防止低血糖,并注意低血钙、防止感染及纠正红细胞增多症等并发症。

五、预后

FGR 近期和远期并发症的发生率均较高。

(1)FGR 儿出生后的个体生长发育很难预测,一般对称性或全身性 FGR 儿在出生后生长发育缓慢;相反,不对称型 FGR 儿出生后生长发育可以很快赶上同龄正常婴儿。

(2)FGR 儿的神经系统及智力发育也不能准确预测,1992 年,洛(Low)等在 9～11 年长期随访研究中发现有一半的 FGR 儿存在学习问题,有报道 FGR 儿易发生脑瘫。

(3)FGR 儿成年后高血压、糖尿病和冠心病等心血管和代谢性疾病的发病率较高。

(4)再次妊娠 FGR 的发生率:有过 FGR 的妇女,再发生 FGR 的危险性增加。有 FGR 史及持续存在内科合并症的妇女,更易发生 FGR。

(贾灵芝)

第七章

异常分娩

第一节 产力异常

产力包括子宫收缩(简称宫缩)力、腹肌和膈肌收缩力以及肛提肌收缩力,其中以宫缩力为主。在分娩过程中,宫缩的节律性、对称性及极性不正常,或强度、频率有改变时,称为子宫收缩力异常。临床上多因产道或胎儿因素异常造成梗阻性难产,使胎儿通过产道时的阻力增加,导致继发性产力异常。产力异常分为子宫收缩乏力和子宫收缩过强两类。每类又分协调性宫缩和不协调性宫缩(图 7-1)。

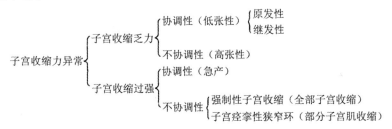

图 7-1　子宫收缩力异常的分类

一、子宫收缩乏力

(一)原因

子宫收缩乏力多由几个因素综合引起。

1.头盆不称或胎位异常

胎先露部下降受阻,不能紧贴子宫下段及宫颈,因此不能引起反射性宫缩,导致继发性子宫收缩乏力。

2.子宫因素

子宫发育不良、子宫畸形(如双角子宫)、子宫壁过度膨胀(如双胎、巨大胎儿、羊水过多等)、经产妇的子宫肌纤维变性或子宫肌瘤等。

3.精神因素

初产妇尤其是高龄初产妇,精神过度紧张、疲劳均可使大脑皮层功能紊乱,导致子宫收缩乏力。

4.内分泌失调

临产后,产妇体内的雌激素、缩宫素、前列腺素的敏感性降低,影响子宫肌兴奋阈,致使子宫收缩乏力。

5.药物影响

产前较长时间应用硫酸镁,临产后不适当地使用吗啡、哌替啶、巴比妥类等镇静剂与镇痛剂;产程中不适当应用麻醉镇痛等均可使宫缩受到抑制。

(二)临床表现

子宫收缩乏力根据发生时期可分为原发性和继发性两种。原发性宫缩乏力是指产程开始即宫缩乏力,宫口不能如期扩张,胎先露部不能如期下降,产程延长;继发性宫缩乏力是指活跃期即宫口开大3 cm及以后出现宫缩乏力,产程进展缓慢,甚至停滞。子宫收缩乏力有两种类型,临床表现不同。

1.协调性子宫收缩乏力(低张性子宫收缩乏力,hypotonic uterine inertia)

这是指宫缩具有正常的节律性、对称性和极性,但收缩力弱,宫腔压力低(<2.0 kPa),持续时间短,间歇期长且不规律,当宫缩达极期时,子宫体不隆起和变硬,用手指压宫底部肌壁仍可出现凹陷,产程延长或停滞。由于宫腔内压力低,对胎儿影响不大。

2.不协调性子宫收缩乏力(高张性子宫收缩乏力,hypertonic uterine atony)

这是指宫缩的极性倒置,宫缩不是起自两侧宫角;宫缩的兴奋点来自子宫的一处或多处,节律不协调,宫缩时宫底部不强,而是体部和下段强;宫缩间歇期子宫壁不能完全松弛,表现为不协调性子宫收缩乏力。这种宫缩不能使宫口扩张和胎先露部下降,属无效宫缩。产妇自觉下腹部持续疼痛,拒按,烦躁不安,产程长,可导致肠胀气,排尿困难,胎儿胎盘循环障碍,常出现胎儿窘迫。检查时,下腹部常有压痛,胎位触不清,胎心不规律,宫口扩张缓慢,胎先露部下降缓慢或停滞。

3.产程曲线异常

子宫收缩乏力可导致产程曲线异常(图 7-2)。常见的产程曲线异常有以下四种。

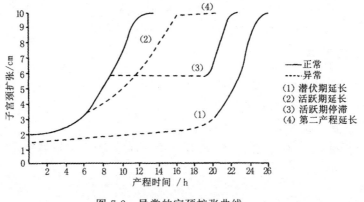

图 7-2　异常的宫颈扩张曲线

(1)潜伏期延长:从临产规律宫缩开始至宫口扩张 3 cm 称为潜伏期,初产妇潜伏期约 8 小时,最大时限为 16 小时。超过 16 小时称为潜伏期延长。

(2)活跃期延长:从宫口扩张 3 cm 至宫口开全为活跃期。初产妇正常活跃期约 4 小时,最大时限 8 小时,超过 8 小时为活跃期延长。

(3)活跃期停滞:进入活跃期后,宫颈口不扩张达 2 小时以上,称为活跃期停滞,根据产程定期行阴道(肛门)检查。

(4)第二产程延长:第二产程初产妇超过 2 小时、经产妇超过 1 小时尚未分娩,称为第二产程延长。

以上四种异常产程曲线,可以单独存在,也可以合并存在。总产程超过 24 小时称为滞产。

(三)对母儿影响

1.对产妇的影响

产程延长,产妇休息不好,精神疲惫与体力消耗,可出现疲乏无力、肠胀气、排尿困难等,还可影响宫缩,严重时还引起脱水、酸中毒。又由于产程延长,膀胱在胎头与耻骨联合之间受压,导致组织缺血、水肿、坏死,形成瘘,如膀胱阴道瘘或尿道阴道瘘。另外,胎膜早破以及产程中多次阴道(肛门)检查均可增加感染机会;产后宫缩乏力,易引起产后出血。

2.对胎儿的影响

宫缩乏力影响胎头内旋转,增加手术机会。不协调子宫收缩乏力不能使子宫壁完全放松,影响子宫胎盘循环。胎儿在宫内缺氧,胎膜早破,还易造成脐带受压或脱垂,造成胎儿窘迫,甚至胎死宫内。

(四)治疗

1.协调性宫缩乏力

无论是原发性或继发性,一旦出现协调性宫缩乏力,首先寻找原因,对于判断无头盆不称和胎位异常,估计能经阴道分娩者,考虑采取加强宫缩的措施。

(1)第一产程:消除精神紧张,若产妇过度疲劳,可给予地西泮 10 mg 缓慢静脉注射或哌替啶 100 mg 肌内注射或静脉注射,经过一段时间,可使宫缩力转强;对不能进食者,可经静脉输液,10%葡萄糖液 500~1 000 mL 内加维生素 C 2 g,伴有酸中毒时可补充 5%碳酸氢钠。经过处理,宫缩力仍弱,可选用下列方法加强宫缩。

人工破膜:宫颈口开大 3 cm 以上,无头盆不称,胎头已衔接者,可行人工破膜。破膜后,胎头紧贴子宫下段及宫颈,引起反射性宫缩,加速产程进展。毕晓普(Bishop)提出用宫颈成熟度评分法估计加强宫缩措施的效果。如产妇得分小于等于 3 分,表示加强宫缩失败,应改用其他方法;4~6 分表示成功率约为 50%,7~9 分的成功率约为 80%,大于等于 9 分表示加强宫缩成功。

缩宫素静脉滴注:适用于宫缩乏力、胎心正常、胎位正常、头盆相称者。将缩宫素 1 U 加入5%葡萄糖液 200 mL 内,以 8 滴/分,即 2.5 mU/min 开始,根据宫缩强度调整滴速,维持宫缩强度,每次间隔 2~3 分钟,持续 30~40 秒。缩宫素静脉滴注过程应有专人看守,观察宫缩,根据情况及时调整滴速。经过上述处理,如产程仍无进展或出现胎儿窘迫征象,应及时行剖宫产术。

(2)第二产程:第二产程如无头盆不称,出现宫缩乏力时也可加强宫缩,给予缩宫素静脉滴注,促进产程进展。如胎头双顶径已通过坐骨棘平面,可等待自然娩出,或行会阴侧切后行胎头吸引器或低位产钳助产;如胎头尚未衔接或伴有胎儿窘迫征象,均应立即行剖宫产术结束分娩。

(3)第三产程:为预防产后出血,当胎儿前肩露出于阴道口时,可给予缩宫素 10 U 静脉注射,使宫缩增强,促使胎盘剥离与娩出,以及子宫血窦关闭。如产程长,破膜时间长,应给予抗生素预防感染。

2.不协调性宫缩乏力

不协调性宫缩乏力的处理原则是镇静,调节宫缩,恢复宫缩极性。给予强镇静剂哌替啶100 mg肌内注射,使产妇充分休息,醒后多能恢复为协调宫缩。如未能纠正,或已有胎儿窘迫征象,立即行剖宫产术结束分娩。

(五)预防

(1)应对孕妇进行产前教育,解除孕妇思想顾虑和恐惧心理,使孕妇了解妊娠和分娩均为生理过程。分娩过程中医护人员热情耐心,家属陪产均有助于消除产妇的紧张情绪,增强其信心,预防精神紧张所致的子宫收缩乏力。

(2)分娩时鼓励产妇及时进食,必要时静脉补充营养。

(3)避免过多使用镇静药物,产程中若使用麻醉镇痛,应在宫口开全前停止给药,注意及时排空直肠和膀胱。

二、子宫收缩过强

(一)协调性子宫收缩过强

宫缩的节律性、对称性和极性均正常,仅宫缩过强、过频,如产道无阻力,宫颈可在短时间内迅速开全,分娩在短时间内结束,总产程不足3小时,称为急产,经产妇多见。

1.对母儿影响

(1)对产妇的影响:宫缩过强过频,产程过快,可致宫颈、阴道以及会阴撕裂伤;接生时来不及消毒,可致产褥感染;产后子宫肌纤维缩复不良易发生胎盘滞留或产后出血。

(2)对胎儿和新生儿的影响:宫缩过强影响子宫胎盘的血液循环,易发生胎儿窘迫、新生儿窒息甚或死亡;胎儿娩出过快,胎头在产道内受到的压力突然解除,可致新生儿颅内出血;来不及消毒接生,易致新生儿感染;如坠地可致骨折,外伤。

2.处理

(1)有急产史的产妇:在预产期前1~2周不宜外出远走,以免发生意外,有条件者应提前住院待产。

(2)临产后不宜灌肠,提前做好接生和抢救新生儿窒息的准备。胎儿娩出时勿使产妇向下屏气。

(3)产后仔细检查软产道,包括宫颈、阴道、外阴,如有撕裂,及时缝合。

(4)新生儿处理:肌内注射维生素 K_1,每日 2 mg,共 3 日,以预防新生儿颅内出血。

(5)如属未消毒接生,母儿均给予抗生素预防感染,酌情接种破伤风免疫球蛋白。

(二)不协调性子宫收缩过强

1.强直性宫缩

强直性宫缩多由外界因素造成,如临产后分娩受阻或不适当应用缩宫素,或胎盘早剥,血液浸润子宫肌层,均可引起宫颈内口以上部分子宫肌层出现强直性痉挛性宫缩。

(1)临床表现:产妇烦躁不安,持续性腹痛,拒按,胎位触不清,胎心听不清,有时还可出现病理缩复环、血尿等先兆子宫破裂征象。

(2)处理:一旦确诊为强直性宫缩,应及时给予宫缩抑制剂,如25%硫酸镁20 mL加入5%葡萄糖液20 mL缓慢静脉推注;如属梗阻原因,应立即行剖宫产术结束分娩。

2.子宫痉挛性狭窄环

子宫壁某部肌肉呈痉挛性、不协调性收缩所形成的环状狭窄,持续不放松,称为子宫痉挛性狭窄环,多在子宫上下段交界处,也可在胎体某一狭窄部,以胎颈、胎腰处常见(图 7-3)。

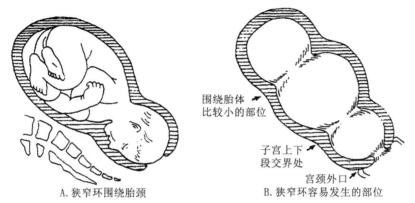

围绕胎体
比较小的部位

子宫上下
段交界处

宫颈外口

A.狭窄环围绕胎颈   B.狭窄环容易发生的部位

图 7-3　子宫痉挛性狭窄环

(1)原因:多因精神紧张、过度疲劳以及不适当地应用宫缩剂或粗暴地进行产科处理所致。

(2)临床表现:产妇出现持续性腹痛,烦躁不安,宫颈扩张缓慢,胎先露下降停滞。胎心时快时慢,阴道检查可触及狭窄环。子宫痉挛性狭窄环特点是此环不随宫缩上升。

(3)处理:认真寻找原因,及时纠正。禁止阴道内操作,停用缩宫素。如无胎儿窘迫征象,可给予哌替啶 100 mg 肌内注射,一般可消除异常宫缩。当宫缩恢复正常,可行阴道手术助产或等待自然分娩。如经上述处理,狭窄环不缓解,宫口未开全,胎先露部高,或已伴有胎儿窘迫,应立即行剖宫产术。如胎儿已死亡,宫口开全,则可在全麻下经阴道分娩。

(贾灵芝)

第二节　产道异常

产道包括骨产道(骨盆腔)与软产道(子宫下段、宫颈、阴道、外阴),是胎儿经阴道娩出的通道。产道异常可使胎儿娩出受阻,临床上以骨产道异常多见。

一、骨产道异常

骨盆径线过短或形态异常,致使骨盆腔小于胎先露部可通过的限度,阻碍胎先露部下降,称骨盆狭窄。狭窄骨盆可以为一个径线过短或多个径线同时过短,也可为一个平面狭窄或多个平面同时狭窄。当一个径线狭窄时要观察同一个平面其他径线的大小,再结合整个骨盆腔大小与形态进行综合分析,做出正确判断。

(一)分类

1.骨盆入口平面狭窄

骨盆入口平面狭窄以扁平骨盆为代表,主要为入口平面前后径过短。狭窄分三级:Ⅰ级(临界性),绝大多数可以自然分娩,骶耻外径 18 cm,真结合径 10 cm;Ⅱ级(相对性),经试产来决定可否经阴道分娩,骶耻外径 16.5～17.5 cm,真结合径 8.5～9.5 cm;Ⅲ级(绝对性),骶耻外径小于等于 16.0 cm,真结合径小于等于 8.0 cm,足月胎儿不能经过产道,必须行剖宫产终止妊娠。临床中常遇到的是前两种,我国妇女常见以下两种类型的骨盆入口平面狭窄。

(1)单纯扁平骨盆:骨盆入口前后径缩短而横径正常。骨盆入口呈横扁圆形,骶岬向前下突。

(2)佝偻病性扁平骨盆:骨盆入口呈肾形,前后径明显缩短,骨盆出口横径变宽,骶岬前突,骶骨下段变直向后翘,尾骨呈钩状突向骨盆出口平面。髂骨外展,髂棘间径大于等于髂嵴间径,耻骨弓角度增大(图 7-4)。

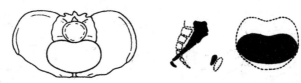

图 7-4　佝偻病性扁平骨盆

2.中骨盆及骨盆出口平面狭窄

狭窄分三级。Ⅰ级(临界性):坐骨棘间径 10 cm,坐骨结节间径 7.5 cm;Ⅱ级(相对性):坐骨棘间径 8.5～9.5 cm,坐骨结节间径 6.0～7.0 cm;Ⅲ级(绝对性):坐骨棘间径小于等于 8.0 cm,坐骨结节间径小于等于 5.5 cm。我国妇女常见以下两种类型的中骨盆及骨盆出口平面狭窄。

(1)漏斗骨盆:骨盆入口各径线值均正常,因两侧骨盆壁向内倾斜似漏斗得名。其特点是中骨盆及骨盆出口平面均明显狭窄,使坐骨棘间径、坐骨结节间径均缩短,耻骨弓角度小于 90°。坐骨结节间径与出口后矢状径之和不足 15 cm。

(2)横径狭窄骨盆:骨盆各横径径线均缩短,各平面前后径稍长,坐骨切迹宽,测量骶耻外径值正常,但髂棘间径及髂嵴间径均缩短。中骨盆及骨盆出口平面狭窄,产程早期无头盆不称征象,当胎头下降至中骨盆或骨盆出口时,常不能顺利地转成枕前位,而形成持续性枕横位或枕后位造成难产。

3.均小骨盆

均小骨盆的骨盆外形属女型骨盆,但骨盆各平面均狭窄,每个平面径线较正常值小 2 cm 或更多,称均小骨盆,多见于身材矮小、体形匀称的妇女。

4.畸形骨盆

骨盆失去正常形态称畸形骨盆。

(1)骨软化症骨盆:现已罕见,是因为缺钙、磷、维生素 D 以及紫外线照射不足造成成人期骨质矿化障碍,被类骨质组织所代替,骨质脱钙、疏松、软化。由于受躯干重力及两股骨向内上方挤压,使骶岬向前,耻骨联合前突,坐骨结节间径明显缩短,骨盆入口平面呈凹三角形(图 7-5)。严重者阴道不能容两指,一般不能经阴道分娩。

(2)偏斜型骨盆:骨盆一侧斜径缩短,一侧髂骨翼与髋骨发育不良导致骶髂关节固定,以及下肢及髋关节疾病(图 7-6)。

(二)临床表现

1.骨盆入口平面狭窄的临床表现

(1)胎头衔接受阻:一般情况下,初产妇在妊娠末期,即预产期前 1～2 周或临产前胎头已衔接,即胎头双顶径进入骨盆入口平面,颅骨最低点达坐骨棘水平。若入口狭窄,即使已经临产,胎头仍未入盆,经检查胎头跨耻征阳性。胎位异常,如臀先露、面先露或肩先露的发生率是正常骨盆的3倍。

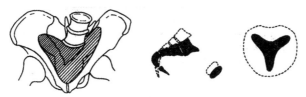

图7-5 骨软化症骨盆

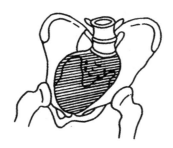

图7-6 偏斜型骨盆

(2)若孕妇已临产,根据骨盆狭窄程度、产力强弱、胎儿大小及胎位情况不同,临床表现也不一样。①骨盆临界性狭窄:若胎位、胎儿大小及产力正常,胎头常以矢状缝在骨盆入口横径衔接,多取后不均倾势,即后顶骨先入盆,后顶骨逐渐进入骶凹处,再使前顶骨入盆,则于骨盆入口横径上成头盆均倾势。其临床表现为潜伏期活跃早期延长,活跃后期产程进展顺利。若胎头迟迟不入盆,此时常出现胎膜早破,其发生率为正常骨盆的4～6倍。由于胎膜早破,母儿可发生感染。胎头不能紧贴宫颈内口诱发宫缩,常出现继发性宫缩乏力。②骨盆绝对性狭窄:若产力、胎儿大小及胎位均正常,但胎头仍不能入盆,常发生梗阻性难产,这种情况可出现病理性缩复环,甚至子宫破裂。如胎先露部嵌入骨盆入口时间长,血液循环障碍,组织坏死,可形成泌尿生殖道瘘。在强大的宫缩压力下,胎头颅骨骨重叠,可出现颅骨骨折及颅内出血。

2.中骨盆平面狭窄的临床表现

(1)胎头能正常衔接:潜伏期及活跃早期进展顺利,当胎头下降达中骨盆时,由于内旋转受阻,胎头双顶径被阻于中骨盆狭窄部位之上,常出现持续性枕横位或枕后位,同时出现继发性宫缩乏力,活跃后期及第二产程延长甚至第二产程停滞。

(2)胎头受阻于中骨盆:有一定可塑性的胎头开始变形,颅骨重叠,胎头受压,异常分娩使软组织水肿,产瘤较大,严重时可发生脑组织损伤、颅内出血、胎儿窘迫。若中骨盆狭窄程度严重,宫缩又较强,可发生先兆子宫破裂及子宫破裂。强行阴道助产可导致严重软产道裂伤及新生儿产伤。

(3)骨盆出口平面狭窄的临床表现:骨盆出口平面狭窄与中骨盆平面狭窄常同时存在。若单纯骨盆出口平面狭窄,第一产程进展顺利,胎头达盆底受阻,第二产程停滞,继发性宫缩乏力,胎头双顶径不能通过出口横径,强行阴道助产可导致软产道、骨盆底肌肉及会阴严重损伤,胎儿严重产伤,对母儿危害极大。

(三)诊断

在分娩过程中,骨盆是个不变因素,也是估计分娩难易的一个重要因素。狭窄骨盆影响胎位和胎先露部的下降及内旋转,也影响宫缩。在估计分娩难易时,骨盆是首先考虑的一个重要因素。应根据胎儿的大小及骨盆情况尽早做出有无头盆不称的诊断,以决定适当的分娩方式。

1.病史

询问孕妇有无佝偻病、脊髓灰质炎、脊柱和髋关节结核以及骨盆外伤等病史。对经产妇应详细询问其既往分娩史,如有无难产史或新生儿产伤史等。

2.一般检查

测量身高,孕妇身高不足145 cm时应警惕均小骨盆。观察孕妇体型、步态,有无下肢残疾,有无脊柱及髋关节畸形,米氏菱形窝是否对称。

3.腹部检查

观察腹型,检查有无尖腹及悬垂腹,有无胎位异常等。骨盆入口异常,因头盆不称、胎头不易入盆常导致胎位异常,如臀先露、肩先露。中骨盆狭窄则影响胎先露内旋转而导致持续性枕横位、枕后位等。部分初产妇在预产期前2周左右,经产妇于临产后胎头均应入盆。若已临产而胎头仍未入盆,应警惕是否存在头盆不称。检查头盆是否相称的具体方法:孕妇排空膀胱后,取仰卧位,两腿伸直。检查者用手放在耻骨联合上方,将浮动的胎头向骨盆腔方向推压。若胎头低于耻骨联合,表示胎头可入盆(头盆相称),称胎头跨耻征阴性;若胎头与耻骨联合在同一平面,表示可疑头盆不称,称胎头跨耻征可疑阳性;若胎头高于耻骨联合,表示头盆明显不称,称胎头跨耻征阳性。对出现此类症状的孕妇,应让其取半卧位,两腿屈曲,再次检查胎头跨耻征,若转为阴性,提示为骨盆倾斜度异常,而不是头盆不称。

4.骨盆测量

(1)骨盆外测量:骶耻外径不足18 cm为扁平骨盆。坐骨结节间径小于8 cm,耻骨弓角度小于90°为漏斗骨盆。各径线均小于正常值2 cm或以上为均小骨盆。骨盆两侧斜径(以一侧髂前上棘至对侧髂后上棘间的距离)及同侧直径(从髂前上棘至同侧髂后上棘间的距离)相差超过1 cm为偏斜骨盆。

(2)骨盆内测量:对角径小于11.5 cm,骶骨岬突出为入口平面狭窄,属扁平骨盆。应检查骶骨前面弧度。坐骨棘间径小于10 cm,坐骨切迹宽度小于2横指,为中骨盆平面狭窄。如坐骨结节间径小于8 cm,则应测量出口后矢状径及检查骶尾关节活动度,如坐骨结节间径与出口后矢状径之和小于15 cm,为骨盆出口平面狭窄。

(四)对母儿的影响

1.对产妇的影响

骨盆狭窄影响胎头衔接及内旋转,容易发生胎位异常、胎膜早破、宫缩乏力,导致产程延长或停滞。胎先露压迫软组织过久导致组织水肿、坏死,形成生殖道瘘。胎膜早破、肛查或阴道检查次数增多及手术助产增加产褥感染机会。剖宫产及产后出血者增多,严重梗阻性难产若得不到及时处理,可导致子宫破裂。

2.对胎儿及新生儿的影响

头盆不称易发生胎膜早破、脐带脱垂,脐带脱垂可导致胎儿窘迫甚至胎儿死亡。产程延长、胎儿窘迫使新生儿容易发生颅内出血、新生儿窒息等并发症。阴道助产机会增多,易发生新生儿产伤及感染。

(五)分娩时处理

处理原则:根据狭窄骨盆类别和程度、胎儿大小、胎心率、宫缩强弱、宫口扩张程度、胎先露下降情况、破膜与否,结合既往分娩史、年龄、产次、有无妊娠合并症及并发症决定分娩方式。

1.一般处理

在分娩过程中,应使产妇树立信心,消除紧张情绪和恐惧心理。保证能量及水分的摄入,必要时补液。注意产妇休息,监测宫缩、胎心,观察产程进展。

2.骨盆入口平面狭窄的处理

(1)明显头盆不称(绝对性骨盆狭窄):胎头跨耻征阳性者,足月胎儿不能经阴道分娩,应在临产后,行剖宫产术结束分娩。

(2)轻度头盆不称(相对性骨盆狭窄):胎头跨耻征可疑阳性,足月活胎估计体重不足 3 000 g,胎心正常及产力良好,可在严密监护下试产。胎膜未破者可在宫口扩张 3 cm 时行人工破膜,若破膜后宫缩较强,产程进展顺利,多数能经阴道分娩。试产过程中若出现宫缩乏力,可用缩宫素静脉滴注加强宫缩。试产 2~4 小时胎头仍迟迟不能入盆,宫口扩张缓慢,或伴有胎儿窘迫征象,应及时行剖宫产术结束分娩。若胎膜已破,为了减少感染,应适当缩短试产时间。

(3)骨盆入口平面狭窄的试产:必须以宫口开大 3~4 cm,胎膜已破为试产开始。胎膜未破者在宫口扩张 3 cm 时可行人工破膜。宫缩较强,多数能经阴道分娩。试产过程中如果出现宫缩乏力,可用缩宫素静脉滴注加强宫缩。若试产 2~4 小时,胎头不能入盆,产程进展缓慢,或伴有胎儿窘迫征象,应及时行剖宫产术。如胎膜已破,应适当缩短试产时间。骨盆入口平面狭窄,主要为扁平骨盆的妇女,妊娠末期或临产后,胎头矢状缝只能衔接于骨盆入口横径上。胎头侧屈使其两顶骨先后依次入盆,呈不均倾势嵌入骨盆入口,称为头盆均倾不均。前不均倾为前顶骨先嵌入,矢状缝偏后。后不均倾为后顶骨先嵌入,矢状缝偏前(图 7-7)。当胎头双顶径均通过骨盆入口平面时,即可顺利地经阴道分娩。

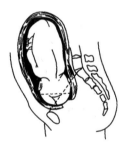

图 7-7 胎头嵌入骨盆姿势——后不均倾

3.中骨盆平面狭窄的处理

在分娩过程中,胎儿在中骨盆平面完成俯屈及内旋转动作。若中骨盆平面狭窄,则胎头俯屈及内旋转受阻,易发生持续性枕横位或持续性枕后位,产妇多表现为活跃期或第二产程延长及停滞、继发性宫缩乏力等。若宫口开全,胎头双顶径达坐骨棘平面或更低,可经阴道徒手旋转胎头至枕前位,待其自然分娩。宫口开全,胎心正常者可经阴道助产分娩。若胎头双顶径在坐骨棘水平以上,或出现胎儿窘迫征象,应行剖宫产术。

4.骨盆出口平面狭窄的处理

骨盆出口平面是产道的最低部位,应于临产前对胎儿大小、头盆关系做出充分估计,决定能否经阴道分娩。诊断为骨盆出口平面狭窄者,不能进行试产。若发现出口横径狭窄,耻骨弓角度变锐,耻骨弓下三角空隙不能被利用,胎先露部后移,应利用出口后三角空隙娩出。临床上常用出口横径与出口后矢状径之和来估计出口大小。当出口横径与出口后矢状径之和大于 15 cm

时,多数可经阴道分娩,有时需阴道助产,应做较大的会阴切开。若两者之和小于 15 cm,不应经阴道试产,应行剖宫产术终止妊娠。

5.均小骨盆的处理

胎儿估计不大,胎位正常,头盆相称,宫缩好,可以试产,通常可通过胎头变形和极度俯屈,以胎头最小径线通过骨盆腔,可能经阴道分娩。若有明显头盆不称,应尽早行剖宫产术。

6.畸形骨盆的处理

根据畸形骨盆种类、狭窄程度、胎儿大小、产力等综合判断。对于畸形严重、明显头盆不称者,应及早行剖宫产术。

二、软产道异常

软产道包括子宫下段、宫颈、阴道及骨盆底软组织构成的弯曲管道。软产道异常所致的难产较少见,临床上容易被忽视。在妊娠前或妊娠早期应常规行双合诊检查,了解软产道情况。

(一)外阴异常

1.外阴白色病变

皮肤黏膜慢性营养不良,组织弹性差,分娩时易发生会阴撕裂伤,宜做会阴后一侧切开术。

2.外阴水肿

某些疾病患者,如重度子痫前期、重度贫血、心脏病及慢性肾炎孕妇若有全身水肿,可同时伴有重度外阴水肿,分娩时可妨碍胎先露部下降,导致组织损伤、感染和愈合不良等情况。临产前可用 50% 硫酸镁液湿热敷会阴,临产后仍有严重水肿者,在严格消毒外阴下进行多点针刺皮肤放液;分娩时行会阴后一侧切开;产后加强会阴局部护理,预防感染,可用 50% 硫酸镁液湿热敷,配合远红外线照射。

3.会阴坚韧

会阴坚韧尤其多见于 35 岁以上高龄初产妇,在第二产程可阻碍胎先露部下降,宜做会阴后一侧切开,以免胎头娩出时造成会阴严重裂伤。

4.外阴瘢痕

瘢痕挛缩使外阴及阴道口狭小,且组织弹性差,影响胎先露部下降。如瘢痕的范围不大,可经阴道分娩,分娩时应做会阴后一侧切开。如瘢痕过大,应行剖宫产术。

(二)阴道异常

1.阴道横隔

阴道横隔多位于阴道上段或中段,较坚韧,常影响胎先露部下降,因在横隔中央或稍偏一侧常有一小孔,常被误认为宫颈外口,在分娩时应仔细检查。

(1)阴道分娩:横隔被撑薄,可在直视下自小孔处将横隔做"X"形切开。横隔被切开后因胎先露部下降压迫,通常无明显出血,待分娩结束再切除剩余的隔,用可吸收线将残端做间断或连续锁边缝合。

(2)剖宫产:如横隔较高且组织坚厚,阻碍先露部下降,需行剖宫产术结束分娩。

2.阴道纵隔

(1)当阴道纵隔伴有双子宫、双宫颈时,一侧子宫内的胎儿下降,纵隔被推向对侧,阴道分娩多无阻碍。

(2)当阴道纵隔发生于单宫颈时,有时胎先露部的前方可见纵隔,可自行断裂,阴道分娩无阻碍。纵隔厚时应于纵隔中间剪断,用可吸收线将残端缝合。

3.阴道狭窄

产伤、药物腐蚀、手术感染可导致阴道瘢痕形成。若阴道狭窄部位位置低、狭窄程度轻,可经阴道分娩。狭窄位置高、狭窄程度重时宜行剖宫产术。

4.阴道尖锐湿疣

分娩时,为预防新生儿患喉乳头瘤,应行剖宫产术。病灶巨大可能造成软产道狭窄,影响胎先露下降时,也宜行剖宫产术。

5.阴道壁囊肿和肿瘤

(1)阴道壁囊肿较大时,会阻碍胎先露部下降,可行囊肿穿刺,抽出其内容物,待分娩后再选择时机进行处理。

(2)阴道内肿瘤大妨碍分娩,且肿瘤不能经阴道切除时,应行剖宫产术,待产后再行处理阴道内肿瘤。

(三)宫颈异常

1.宫颈外口黏合

宫颈外口黏合多在分娩受阻时被发现。宫口为很小的孔,若宫颈管已消失而宫口却不扩张,一般用手指稍加压力分离,黏合的小孔可扩张,宫口即可在短时间内开全。但有时需行宫颈切开术,使宫口开大。

2.宫颈瘢痕

宫颈瘢痕因孕前曾行宫颈深部电灼术、微波术、宫颈锥形切除术、宫颈裂伤修补术等引起。宫颈瘢痕虽可于妊娠后软化,但若宫缩很强时宫口仍不扩张,应行剖宫产。

3.宫颈坚韧

宫颈组织缺乏弹性,或精神过度紧张使宫颈挛缩,宫颈不易扩张,多见于高龄初产妇,可于宫颈两侧各注射 0.5% 利多卡因 5～10 mL,也可静脉推注地西泮 10 mg。如宫颈仍不扩张,应行剖宫产术。

4.宫颈水肿

宫颈水肿多见于扁平骨盆、持续性枕后位或滞产,宫口没有开全而过早使用腹压,致使宫颈前唇长时间被压于胎头与耻骨联合之间,血液回流受阻引起水肿,影响宫颈扩张,多见于胎位异常或滞产。

(1)轻度宫颈水肿:①可以抬高产妇臀部。②同宫颈坚韧的处理。③宫口近开全时,可用手轻轻上托水肿的宫颈前唇,使宫颈越过胎头,能够经阴道分娩。

(2)严重宫颈水肿:经上述处理无明显效果,宫口扩张小于 3 cm,伴有胎儿窘迫时,应行剖宫产术。

5.宫颈癌

宫颈癌患者的宫颈硬而脆,缺乏伸展性,临产后影响宫口扩张,若经阴道分娩,有发生大出血、裂伤、感染及肿瘤扩散等危险,不应经阴道分娩,应考虑行剖宫产术,术后手术或放疗。

6.子宫肌瘤

较小的肌瘤若没有阻塞产道可经阴道分娩,肌瘤可待分娩后再行处理。子宫下段及宫颈部位的较大肌瘤可占据盆腔或阻塞于骨盆入口,阻碍胎先露部下降,宜行剖宫产术。

(贾灵芝)

第三节 胎位异常

胎位异常是造成难产的常见因素之一。分娩时枕前位约占 90%，而胎位异常约占 10%。其中胎头位置异常居多，有因胎头在骨盆内旋转受阻的持续性枕横位、持续性枕后位，有因胎头俯屈不良呈不同程度仰伸的面先露、额先露，还有高直位、前不均倾位等，总计占 6%～7%；胎产式异常的臀先露占 3%～4%，肩先露极少见。此外还有复合先露。

一、持续性枕横位

在分娩过程中，胎头以枕后位或枕横位衔接，在下降过程中，强有力的宫缩多能使胎头向前转 135°或 90°，转成枕前位而自然分娩。如胎头持续不能转向前方，直至分娩后期仍然位于母体骨盆的后方或侧方，致使发生难产，称为持续性枕横位（persistent occipito transverse position，POTP）或持续性枕后位（persistent occipito posterior position，POPP）（图 7-8）。

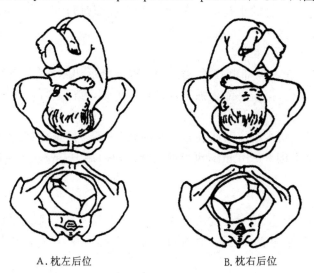

A. 枕左后位　　　　　　　　　　B. 枕右后位

图 7-8　持续性枕后位

（一）原因

1. 骨盆狭窄

男人型骨盆或类人猿型骨盆，其特点是入口平面前半部较狭窄，后半部较宽大，胎头较容易以枕后位或枕横位衔接，又常伴中骨盆狭窄，影响胎头在中骨盆平面向前旋转，致使胎儿成为持续性枕后位或持续性枕横位。

2. 胎头俯屈不良

如胎头以枕后位衔接，胎儿脊柱与母体脊柱接近，不利于胎头俯屈，胎头前囟成为胎头下降的最低部位，而最低点又常转向骨盆前方，当前囟转至前方或侧方时，胎头枕部转至后方或侧方，形成持续性枕后位或持续性枕横位。

（二）诊断

1.临床表现

临产后,胎头衔接较晚或俯屈不良,由于枕后位的胎先露部不易紧贴宫颈和子宫下段,常导致宫缩乏力及宫颈扩张较慢;因枕骨持续位于骨盆后方压迫直肠,产妇自觉肛门坠胀及排便感,致使宫口尚未开全时,过早使用腹压,容易导致宫颈前唇水肿和产妇疲劳,影响产程进展,常导致第二产程延长。

2.腹部检查

头位胎背偏向母体的后方或侧方,母体腹部的2/3被胎体占有,而胎儿肢体占1/3者为枕前位,胎体占1/3而肢体占2/3者为枕后位。

3.阴道(肛门)检查

宫颈部分扩张或开全时,产妇感到盆腔后部空虚,胎头矢状缝位于骨盆斜径上,前囟在骨盆右前方,后囟(枕部)在骨盆左后方为枕左后位,反之为枕右后位;当发现产瘤(胎头水肿)、颅骨重叠,囟门触不清时,需借助胎儿耳郭、耳屏位置及方向判定胎位。如耳郭朝向骨盆后方,则可诊断为枕后位;如耳郭朝向骨盆侧方,则为枕横位。

4.B超检查

根据胎头颜面及枕部的位置,可以准确探清胎头位置以明确诊断。

（三）分娩机制

胎头多以枕横位或枕后位衔接。如在分娩过程中胎头不能转成枕前位,可有以下两种分娩机制。

1.枕左后(枕右后)

胎头枕部到达中骨盆,向后行45°内旋转,使矢状缝与骨盆前后径一致,胎儿枕部朝向骶骨成枕后位。其分娩方式有两种。

(1)胎头俯屈较好:当胎头继续下降至前囟,抵达耻骨弓下时,以前囟为支点,胎头俯屈,使顶部和枕部自会阴前缘娩出,继之胎头仰伸,相继由耻骨联合下娩出额、鼻、口、颏,此种分娩方式为枕后位经阴道分娩最常见的方式(图7-9A)。

(2)胎头俯屈不良:当鼻根出现在耻骨联合下缘时,以鼻根为支点,胎头先俯屈,从会阴前缘娩出前囟、顶及枕部,然后胎头仰伸,使鼻、口、颏部相继由耻骨联合下娩出(图7-9B)。因胎头以较大的枕额周径旋转,胎儿娩出困难,多需手术助产。

2.枕横位

部分枕横位于下降过程中无内旋转动作,或枕后位的胎头枕部仅向前旋转45°成为持续性枕横位,多数需徒手将胎头转成枕前位后自然或助产娩出。

（四）对母儿的影响

1.对产妇的影响

持续性枕横位常继发宫缩乏力,产程延长,常需手术助产;且容易发生软产道损伤,增加产后出血及感染的机会;如胎头长时间压迫软产道,可发生缺血、坏死、脱落,形成生殖道瘘。

2.对胎儿的影响

由于第二产程延长和手术助产机会增多,持续性枕横位常引起胎儿窘迫和新生儿窒息,使围生儿发病率和死亡率增高。

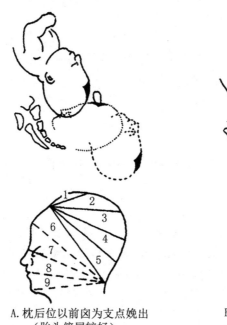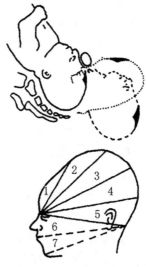

A.枕后位以前囟为支点娩出
（胎头俯屈较好）

B.枕后位以鼻根为支点娩出
（胎头俯屈不良 ）

图 7-9　枕后位分娩机制

（五）治疗

1.第一产程

严密观察产程,让产妇朝向胎儿背侧方向侧卧,以利胎头枕部转向前方。如宫缩欠佳,可静脉滴注缩宫素。宫口开全之前,嘱产妇不要过早屏气用力,以免引起宫颈水肿而阻碍产程进展。如果产程无明显进展,或出现胎儿窘迫,需行剖宫产术。

2.第二产程

如初产妇分娩已近 2 小时,经产妇已近 1 小时,应行阴道检查,再次判断头盆关系,决定分娩方式。当胎头双顶径已达坐骨棘水平面或更低时,可先行徒手转儿头,待枕后位或枕横位转成枕前位,矢状缝与骨盆出口前后径一致时,可自然分娩,或阴道手术助产(低位产钳或胎头吸引器);如转成枕前位有困难,也可向后转成正枕后位,再以低产钳助产,但以枕后位娩出时,需行较大侧切,以免造成会阴裂伤。如胎头位置较高,或疑头盆不称,均需行剖宫产术,禁止使用中位产钳。

3.第三产程

因产程延长,易发生宫缩乏力,故胎盘娩出后应立即肌内注射宫缩剂,防止产后出血;有软产道损伤者,应及时修补。重点监护新生儿,对于手术助产及有软产道裂伤者,产后给予抗生素预防感染。

二、高直位

胎头以不屈不仰姿势衔接于骨盆入口,其矢状缝与骨盆入口前后径一致,称为高直位,是一种特殊的胎头位置异常。胎头的枕骨在母体耻骨联合的后方,称高直前位,又称枕耻位(图 7-10);胎头枕骨位于母体骨盆骶岬前,称高直后位,又称枕骶位(图 7-11)。

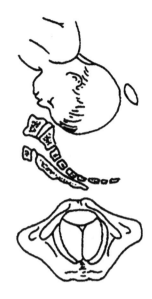

图 7-10　高直前位(枕耻位)

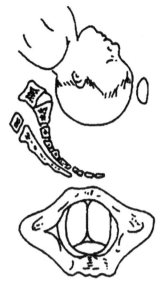

图 7-11　高直后位(枕骶位)

(一)诊断

1.临床表现

临产后胎头不俯屈,胎头进入骨盆入口的径线增大,胎头迟迟不能衔接,胎头下降缓慢或停滞,宫颈扩张也缓慢,致使产程延长。

2.腹部检查

枕耻位时,胎背靠近腹前壁,不易触及胎儿肢体,胎心位置稍高,在腹中部听得较清楚;枕骶位时,胎儿小肢体靠近腹前壁,有时在耻骨联合上方,可清楚地触及胎儿下颏。

3.阴道检查

阴道检查发现胎头矢状缝与骨盆前后径一致,前囟在耻骨联合后,后囟在骶骨前,为枕骶位,反之为枕耻位。由于胎头紧嵌于骨盆入口处,妨碍胎头与宫颈的血液循环,阴道检查时常可发现产瘤,其范围与宫颈扩张程度相符合,一般直径为 3～5 cm。产瘤一般在两顶骨之间,因胎头不同程度的仰伸所致。

(二)分娩机制

1.枕耻位

如胎儿较小,宫缩强,可使胎头俯屈、下降,双顶径达坐骨棘平面以下时,可能经阴道分娩;但胎头俯屈不良而无法入盆时,需行剖宫产。

2.枕骶位

胎背与母体腰骶部贴近,妨碍胎头俯屈及下降,使胎头处于高浮状态,迟迟不能入盆。

(三)治疗

1.枕耻位

枕耻位胎儿可给予试产,加速宫缩,促使胎头俯屈,有望阴道分娩或手术助产,如试产失败,应行剖宫产。

2.枕骶位

一经确诊枕骶位,应行剖宫产。

三、枕横位中的前不均倾位

头位分娩中,胎头不论采取枕横位、枕后位或枕前位通过产道,均可发生不均倾势(胎头侧屈),枕横位时较多见,枕前位与枕后位时较罕见。而枕横位的胎头(矢状缝与骨盆入口横径一致)如以前顶骨先入盆称为前不均倾。

(一)诊断

1.临床表现

因胎头迟迟不能入盆,宫颈扩张缓慢或停滞,使产程延长,前顶骨紧嵌于耻骨联合后方压迫尿道和宫颈前唇,导致尿潴留,宫颈前唇水肿及胎膜早破。胎头受压过久,可出现胎头水肿,又称产瘤。左枕横时产瘤位于右顶骨上,右枕横时产瘤位于左顶骨上。

2.腹部检查

前不均倾时胎头不易入盆。临产早期,于耻骨联合上方可扪到前顶部;随产程进展,胎头继续侧屈使胎头与胎肩折叠于骨盆入口处,因胎头折叠于胎肩之后,使胎肩高于耻骨联合平面,于耻骨联合上方只能触到一侧胎肩而触不到胎头。

3.阴道检查

胎头矢状缝在骨盆入口横径上,后移靠近骶岬,同时前后囟一起后移,前顶骨紧紧嵌于耻骨联合后方,致使盆腔后半部空虚,而后顶骨大部分嵌在骶岬之上(图7-12)。

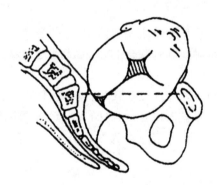

图7-12 前不均倾位

(二)分娩机制

以枕横位入盆的胎头侧屈,多数以后顶骨先入盆,滑入骶岬下骶骨凹陷区,前顶骨再滑下去,至耻骨联合成为均倾姿势;少数以前顶骨先入盆,由于耻骨联合后面平直,前顶骨受阻,嵌顿于耻骨联合后面,而后顶骨架在骶岬之上,无法下降入盆。

(三)治疗

一经确诊为前不均倾位,应尽快行剖宫产术。

四、面先露

面先露多于临产后发现,是因为胎头极度仰伸,使胎儿枕部与胎背接触。面先露以颏为指示点,有颏左前、颏左横、颏左后、颏右前、颏右横和颏右后六种胎位。面先露以颏左前和颏右后多见,经产妇多于初产妇。

（一）诊断

1.腹部检查

因胎头极度仰伸入盆受阻,胎体伸直,宫底位置较高。颏左前时,在母体腹前壁容易扪及胎儿肢体,胎心由胸部传出,故在胎儿肢体侧的下腹部听得清楚。颏右后时,于耻骨联合上方可触及胎儿枕骨隆突与胎背之间有明显的凹陷,胎心遥远而弱。

2.阴道（肛门）检查

阴道检查可触到高低不平、软硬不均的颜面部,如宫口开大时,可触及胎儿的口、鼻、颧骨及眼眶,并根据颏部所在位置确定其胎位。

（二）分娩机制

1.颏左前位

胎头以仰伸姿势入盆、下降,胎儿面部达骨盆底时,胎头极度仰伸,颏部为最低点,故转向前方。胎头继续下降并极度仰伸,当颏部自耻骨弓下娩出后,极度仰伸的胎颈前面处于产道的小弯（耻骨联合）,胎头俯屈时,胎头后部能够适应产道的大弯（骶骨凹）,使口、鼻、眼、额、前囟及枕部自会阴前缘相继娩出（图 7-13）,但产程明显延长。

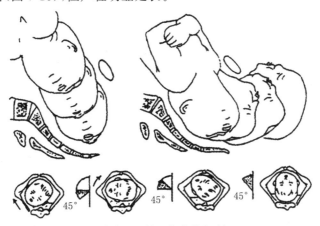

图 7-13　颜面位分娩机制

2.颏右后位

胎儿面部达骨盆底后,有可能经内旋转 135°以颏左前娩出（图 7-14A）;如因内旋转受阻,成为持续性颏右后,胎颈极度伸展,不能适应产道的大弯,足月活胎不能经阴道娩出（图 7-14B）。

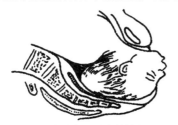
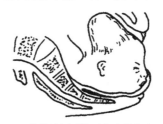

A.颏前位可以自然娩出　　　　B.持续性颏后位不能自然娩出

图 7-14　颏前位及颏后位分娩示意图

（三）对母儿的影响

1.对产妇的影响

颏左前位时因胎儿面部不能紧贴子宫下段及宫颈,常引起宫缩乏力,致使产程延长,颜面部骨质不能变形,易发生会阴裂伤。颏右后位可发生梗阻性难产,如不及时发现,准确处理,可导致子宫破裂,危及产妇生命。

2.对胎儿和新生儿的影响

胎儿面部受压变形,颜面皮肤青紫、肿胀,尤以口唇为著,影响吸吮,严重时会发生会厌水肿,影响呼吸和吞咽。新生儿常于出生后保持仰伸姿势达数日之久。

（四）治疗

1.颏左前位

如无头盆不称,产力良好,经产妇有可能自然分娩或需行产钳助娩;初产妇有头盆不称或出现胎儿窘迫征象时,应行剖宫产。

2.颏右后位

胎儿为颏右后位时,应行剖宫产术。如胎儿畸形,无论颏左前位或颏右后位,均应在宫口开全后,全麻下行穿颅术结束分娩,术后常规检查软产道,如有裂伤,应及时缝合。

五、臀先露

臀先露是最常见的异常胎位,占妊娠足月分娩的 $3\%\sim4\%$,因胎头比胎臀大,且分娩时胎头无法变形,往往娩出困难;加之脐带脱垂较常见,使围生儿死亡率增高,为枕先露的 $3\sim8$ 倍。臀先露以骶骨为指示点,有骶左前、骶左横、骶左后、骶右前、骶右横和骶右后六种胎位。

（一）原因

妊娠 30 周以前,臀先露较多见,妊娠 30 周以后,多能自然转成头先露。持续为臀先露的原因尚不十分明确,可能的因素有以下几种。

1.胎儿在宫腔内活动范围过大

羊水过多,经产妇腹壁松弛以及早产儿羊水相对偏多,胎儿在宫腔内自由活动形成臀先露。

2.胎儿在宫腔内活动范围受限

子宫畸形(如单角子宫、双角子宫等)、胎儿畸形(如脑积水等)、双胎、羊水过少、脐带缠绕致脐带相对过短等均易发生臀先露。

3.胎头衔接受阻

狭窄骨盆、前置胎盘、肿瘤阻塞盆腔等,也易发生臀先露。

（二）临床分类

臀先露根据胎儿两下肢的姿势分为以下几种。

1.单臀先露或腿直臀先露

胎儿双髋关节屈曲,双膝关节直伸,以臀部为先露最多见。

2.完全臀先露或混合臀先露

胎儿双髋关节及膝关节均屈曲,有如盘膝坐,以臀部和双足为先露较多见。

3.不完全臀先露

胎儿以一足或双足、一膝或双膝,或一足一膝为先露,膝先露是暂时的,随产程进展或破水后发展为足先露较少见。

（三）诊断

1.临床表现

孕妇常感肋下有圆而硬的胎头,由于胎臀不能紧贴子宫下段及宫颈,常导致宫缩乏力,宫颈扩张缓慢,致使产程延长。

2.腹部检查

子宫呈纵椭圆形,胎体纵轴与母体纵轴一致,在宫底部可触到圆而硬、按压有浮球感的胎头,而在耻骨联合上方可触到不规则、软且宽的胎臀,胎心在脐左(或右)上方听得最清楚。

3.阴道(肛门)检查

在肛查不满意时,阴道检查可扪及软而不规则的胎臀或触到胎足、胎膝,同时可以了解宫颈扩张程度及有无脐带脱垂发生。如胎膜已破,可直接触到胎臀、外生殖器及肛门,如触到胎足,应与胎手相鉴别(图 7-15)。

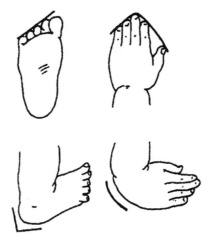

图 7-15　胎手与胎足的区别

4.B超检查

B超能准确探清臀先露类型、胎儿大小、胎头姿势等。

（四）分娩机制

在胎体各部中,胎头最大,胎肩小于胎头,胎臀最小。头先露时,胎头一经娩出,身体其他部分随即被娩出;而臀先露时则不同,较小而软的胎臀先娩出,最大的胎头则最后娩出。为适合产道的条件,胎臀、胎肩、胎头需按一定机制适应产道条件方能娩出,故需要掌握胎臀、胎肩及胎头三部分的分娩机制,下文将以骶右前为例加以阐述。

1.胎臀娩出

临产后,胎臀以粗隆间径衔接于骨盆入口右斜径上,骶骨位于右前方,胎臀继续下降,前髋下降稍快,故位置较低,抵达骨盆底遭到阻力后,前髋向母体右侧行 45°内旋转,使前髋位于耻骨联合后方,此时粗隆间径与母体骨盆出口前后径一致。胎臀继续下降,胎体侧屈以适应产道弯曲度,后髋先从会阴前缘娩出,随即胎体稍伸直,使前髋从耻骨弓下娩出,继之,双腿双足娩出,当胎臀及两下肢娩出后,胎体行外旋转,使胎背转向前方或右前方。

2.胎肩娩出

在胎体行外旋转的同时,胎儿双肩径衔接于骨盆入口右斜径或横径上,并沿此径线逐渐下降,当双肩达骨盆底时,前肩向右旋转 45°,转至耻骨弓下,使双肩径与骨盆中、出口前后径一致。同时胎体侧屈使后肩及后上肢从会阴前缘娩出。继之,前肩及前上肢从耻骨弓下娩出。

3.胎头娩出

当胎肩通过会阴时,胎头矢状缝衔接于骨盆入口左斜径或横径上,并沿此径线逐渐下降,同时胎头俯屈,当枕骨达骨盆底时,胎头向母体左前方旋转 45°,使枕骨朝向耻骨联合。胎头继续下降。当枕骨下凹到达耻骨弓下缘时,以此处为支点,胎头继续俯屈,使颏、面及额部相继自会阴前缘娩出,随后枕部自耻骨弓下娩出。

(五)对母儿的影响

1.对产妇的影响

胎臀不规则,不能紧贴子宫下段及宫颈,容易发生胎膜早破或继发性宫缩乏力,增加产褥感染与产后出血的风险。宫口未开时全强行牵拉,容易造成宫颈撕裂,甚至延及子宫下段。

2.对胎儿和新生儿的影响

胎臀高低不平,对前羊膜囊压力不均匀,常致胎膜早破,脐带脱垂,造成胎儿窘迫甚至胎死宫内。由于娩出胎头困难,可发生新生儿窒息、臂丛神经损伤及颅内出血等。

(六)治疗

1.妊娠期

妊娠 30 周前,臀先露多能自行转成头位,如妊娠 30 周后仍为臀先露,应注意寻找臀位形成的原因。

2.分娩期

分娩期应根据产妇年龄、胎次、骨盆大小、胎儿大小、臀先露类型以及有无并发症,于临产初期做出正确判断,决定分娩方式。

(1)择期剖宫产的指征:狭窄骨盆、软产道异常、胎儿体重大于 3 500 g、儿头仰伸、胎儿窘迫、高龄初产、有难产史、不完全臀先露等。

(2)决定阴道分娩的处理:可根据不同的产程分别处理。

第一产程:产妇应侧卧,不宜过多走动,少做肛查,不灌肠,尽量避免胎膜破裂。一旦胎膜破裂,立即听胎心。如胎心变慢或变快,立即行肛查,必要时行阴道检查,了解有无脐带脱垂。如脐带脱垂,胎心好,但宫口未开全,为抢救胎儿,需立即行剖宫产术。如无脐带脱垂,可严密观察胎心及产程进展。如出现宫缩乏力,应设法加强宫缩,当宫口开大 4~5 cm 时,胎足即可经宫口娩出阴道。为了使宫颈和阴道充分扩张,消毒外阴之后,使用"堵"外阴方法,即当宫缩时,用消毒巾以手掌堵住阴道口让胎臀下降,避免胎足先下降。待宫口及阴道充分扩张后才让胎臀娩出。此法有利于后出胎头的顺利娩出。在堵的过程中,应每隔 10~15 分钟听胎心一次,并注意宫口是否开全。宫口已开全再堵易引起胎儿窘迫或子宫破裂。宫口近开全时,要做好接生和抢救新生儿窒息的准备。

第二产程:接生前,应导尿,排空膀胱,初产妇应做会阴侧切术。可有三种分娩方式:①自然分娩:胎儿自然娩出,不做任何牵拉,此种方式极少见,仅见于经产妇、胎儿小、产力好、产道正常者。②臀助产术:当胎臀自然娩出至脐部后,胎肩及后出胎头由接生者协助娩出。脐部娩出后,胎头娩出最长不能超过 8 分钟。③臀牵引术:胎儿全部由接生者牵引娩出。此种手术对胎儿损伤大,不宜采用。

第三产程:产程延长,易并发子宫乏力性出血。胎盘娩出后,应静推或肌内注射缩宫素,以防止产后出血。若为手术助产分娩,应于产后常规检查软产道,如有损伤,应及时缝合,并给予抗生素预防感染。

六、肩先露

胎体纵轴和母体纵轴相垂直为横产式,胎体横卧于骨盆入口之上,先露部为肩,称为肩先露。肩先露占妊娠足月分娩总数的 $0.1\%\sim0.25\%$,是对母儿最不利的胎位。除死胎和早产儿肢体可折叠娩出外,足月活胎不可能经阴道娩出。如不及时处理,容易造成子宫破裂,威胁母儿生命。根据胎头在母体左(右)侧和胎儿肩胛朝向母体前(后)方,肩先露分为肩左前、肩右前、肩左后和肩右后四种胎位。

(一)原因

肩先露与臀先露发生原因类似,初产妇肩先露首先必须排除狭窄骨盆和头盆不称。

(二)诊断

1.临床表现

先露部胎肩不能紧贴子宫下段及宫颈,缺乏直接刺激,容易发生宫缩乏力;胎肩对宫颈压力不均匀,容易发生胎膜早破,破膜后羊水迅速外流,胎儿上肢或脐带容易脱出,导致胎儿窘迫,甚至胎死宫内。随着宫缩不断加强,胎肩及胸廓一部分被挤入盆腔内,胎体折叠弯曲,胎颈被拉长,上肢脱出于阴道口外,胎头和胎臀仍被阻于骨盆入口上方,形成嵌顿性或忽略性肩先露(图 7-16)。

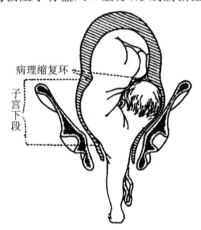

图 7-16　忽略性肩先露

宫缩继续加强,子宫上段越来越厚,子宫下段被动扩张,越来越薄,由于子宫上下段肌壁厚薄相差悬殊,形成环状凹陷,并随宫缩逐渐升高,甚至可达脐上,形成病理缩复环,是子宫破裂的先兆。如不及时处理,将发生子宫破裂。

2.腹部检查

子宫呈横椭圆形,子宫底高度低于正常高度,子宫横径宽,宫底部及耻骨联合上方较空虚,在母体腹部一侧可触到胎头,另一侧可触到胎臀。肩左前时,胎背朝向母体腹壁,触之宽大平坦。胎心于脐周两侧听得最清楚。根据腹部检查多可确定胎位。

3.阴道(肛门)检查

胎膜未破者,因胎先露部浮动于骨盆入口上方,肛查不易触及胎先露部;如胎膜已破、宫口已扩张者,阴道检查可触到肩胛骨、肩峰、肋骨或腋窝。腋窝尖端示胎儿头端,据此可决定胎头在母体左(右)侧,肩胛骨朝向母体前(后)方,可决定肩前(后)位。例如,胎头位于母体右侧,肩胛骨朝向后方,则为肩右后位。胎手若已脱出阴道口外,可用握手法鉴别是胎儿左手或右手。因检查者只能与胎儿同侧手相握,如肩右前位时左手脱出,检查者只能用左手与胎儿左手相握,余类推。

4.B超检查

B超检查能准确探清肩先露,并能确定具体胎位。

(三)治疗

1.妊娠期

妊娠后期发现肩先露应及时矫正,可采用胸膝卧位或试行外倒转术转成纵产式(头先露或臀先露)并包扎腹部以固定产式。如矫正失败,应提前入院决定分娩方式。

2.分娩期

根据胎产式、胎儿大小、胎儿是否存活、宫颈扩张程度、胎膜是否破裂、有无并发症等决定分娩方式。

(1)足月,活胎,未临产,择期行剖宫产术。

(2)足月,活胎,已临产,无论破膜与否,均应行剖宫产术。

(3)已出现先兆子宫破裂或子宫破裂征象,无论胎儿存活,均应立即行剖宫产,术中如发现宫腔感染严重,应将子宫一并切除(子宫次全切除术或子宫全切术)。

(4)胎儿已死,无先兆子宫破裂征象,如宫口已开全,可在全麻下行断头术或毁胎术。术后应常规检查子宫下段、宫颈及阴道有无裂伤,如有裂伤应及时缝合。注意预防产后出血,并需应用抗生素预防感染。

七、复合先露

胎先露部(胎头或胎臀)伴有肢体(上肢或下肢)同时进入骨盆入口,称为复合先露。临床以头与手的复合先露最常见,多发生于早产者,发生率为 $1.43‰\sim1.60‰$。

(一)诊断

当因产程进展缓慢做阴道检查时,若发现胎先露旁有肢体可明确诊断,常见胎头与胎手同时入盆,应注意与臀先露和肩先露相鉴别。

(二)治疗

(1)无头盆不称,让产妇向脱出的肢体对侧侧卧,肢体常可自然缩回。脱出的肢体与胎头已入盆,待宫口开全后于全麻下上推肢体,将其回纳,然后经腹压胎头下降,以低位产钳助娩,或行内倒转术助胎儿娩出。

(2)头盆不称或伴有胎儿窘迫征象,应行剖宫产术。

(邓慧卉)

第八章

分娩期并发症

第一节 子宫破裂

子宫破裂是妊娠期和分娩期极其严重的并发症之一,直接威胁母儿生命,导致灾难性的后果,其中出血、休克、感染是患者死亡的主要原因。子宫破裂的发病率和病因构成在社会经济发展不同的国家和地区的报道中差别很大,美国为 $0.04\%\sim0.1\%$,中国为 $0.1\%\sim0.55\%$,非洲部分国家地区高达 $1\%\sim1.2\%$。发达国家导致子宫破裂的主要原因是既往剖宫产瘢痕,经济欠发达地区和落后地区的主要原因是梗阻性难产和不当助产。近年来,随着剖宫产后再次妊娠病例的增多和前列腺素类药物在催引产领域的广泛应用,子宫破裂的发病率较以前有上升的趋势。

一、病因

子宫破裂的病因主要有瘢痕子宫(包括剖宫产术后和其他子宫手术后)、梗阻性难产、宫缩剂应用不当和助产手术损伤。

(一)瘢痕子宫

狭义的瘢痕子宫主要是指子宫有剖宫产手术史或子宫肌瘤剔除病史,特别是古典式的子宫体部剖宫产术和剥除时穿透子宫内膜达宫腔的子宫肌瘤手术对子宫肌壁的损伤较大,形成的瘢痕范围宽,不能承受妊娠子宫胀大和宫缩时的张力,更容易在妊娠晚期和分娩时发生子宫破裂。

广义的瘢痕子宫包括子宫畸形矫形术、子宫角部切除术、子宫破裂修补、子宫穿孔等手术操作对子宫造成的损伤。随着外科和妇科微创手术的迅速发展与广泛开展,高频电刀、超声刀等能量器械在手术中的应用给子宫带来了一系列热损伤的问题;甚至常见的腹腔镜下输卵管峡部或间质部妊娠手术时,能量、器械操作不当会造成子宫角部过度的灼伤,引起中晚孕子宫自发性破裂也时有发生。

(二)梗阻性难产

梗阻性难产是子宫破裂常见的原因之一,该类型子宫破裂好发于伴随有子宫肌壁原发和继发病理性改变者,如多产、畸形子宫肌层发育不良、胎盘植入病史等导致子宫肌壁延展性和抗张能力下降的因素。这些患者如果同时伴有明显的骨盆狭窄、头盆不称、软产道畸形、盆腔肿瘤、胎位异常和胎儿畸形等因素阻碍胎先露下降时,子宫为克服阻力,体部肌肉强烈收缩,子宫下段被迫拉长、变薄,最终破裂,这也是子宫破裂中最常见类型。破裂处多发生于子宫下段,严重的可以延伸到宫体、宫颈、阴道甚至撕裂膀胱。

（三）宫缩剂应用不当

使用前列腺素药物以及缩宫素等宫缩剂引产、催产,若时机把握不当,或超剂量用药都可能会造成子宫平滑肌强烈的痉挛性收缩。值得注意的是,在胎膜自然破裂和人工破膜等存在内源性前列腺素释放的情况下,一定要严格控制宫缩剂使用的指征和时机,避免造成子宫收缩效应叠加,导致宫缩过强、子宫破裂。

（四）助产手术损伤

分娩时实施助产手术引起的子宫破裂损伤,多是由不适当或粗暴的手术操作所导致。宫口未开全,强行产钳术或臀牵引术会导致子宫颈严重裂伤并上延到子宫下段;臀牵引手法粗暴,未按照分娩机转,会引起胎儿手臂上举,出头困难,后出头暴力牵拉;忽略性横位内倒转术,毁胎术以及部分人工剥离胎盘术等由于操作不当,均可造成子宫破裂。第二产程中暴力按压宫底,增加腹压,促使胎儿娩出也是导致子宫破裂的高危因素之一。

二、分类

子宫破裂按照发生时间可以分为妊娠期破裂和分娩期破裂,按照原因可以分为自发性破裂和损伤性破裂,按照程度可分为完全破裂和不完全破裂。

三、临床表现

子宫破裂发生在瘢痕子宫和非瘢痕子宫病例时的表现不尽相同,因此对两类患者的临床表现都要有明确的认识。

（一）非瘢痕子宫破裂

非瘢痕子宫破裂即传统意义上的子宫破裂,几乎均发生于分娩过程中,根据其病程进展可以分为先兆子宫破裂和子宫破裂两个阶段。

1.先兆子宫破裂

先兆子宫破裂多见于产程长、有梗阻性难产高危因素的患者,典型的表现为腹痛、病理性缩复环、胎心改变和血尿的"四联征"。

（1）腹痛:由于宫缩过强,子宫呈现强直性或痉挛性收缩,产妇因剧烈的腹痛而烦躁不安、呼吸心率增快、下腹部拒按。

（2）病理性缩复环:因为梗阻的存在,子宫平滑肌反应性的强直收缩,导致子宫体部肌层增厚,同时下段肌层在强力拉伸作用下延展、菲薄,从腹壁上观察,宫体部和子宫下段之间形成一个明显的凹陷,为病理性缩复环。随着宫缩的进展,子宫下段进一步拉伸,病理性缩复环会逐渐上移达到脐平面或以上,如果此时不能得到处理,子宫下段最终会因为张力过高而断裂,进展成为子宫破裂。

（3）胎心改变:发生先兆子宫破裂时,子宫平滑肌痉挛,强直性收缩,由于没有充分的平滑肌舒张期,有效的胎盘血流灌注和氧气交换会受影响,胎儿会因急性缺氧出现胎动频繁,电子胎心监护可能会显示胎儿心动过速、心动过缓、重度变异减速以及晚期减速等一系列胎儿宫内窘迫的表现。

（4）血尿:发生梗阻性难产时,胎先露部位持续压迫膀胱,膀胱壁水肿、黏膜充血,会导致血尿和排尿困难。

2.子宫破裂

子宫破裂往往在先兆子宫破裂的进展过程中骤然发生,表现如下。

(1)子宫破裂在先兆子宫破裂基础上突然发生。患者感到下腹部"撕裂样"剧烈疼痛,随后强烈的宫缩短暂停止。孕妇自觉腹痛症状会出现一过性的缓解和"轻松感",但是紧接着,由于羊水、胎儿、血液充盈整个腹腔,患者很快出现全腹疼痛及腹膜刺激征。

(2)产妇呼吸急促、浅快,出现心率增快、脉搏细弱、血压下降等失血性休克的表现。

(3)全腹部肌紧张,压痛、反跳痛明显,移动性浊音阳性。从腹部可触及明显的胎儿肢体等部位,胎动停止、胎心消失,有时在胎儿旁可扪及收缩的子宫体。经阴道检查可以发现胎先露上移,宫颈口可见鲜血流出,有时可以经宫颈向上扪及子宫下段前壁缺损。

(4)不完全子宫破裂:不完全子宫破裂是指子宫肌层部分或完全断裂,浆膜完整,此时胎儿、胎盘、脐带等附属物仍然在宫腔内。发生子宫不完全破裂时,宫缩疼痛并不明显,可以有少量的阴道流血,胎儿仍然存活,但会出现严重的晚期减速、基线变异消失等缺氧表现。此时破裂的肌层如果累及血管,也会发生严重的腹腔内出血或阔韧带血肿、后腹膜血肿等,并出现失血性休克症状。

(二)瘢痕子宫破裂

瘢痕子宫破裂发生于既往有子宫手术史或子宫损伤病史的患者,和非瘢痕子宫破裂相比,瘢痕子宫破裂可以发生在妊娠晚期和分娩期,部分严重的病例,如能量器械造成的子宫角部、子宫体部烧灼伤者,甚至会发生中孕期自发性子宫破裂,导致腹腔内出血、急腹症。子宫下段剖宫产术后的瘢痕子宫破裂往往缺乏先兆子宫破裂的表现,部分患者仅有下腹部针刺样疼痛或压痛,伴或不伴血尿,临床上还有部分病例无任何阳性表现,只是剖宫产术中意外发现。

四、诊断和鉴别诊断

(一)诊断

根据典型的病史、症状、体征,典型的子宫破裂诊断并不困难,关键在于根据病史及时筛查和识别子宫破裂的高危因素,并对其重点监测,在临产时能够及时识别先兆子宫破裂的表现,分辨子宫强直性收缩、腹痛和正常产程中的宫缩痛。当产程中出现宫缩突然消失、胎心消失、产妇心率增快、血压下降等表现时,一定要警惕子宫破裂的发生。

对可疑的高危孕产妇,建议产程中持续电子胎心监护,及时发现胎儿心动过速、心动过缓、严重变异减速或晚期减速、延长减速等异常。

腹腔穿刺可以明确诊断腹腔内出血,急诊床旁 B 型超声检查可以协助诊断腹腔内出血、死胎等。

(二)鉴别诊断

1.胎盘早剥

Ⅱ级以上的胎盘早剥会出现子宫强直收缩、宫体压痛、阴道出血、胎儿窘迫或死亡、孕妇失血性休克等表现,与子宫破裂的临床表现有诸多相似之处。但是严重的胎盘早剥一般都存在子痫前期、子痫、严重腹部外伤等病史,腹部检查无病理性缩复环。超声检查见子宫完整,部分病例可见到胎盘后血肿等典型的胎盘剥离征象。

2.难产伴发绒毛膜羊膜炎

部分病例,特别是合并胎膜早破者,由于产程长、多次行阴道检查、胎头旋转等操作可以导致绒毛膜羊膜炎,出现子宫体压痛、激惹等类似先兆子宫破裂的表现。因为感染的存在,绒毛膜羊膜炎患者可伴有羊水异味、白细胞计数和分类升高、C反应蛋白及降钙素原增高等表现。结合病理缩复环、血尿等症状的有无及B型超声检查,鉴别并不困难。

五、治疗

一般治疗:开放静脉通道、吸氧、输液,做好输血的准备,大剂量应用广谱抗生素预防感染。

(一)先兆子宫破裂

一旦诊断为先兆子宫破裂,立即予以抑制宫缩药物输注,肌内注射或静脉输注镇静剂,如盐酸哌替啶100 mg肌内注射,吸入麻醉或静脉全身麻醉,尽快行剖宫产术,抢救胎儿生命。

(二)子宫破裂

确诊子宫破裂,无论胎儿存活与否都应当在积极抗休克治疗的同时急诊剖腹探查,尽量快地找到出血位置,止血。对于新鲜、整齐、无感染的子宫破裂,如果患者有生育要求可以行创面修补缝合。破口不规则或伴感染者应考虑子宫次全切除术。如果子宫破裂口向下延伸至宫颈,建议患者行子宫全切。术中发现有阔韧带巨大血肿时,要打开阔韧带,充分下推膀胱及游离输尿管后再钳夹切断组织。尽量就地抢救已发生失血性休克子宫破裂的患者,避免因搬运加重休克与出血。如果当地条件有限,必须转院时,一定要同时大量输血、输液、抗休克治疗,腹部加压包扎后,依就近原则转运至有救治能力的医疗机构。

(三)预防

子宫破裂是严重的产科并发症,根据国内报道,围生儿死亡率高达90%,孕产妇死亡率为12%,一旦发生子宫破裂,后果严重,因此子宫破裂重在预防。而且通过系统化的管理和严密观察,绝大多数子宫破裂是可以避免的。

1.健全妇幼保健制度

加强围生期保健管理,及时发现高危患者,进行追踪管理和适时转诊,按照病情制订适宜的分娩计划。特别强调,对有子宫手术操作史的患者,尽量取得前次手术操作的原始资料,根据手术记录情况综合评估。

2.强化医务人员的理论实践技能培训

严密观察产程,及时识别并正确处理病理缩复环、强直性子宫收缩等异常情况。

3.严格掌握宫缩剂的应用原则

缩宫素、前列腺素制剂在促宫颈成熟、催引产的应用规范。对宫缩药物使用的间隔时间、剂量、叠加效应等要熟练掌握,使用时专人看守、做好相关记录。

4.掌握手术助产的适应证和禁忌证

避免因不恰当的粗暴操作造成医源性子宫破裂。对操作困难的产钳助产、内倒转术、毁胎术等,常规在术后探查宫颈、宫腔,必要时可以利用B型超声协助检查。

5.严格掌握剖宫产指征

减少不必要的瘢痕子宫。

6.实施剖宫产后阴道分娩

要稳步有序地开展手术,做到制度先行、规范先行,严格掌握指征,切忌盲目跟风,给医患双方带来不必要的风险和危害。

(韩素萍)

第二节　下生殖道损伤

胎儿经阴道分娩时,宫颈、阴道、会阴都极度扩张,整个下生殖道和邻近器官(膀胱、尿道、直肠)都可能发生损伤,常见的有宫颈裂伤、阴道裂伤、会阴裂伤与阴道和会阴深部血肿形成。产道机械性梗阻、巨大胎儿、胎儿异常、宫缩过强等都是生殖道损伤的高危因素。临床上更多的损伤多发生在协助胎儿娩出所采用的各种阴道助产手术过程中,如产钳术、胎头吸引、臀位牵引术及助产术等。操作者努力提高诊疗操作水平,掌握各种手术指征及正确实施方法,下生殖道损伤是可以被有效控制的。

一、分类及临床表现

(一)会阴阴道裂伤

会阴裂伤和阴道裂伤常常伴发,根据范围不同,会阴的裂伤分为以下四度。①Ⅰ度裂伤:阴蒂、尿道口周围、大小阴唇皮肤黏膜的裂伤,处女膜环断裂,会阴皮肤裂伤。②Ⅱ度裂伤:裂伤达会阴深浅横肌,或深达肛提肌及其筋膜,常沿两侧阴道沟向上延长,严重的可达阴道后穹隆。③Ⅲ度裂伤:在Ⅱ度裂伤基础上深度累及肛门括约肌。④Ⅳ度裂伤:Ⅲ度裂伤并发直肠黏膜裂伤。

阴道裂伤包括表浅的黏膜裂伤、深及盆底组织的裂伤和大面积的阴道壁裂伤。常见的会阴侧切部位的顶点向上纵行裂伤,甚至可以延伸至阴道顶端,其深度也各有不同,个别深度裂伤可达耻骨下支,有时可有数个裂口,直到穹隆。阴道裂伤还可以向外、向内延伸,甚至累及小阴唇或尿道旁组织。形成阴道裂伤的主要原因包括胎儿过大、急产、阴道壁充血水肿等。但产钳使用不当是最重要的原因,胎头旋转不完全,而产钳勉强交合,牵引时,又未沿产道、产轴进行。

(二)宫颈裂伤

常见的宫颈裂伤是纵行裂伤。撕裂位置多位于三点或九点,裂伤有时可深达阴道穹隆部。子宫颈环形撕裂较少见,上唇或下唇的内面因暴力而发生环形撕裂和翻出。宫颈撕裂常发生在胎儿过大、急产、产钳助产不当,以及臀位牵引术后用暴力牵拉胎头时,如撕裂过大过深,或累及血管,均可导致大量出血。

(三)外阴阴道血肿

外阴阴道血肿分两种:一种是开放性血肿,见于会阴阴道裂伤或会阴切开术后切口裂伤,缝合修复时止血不彻底,残留死腔,导致血液局部积聚形成;另一种是闭合性血肿,可发生于产程活跃期、分娩期和产褥期。尽管分娩过程中胎儿始终试图以最小径线通过产道的最大径线,但是产妇阴道会阴软组织仍然会极度扩张,黏膜以下部位血管因牵拉断裂导致自发性的闭合血肿形成,如果孕妇合并妊娠期高血压疾病、营养不良、低蛋白血症等情况,就更容易出现外阴阴道水肿。急产、产钳助产会因为产道扩张不充分而导致血肿发生。血肿多位于外阴深部及阴道下段侧壁,表现为会阴、阴道局部逐渐加重的胀痛、肿块、瘀斑，触痛明显。由于盆底组织的疏松结构，阴道血肿可以沿阴道侧壁扩散形成巨大血肿，甚至压迫直肠、尿道，引起肛门坠胀和排尿障碍，阴道检查有助于明确血肿的存在、位置、范围大小。在妊娠期高血压疾病的情况下，外阴、阴道，甚至阔韧带内都可以有自发性血肿，有时血肿巨大，腹部可以扪及包块，而子宫可被推向一侧。

（四）膀胱破裂

阴道壁以及相邻的膀胱弹性均较大，如在术前常规导尿，则在行阴道的一般助产术时，不易发生破裂，但如因胎位异常等情况行毁胎术，胎儿锐利的骨片或术者器械操作不当，均可能刺破阴道前壁及膀胱，以上各种损伤都可导致出血，特别是妊娠期盆底组织血供丰富，如损伤严重，可发生大量出血。

二、治疗

下生殖道组织血管丰富，容易愈合，但是妊娠和分娩期的生理性改变使得组织充血、水肿，并且容易发生累及宫颈、阴道、会阴的复合性损伤，手术修补要求严格止血、分层对合。组织之间对合牢固但无张力，否则容易因为继发性肿胀导致张力过大，局部缺血坏死而影响预后。阴道、宫颈的损伤往往较深，应适当麻醉患者后摆好其体位，以充分暴露手术视野。良好的照明和熟练的助手也是做好修补手术不可或缺的重要因素。

（一）会阴阴道裂伤

会阴裂伤和阴道裂伤常常同时发生，对于新鲜的裂伤，只要注意消毒止血，正确辨认其解剖结构，并及时正确修补缝合，恢复原有解剖结构，即使是Ⅲ度裂伤，成功率也可达到99%。

Ⅰ度会阴阴道裂伤可能伴有阴蒂及尿道口周围、大小阴唇皮肤黏膜损伤、处女膜环断裂。可选用2-0可吸收线间断缝合止血，恢复组织结构。Ⅰ度会阴裂伤的会阴体皮肤损伤较小，组织缝合对合良好后皮肤可以自然贴合，一般不需单独缝合。

Ⅱ度裂伤会导致会阴浅横肌、深横肌甚至肛提肌及其筋膜断裂，向内沿两侧阴道沟上延形成阴道后壁舌形撕裂。缝合中要注意充分暴露阴道裂伤的顶端，必要时可用纱布填塞阴道后穹隆以协助暴露。2-0可吸收线缝合阴道壁黏膜，部位要超过裂口顶端0.5 cm以上；2-0可吸收线间断缝合撕裂的会阴体肌层，缝合会阴皮下组织；3-0可吸收线行会阴皮内缝合，丝线外缝合定期拆线亦可。术后取出填塞的阴道纱布，先后行阴道和直肠指检，检查有无血肿、直肠黏膜有无损伤或贯穿缝合。

Ⅲ度和Ⅳ度裂伤因为涉及肛门括约肌功能恢复，重点在于恢复正常解剖层次和结构，应当由高年资医生实施修补手术。在阴道穹隆部填塞纱布，阻挡宫腔内出血，以免影响手术视野；充分清洁冲洗创面，严格消毒；直肠内塞入纱条防止肠内容物污染，使用3-0可吸收线，由直肠裂口顶端上0.5 cm处开始间断内翻缝合黏膜下层，不能穿透黏膜，边缝边退出纱条，再间断内翻缝合直肠肌层和筋膜。鼠齿钳（Allis钳）钳夹两侧挛缩的肛门括约肌断端，可用剪刀锐性游离部分断端以便于缝合，用7号丝线端端缝合或重叠缝合两针，嘱患者做缩肛运动，证实肛门括约肌收缩力。缝合两侧肛提肌，覆盖直肠壁。余步骤同Ⅱ度裂伤。术后无渣流质饮食3天，外阴部用0.5%碘伏溶液冲洗，术后第4天开始，每天口服乳果糖20～30 mL，保持大便软化通畅。

对于创面较深的阴道裂伤，可以采取分层缝合，注意不留死腔。出血多的部位可以置橡皮引流条。对于弥漫性渗血的创面，缝合后可以用碘伏纱布阴道填塞，压迫24小时后取出。

（二）宫颈裂伤

阴道分娩和助产后要常规用无齿卵圆钳从 12 点部位开始交替检查宫颈一周,若发现累及穹隆的裂伤,还要经阴道探查子宫下段完整性。宫颈最常见的裂伤部位是 3 点和 9 点处。如果裂伤超过 1 cm,或伴活动性出血,应及时缝合。

用无齿卵圆钳分别钳夹两侧裂缘下端并向下牵拉,必要时配合阴道拉钩能充分暴露裂伤部位。使用2-0 可吸收线,在裂伤顶端上 0.5 cm 处做“8”字缝合,然后间断全层缝合宫颈至游离边缘0.5 cm 处。有环形裂伤者,行横行间断缝合。累及阴道穹隆的宫颈裂伤或宫颈裂伤向上超过宫颈阴道部不能完全暴露者,须剖腹探查,经腹修补,同时仔细探查子宫下段裂伤情况。

（三）外阴阴道血肿

外阴和阴道小的血肿,若无继续增大的趋势,没有感染征象,可以采取冰敷、加压包扎、阴道纱布填塞压迫等保守治疗方法处理。如果血肿持续增大,必须及时切开引流,寻找活动性出血点缝扎止血。若未发现明确的活动性出血灶,则清除积血、缝合关闭血肿腔隙、置引流条、术后加压包扎。

阴道血肿可以是闭合性血肿,也可以是阴道裂伤及会阴切开后小血管回缩止血不彻底导致的继发血肿。两者处理原则相同,都是要充分清除积血、止血、缝合关闭死腔。但阴道壁组织疏松,很容易在疏松结缔组织内形成无法被彻底清除的积血,此时充分引流就特别重要,缝合后可以用碘伏纱布填塞阴道,压迫 24 小时后取出。此外,要特别警惕阴道血肿向盆腔方向蔓延至阔韧带和后腹膜,患者会出现腹痛、腰痛以及难以用显性出血解释的血红蛋白进行性下降。这种情况就必须行开腹手术清除血肿。

（四）膀胱损伤

行毁胎术等操作后要常规检查阴道各个壁的完整性,当发生前壁损伤时需要观察尿液性状,必要时可以采取膀胱亚甲蓝溶液灌注,了解是否存在膀胱壁缺损。新鲜的膀胱损伤若得到及时修补,预后良好。但是如果术中未及时发现而形成陈旧性损伤,即膀胱阴道瘘,手术就相对复杂很多。

阴道分娩或助产术后发生的下生殖道损伤,往往伴有较多的出血、长时间的操作,术中、术后应根据产妇的具体情况予以补液、输血,术后常规予以抗生素预防感染。

三、预防

分娩期下生殖道损伤当以预防为主,尽量降低其发生率,防止严重并发症发生,这也是评价产科质量的标准之一。

（一）掌握阴道分娩产程的要点

掌握阴道分娩产程正确处理方法及各种阴道助产术的适应证、禁忌证,这是防止各种下生殖道损伤的关键。例如,宫颈口未开全时禁止使用产钳术,禁用高位产钳助产;禁止滥用宫缩剂,人为造成急产等。

（二）全面了解产妇全身及产科情况

在试产和实施助产前,系统全面地了解产妇全身及产科情况,详细内容如下所述。

（1）了解产妇有无妊娠合并症及并发症,以及其严重程度,以便做出分娩方式的选择和术前准备。

（2）了解产妇的骨产道、软产道情况,孕妇宫高腹围,超声下胎儿径线,综合评估是否存在显著头盆不称。

（3）阴道助产前需要充分的、适宜的麻醉，以保持会阴和盆底软组织的松弛。

（4）开放静脉通道，以备必要时静脉给药、输血。

（5）阴道助产术前导尿，保持膀胱空虚。

（6）阴道分娩，特别是手术助产后常规检查宫颈、阴道、外阴及会阴部情况，有无撕裂血肿等，检查应仔细完全，避免遗漏。

（韩素萍）

第三节　晚期产后出血

晚期产后出血是指分娩 24 小时后，在产褥期内发生的子宫大量出血，出血量超过 500 mL，产后 1～2 周发病最常见，亦有迟至产后 6 周发病，又称产褥期出血。晚期产后出血发生率的高低与各地产前保健及产科质量水平密切相关。近年来，随着各地剖宫产率的升高，晚期产后出血的发生率有上升趋势。

一、病因

（一）胎盘、胎膜残留

胎盘、胎膜残留是最晚期产后出血常见的病因，多发生于产后 10 天左右。黏附在子宫腔内的小块胎盘组织发生变性、坏死、机化，可形成胎盘息肉。当坏死组织脱落时，基底部血管开放，引起大量出血。

（二）蜕膜残留

产后 1 周内，蜕膜正常脱落并随恶露排出，若蜕膜剥离不全或剥离后长时间残留在宫腔内，可诱发子宫内膜炎症，影响子宫复旧，可引起晚期产后出血。

（三）子宫胎盘附着部位复旧不全

胎盘娩出后，子宫胎盘附着部位即刻缩小，可有血栓形成，随着血栓机化，可出现玻璃样变，血管上皮增厚，管腔变窄、堵塞，胎盘附着部位边缘有内膜向内生长，内膜逐渐修复，此过程需6～8 周。如果胎盘附着面复旧不全，可使血栓脱落，血窦重新开放，导致子宫大量出血。

（四）感染

感染以子宫内膜炎为多见，炎症可引起胎盘附着面复旧不全及子宫收缩不佳，导致子宫大量出血。

（五）剖宫产术后

子宫切口裂开多见于子宫下段剖宫产横切口两侧端，其主要原因有感染与伤口愈合不良。

（六）其他

妊娠合并凝血功能障碍性疾患；胎盘部位滋养细胞肿瘤、子宫黏膜下肌瘤、子宫内膜息肉、宫腔内异物、宫颈糜烂、宫颈恶性肿瘤等均可能引起晚期产后出血。诊断依靠妇科检查血或尿HCG 测定、X 线或 CT 检查、B 型超声检查及宫腔刮出物病理检查等。

二、临床表现

产后出血的主要临床表现为阴道流血过多,产后 24 小时内流血量超过 500 mL,继发出血性休克及易于发生感染。根据病因的不同,其临床表现亦有差异。

（一）阴道流血

胎盘胎膜残留、蜕膜残留表现为血性恶露持续时间延长,以后反复出血或突然大量流血。检查发现以下情况:①子宫复旧不全:宫口松弛,有时可触及残留组织。②子宫胎盘附着面感染或复旧不全:表现为突然大量阴道流血,检查发现子宫大而软、宫口松弛,阴道及宫口有血块堵塞。③剖宫产术后:子宫伤口裂开多发生于术后 2～3 周,出现大量阴道流血,甚至引起休克。

（二）腹痛和发热

腹痛和发热常合并感染,伴有恶露增加,有恶臭。

（三）全身症状

患者可继发性贫血,甚至出现失血性休克而危及生命。

三、处理原则

针对不同出血原因引起的产后出血,采取以下相应的措施。

（一）少量或中等量阴道流血

此类患者应给予足量广谱抗生素及子宫收缩剂。

（二）疑有胎盘、胎膜、蜕膜残留或胎盘附着部位复旧不全

对于此类患者,应行刮宫术。刮宫前做好备血,建立静脉通路及开腹手术准备,刮出物送病理检查,以明确诊断。刮宫后应继续给予抗生素及子宫收缩剂。

（三）疑有剖宫产后子宫切口裂开

若患者仅有少量阴道流血,可先住院给予广谱抗生素及支持疗法,密切观察病情变化;若阴道流血多,可做剖腹探查;若切口周围组织坏死范围小,炎症反应轻微,可做清创缝合及髂内动脉、子宫动脉结扎止血或行髂内动脉栓塞术;若组织坏死范围大,酌情做子宫次全切除术或子宫全切术。

（郑玉倩）

第九章

产褥期疾病

第一节　产褥期抑郁症

　　产褥期抑郁症又称产后抑郁症,是指产妇在分娩后出现抑郁症状,是产褥期精神综合征中最常见的一种类型。此类患者易激惹、恐怖、焦虑、沮丧,对自身及婴儿健康过度担忧,常失去生活自理及照料婴儿的能力,有时还会陷入错乱或嗜睡状态。产褥期抑郁症多于产后 2 周发病,于产后 4~6 周症状明显,既往无精神障碍史。有关其发生率,国内研究资料显示多为 10%~18%,国外资料显示高达 30% 以上。

一、病因

　　本病与生理、心理及社会因素密切相关。其中,B 型血性格、年龄偏小、独生子女、不良妊娠结局对产妇的抑郁情绪影响很大。此外,本病与缺乏妊娠、分娩及小儿喂养常识也有一定关系。

　　(一)社会因素

　　家庭存在对婴儿性别的敏感,以及孕期发生不良生活事件越多,产妇越容易患产褥期抑郁症。孕期、分娩前后,诸如孕期工作压力大、失业、夫妻分离、亲人病丧等生活事件的发生,以及产后体形改变,都是患病的重要诱因。产后遭到家庭和社会的冷漠对待,缺乏帮助与支持,也是致病的危险因素。

　　(二)遗传因素

　　遗传因素是精神障碍的潜在因素。有精神病家族史,特别是有家族抑郁症病史的产妇,产褥期抑郁症的发病率高,情感性障碍的病史、经前抑郁症史等均可引起该病。

　　(三)心理因素

　　分娩带来的疼痛与不适使产妇感到紧张恐惧,出现滞产、难产时,产妇的心理准备不充分,紧张、恐惧的程度增加,导致躯体和心理的应激增强,从而诱发产褥期抑郁症的发生。

二、临床表现

　　患者心情沮丧、情绪低落、易激惹、恐怖、焦虑,对自身及婴儿健康过度担忧,失去生活自理及照料婴儿能力,有时还会出现嗜睡、思维障碍、迫害妄想,甚至出现伤婴或自杀行为。

三、诊断标准

产褥期抑郁症至今尚无统一的诊断标准。美国精神病学会(1994)在《精神疾病的诊断与统计手册》一书中,制定了产褥期抑郁症的诊断标准:在产后 2 周内出现下列 5 条或 5 条以上的症状,必须具备①②两条。①情绪抑郁;②对全部或多数活动明显缺乏兴趣;③体重显著下降或增加;④失眠或睡眠过度;⑤精神运动性兴奋或阻滞;⑥疲劳或乏力;⑦遇事皆感毫无意义或自责;⑧思维力减退或注意力溃散;⑨反复出现死亡想法。

四、处理原则

产褥期抑郁症通常需要治疗,治疗方法包括心理治疗和药物治疗。

(一)心理治疗

通过心理咨询解除致病的心理因素(如婚姻关系不良、想生男孩却生女孩、既往有精神障碍史等)。对产褥妇女多加关心,提供无微不至的照顾,尽量调整好家庭中的各种关系,指导其养成良好睡眠习惯。

(二)药物治疗

应用抗抑郁症药,主要是 5-羟色胺再吸收抑制剂、三环类抗抑郁药等,例如帕罗西汀以 20 mg/d为开始剂量,逐渐增至 50 mg/d 口服;舍曲林以 50 mg/d 为开始剂量,逐渐增至 200 mg/d口服;氟西汀以 20 mg/d 为开始剂量,逐渐增至 80 mg/d 口服;5 mg/d 阿米替林以 50 mg/d为开始剂量,逐渐增至 150 mg/d 口服等。这类药物的优点为不进入乳汁中,故可用于产褥期抑郁症。

(三)BN-脑神经平衡疗法

世界精神病学协会(WPA)、亚洲睡眠研究会(ASRS)、抑郁症防治国际委员会(PTD)、中国红十字会全国精神障碍疾病预防协会、广州海军医院精神病治疗中心宣布治疗精神疾病技术的新突破:BN-脑神经介入平衡疗法为精神科领域治疗权威技术,已正式在广州海军医院启动。BN-脑神经介入平衡疗法引进了当今世界最为先进的脑神经递质检测技术,打破了传统的诊疗手段,采用全球最尖端测量设备,结合 BN-脑神经介入平衡疗法,开创了精神科领域检测治疗新标准。

五、预防

(一)加强对孕妇的精神关怀

利用孕妇学校等多种渠道普及有关妊娠、分娩常识,减轻孕妇妊娠、分娩的紧张、恐惧心情,完善自我保健。

(二)运用医学心理学、社会学知识

在孕妇分娩过程中,多给予其关心和爱护,对于预防产褥期抑郁症有积极意义。

(段成真)

第二节　产褥期中暑

中暑是一组在高温环境中发生的急性疾病,包括热射病、热痉挛及热衰竭三型,其中以热射病最为常见。在高温闷热环境下,产妇体内积热不能散发,引起中枢性体温调节功能障碍的急性热病,表现为高热,水、电解质紊乱,循环衰竭和神经系统功能损害等,发生中暑表现,为产褥期中暑。

一、病因及发病机制

产后,产妇需排出在妊娠期内积存的大量液体,部分通过尿液,部分通过汗腺排出;在产褥期,体内的代谢旺盛,必然产热,汗的排出及挥发也是一种散热方式。因此,产妇在产后的数天内都有多尿、多汗的表现。夏日里产妇更是大汗淋漓,衣服常为汗液浸湿,所以在产褥期,对产妇的科学调养方式应该是将产妇安置在房间宽大,通风良好的环境中,衣着短而薄,以利汗液的挥发。当外界气温超过 35 ℃时,机体靠汗液蒸发散热,而汗液蒸发需要空气流通才能实现。但在旧风俗习惯的影响下,产妇家人怕产妇"受风"而要求关门闭窗,妇女在分娩后,即将头部缠上白布,身着长袖、长裤,并全身覆以棉被,紧闭门窗,俗称"避风寒",以免以后留下风湿疾病。如时值夏日高温季节,湿度大,而住房狭小,室内气温极高,则产妇体表汗液无由散发,体温急骤升高,体温调节中枢失控,心功能减退,心排血量减少,中心静脉压升高,汗腺功能衰竭,水和电解质紊乱,体温更进一步升高,而成为恶性循环,当体液温度达 42 ℃以上时可使蛋白变性,时间一长病变常趋于不可逆,即使经抢救产妇存活,也常留有神经系统的后遗症。

二、临床表现

（一）先驱症状

全身软弱、疲乏、头昏、头痛、恶心、胸闷、心悸、出汗较多。

（二）典型症状

面色潮红、剧烈头痛、恶心、呕吐、胸闷加重、脉搏细数、血压下降。严重者体温继续上升,常在 40 ℃以上,有时高达 42 ℃,甚至超越常规体温表的最高水平,继而出现谵妄、昏迷,抽搐,皮肤温度极高,但干燥无汗,如不及时抢救,数小时即可因呼吸循环衰竭而死亡。

三、诊断

本病常在极端高温季节发病,患者家庭环境及衣着情况均有助于诊断,高热、谵妄、昏迷、无汗为产褥期中暑的典型表现。本病须与产后子痫、产褥感染做鉴别诊断,而且产褥感染的产妇可以发生产褥中暑,产褥中暑的患者又可以并发产褥感染。

四、治疗

产褥期中暑的治疗原则是迅速降温,纠正水、电解质与酸碱紊乱,积极防治休克。

（一）先兆及轻症

如患者头昏、头痛、口渴、多汗、疲乏、面色潮红、脉率快、出汗多、体温升高至 38 ℃,应迅速降温,置患者于 25 ℃ 或以下的房间中,同时采用物理降温,在额部、二侧颈、腋窝、腹股沟、腘窝部等有浅表大血管经过处置冰袋,全身可用酒精擦浴、散风,同时注意水和电解质的平衡,适时补液及给予镇静剂。

（二）重症

1.物理降温

对于体温 40 ℃ 或以上,出现痉挛、谵妄、昏迷、无汗的患者,为达到迅速降温的目的,可将患者置于恒温毯上,按摩四肢皮肤,使皮肤血管扩张,加速血液循环以散热,降温过程中以肛表测体温,当肛温降至 38.5 ℃,即将患者置于室温 25 ℃ 的房间内,将冰袋置于颈、腋窝、腹股沟部继续降温。

2.药物降温

氯丙嗪是首选的良药,它有调节体温中枢、扩张血管、加速散热、松弛肌肉、减少震颤、降低器官代谢和氧消耗量的功能,可以防止身体产热过多。使用剂量为 25～50 mg 加入生理盐水 500 mL,静脉滴注 1～2 小时,用药时需动态观察血压,情况紧急时可将氯丙嗪 25 mg 或异丙嗪 25 mg 溶于 5％生理盐水 100～200 mL 中,于 10～20 分钟内滴入。若在 2 小时内体温并无下降趋势,可重复用药。降温过程中应加强护理,注意体温、血压、心脏情况,一旦肛温降至 38 ℃ 左右,应立即停止降温。

3.对症治疗

(1)积极纠正水、电解质紊乱,控制 24 小时补液量在 2 000～3 000 mL,并注意补充钾、钠盐。

(2)抽搐者可用地西泮。

(3)血压下降者用升压药物,一般用多巴胺及间羟胺。

(4)疑有脑水肿者,用甘露醇脱水。

(5)有心力衰竭者,可用快速洋地黄类药物,如毛花苷 C。

(6)有急性肾衰竭者,在适度时机用血透。

(7)肾上腺皮质激素有助于治疗脑水肿及肺水肿,并可减轻热辐射对机体的应激和组织反应,但用量不宜过大。

(8)预防感染:患者在产褥期易有产褥感染,同时易并发肺部其他感染,可用抗生素预防。

(9)重症产褥期中暑:抢救时间可以长达 1～2 个月或更多,有时需用辅助呼吸,故需有长期抢救的思想准备。

4.预后

有先兆症状及轻症者预后良好,重症者则有死亡可能,特别是体温达 42 ℃ 以上伴有昏迷者,存活后亦可能伴有神经系统损害的后遗症。

五、预防及治疗

产前宣教时应告诉孕妇,产后的居室宜宽大、通风良好,有一定的降温设备,其衣着宜宽松,气温高时要多饮水,产褥期中暑是完全可以预防的。

（段成真）

第三节 产 褥 感 染

产褥感染是指分娩时及产褥期生殖道受病原体感染,引起局部和全身的炎性变化,发病率为1‰~7.2‰,是产妇死亡的四大原因之一。产褥病率是指分娩 24 小时以后的 10 日内用口表每天测量 4 次,体温有 2 次达到或超过 38 ℃,可见产褥感染与产褥病率的含义不同。虽然造成产褥病率的原因以产褥感染为主,但也包括产后生殖道以外的其他感染与发热,如泌尿系感染、乳腺炎、上呼吸道感染等。

一、病因

(一)感染来源

1.自身感染

正常孕妇生殖道或其他部位的病原体,当出现感染诱因时使机体抵抗力低下而致病。孕妇生殖道病原体不仅可以导致产褥感染,而且在孕期可通过胎盘、胎膜、羊水间接感染胎儿,并导致流产、早产、死胎、宫内生长受限(IUGR)、胎膜早破等。有些病原体造成的感染,在孕期只表现出阴道炎、宫颈炎等局部症状,常常不被患者重视,而在产后机体抵抗力低下时发病。

2.外来感染

外来感染指被污染的衣物、用具、各种手术器械、物品等接触患者后引起的感染,常常与无菌操作不严格有关。产后住院期间探视者、陪伴者的不洁护理和接触是引起产褥感染极其重要的原因,也是极容易被疏忽的感染因素,应引起产科医生、医院管理者的高度重视。

(二)感染病原体

引起产褥感染的病原体的种类较多,较常见的有链球菌、大肠埃希菌、厌氧菌等,其中内源性需氧菌和厌氧菌混合感染的发生有逐渐增高的趋势。需氧性链球菌是外源性感染的主要致病菌,有极强的致病力、毒力和播散力,可致严重的产褥感染。大肠埃希菌属包括大肠埃希菌及其相关的革兰氏阴性杆菌、变形杆菌等,亦为外源性感染的主要致病菌之一,也是菌血症和感染性休克最常见的病原体,在阴道、尿道、会阴周围均有寄生,平常不致病,产褥期机体抵抗力低下时可迅速增生而致病。厌氧性链球菌存在于正常阴道中,当产道损伤、机体抵抗力下降时,可迅速大量繁殖,并与大肠埃希菌混合感染,其分泌物异常恶臭。

(三)感染诱因

1.一般诱因

机体对入侵的病原体的反应,取决于病原体的种类、数量、毒力以及机体自身的免疫力。女性生殖器官具有一定的防御功能,任何削弱产妇生殖道和全身防御功能的因素均有利于病原体的入侵与繁殖,如贫血、营养不良和各种慢性疾病,如肝功能不良、妊娠合并心脏病、糖尿病、临近预产期前性交以及羊膜腔感染。

2.与分娩相关的诱因

(1)胎膜早破:完整的胎膜对病原体的入侵起着有效的屏障作用,胎膜破裂导致阴道内病原体上行性感染,是病原体进入宫腔并进一步入侵输卵管、盆腔、腹腔的主要原因。

（2）产程延长、滞产、多次反复的肛查和阴道检查增加了病原体入侵机会。

（3）剖宫产操作中无菌措施不严格、子宫切口缝合不当，导致子宫内膜炎的发生率为阴道分娩的 20 倍，并伴随严重的腹壁切口感染，尤以分枝杆菌所致者为甚。

（4）产程中宫内仪器使用不当或使用次数过多、使用时间过长，如宫内胎儿心电监护、胎儿头皮血采集等，将阴道及宫颈的病原体直接带入宫腔而引起感染。宫内监护超过 8 小时者，产褥病率可达 71%。

（5）各种产科手术操作（产钳助产、胎头吸引术、臀牵引等）、产道损伤、产前产后出血、宫腔填塞纱布、产道异物、胎盘残留等，均为产褥感染的诱因。

二、分型及临床表现

发热、腹痛和异常恶露是最主要的临床表现。由于机体抵抗力不同，炎症反应程度、范围和部位的不同，临床表现有所不同。根据感染发生的部位可将产褥感染分为以下几种类型。

（一）急性外阴、阴道、宫颈炎

急性外阴、阴道、宫颈炎常由分娩时会阴损伤、手术产、孕前有外阴阴道炎而诱发，表现为局部灼热、坠痛、肿胀，炎性分泌物刺激尿道可出现尿痛、尿频、尿急。会阴切口或裂伤处缝线嵌入肿胀组织内，针孔流脓。阴道与宫颈感染者，其黏膜充血、水肿、溃疡、化脓，日久可致阴道粘连甚至闭锁。病变局限者，一般体温不超过 38 ℃，病情可向上或宫旁组织发展，导致盆腔结缔组织炎。

（二）剖宫产腹部切口、子宫切口感染

剖宫产术后腹部切口的感染多发生于术后 3～5 天，局部红肿、触痛。侵入组织有明显硬结，并有浑浊液体渗出，伴有脂肪液化者，其渗出液可呈黄色浮油状，严重患者组织坏死，切口部分或全层裂开，伴有体温明显升高，超过 38 ℃。索珀（Soper）报道，剖宫产术后的持续发热主要为腹部切口感染导致，尤其是普通抗生素治疗无效者。

据报道，3.97% 的剖宫产术患者有切口感染、愈合不良，常见的原因有合并糖尿病、妊娠期高血压疾病、贫血等。剖宫产术后子宫切口感染者则表现为持续发热，多见早期低热，伴有阴道出血增多，甚至晚期产后大出血，子宫切口缝合过紧过密是其因素之一。妇检显示子宫复旧不良、子宫切口处压痛明显，B 超检查显示子宫切口处隆起，呈混合性包块，边界模糊，可伴有宫腔积液（血），彩色多普勒超声检查显示有子宫动脉血流阻力异常。

（三）急性子宫内膜炎、子宫肌炎

此为产褥感染最常见的类型，由病原体经胎盘剥离而侵犯至蜕膜所致者为子宫内膜炎，侵及子宫肌层者为子宫肌炎，两者常互相伴随。临床表现为产后 3～4 天开始出现低热，下腹疼痛及压痛，恶露增多且有异味；如早期不能控制，病情加重，出现寒战、高热、头痛、心率加快、白细胞及中性粒细胞增高，有时因下腹部压痛不明显及恶露不多而容易误诊。菲古克罗亚（Figucroa）报道，急性子宫内膜炎的患者 100% 有发热，61.6% 其恶露有恶臭，60% 患者子宫压痛明显。最常被培养分离出的病原体主要有溶血性葡萄球菌、大肠埃希菌、链球菌等。当炎症波及子宫肌壁时，恶露反而减少，异味亦明显减轻，容易误认为病情好转。感染逐渐发展可于肌壁间形成多发性小脓肿，B 超检查显示子宫增大复旧不良、肌层回声不均，并可见小液性暗区，边界不清。如继续发展，可导致败血症甚至死亡。

（四）急性盆腔结缔组织炎、急性输卵管炎

此多继发于子宫内膜炎或宫颈深度裂伤，病原体通过淋巴道或血行侵及宫旁组织，并延及输卵管及其系膜。临床表现主要为一侧或双侧下腹持续性剧痛，妇检或肛查可触及宫旁组织增厚或有边界不清的实质性包块，压痛明显，常常伴有寒战和高热。炎症可在子宫直肠聚积处形成盆腔脓肿，如脓肿破溃则向上播散至腹腔。如炎症侵及整个盆腔，使整个盆腔增厚，呈巨大包块状，不能辨别其内各器官，整个盆腔似乎被冻结，称为"冰冻骨盆"。

（五）急性盆腔腹膜炎、弥散性腹膜炎

炎症扩散至子宫浆膜层，形成盆腔腹膜炎，继续发展为弥散性腹膜炎，出现全身中毒症状：高热、寒战、恶心、呕吐、腹胀、下腹剧痛，体检时下腹明显压痛、反跳痛。产妇因产后腹壁松弛，腹肌紧张多不明显。腹膜炎性渗出及纤维素沉积可引起肠粘连，常在直肠子宫陷凹形成局限性脓肿，刺激肠管和膀胱，导致腹泻、里急后重及排尿异常。病情不能彻底控制者可发展为慢性盆腔炎。

（六）血栓性静脉炎

细菌分泌肝素酶，肝素酶分解肝素导致高凝状态，加之炎症造成的血流淤滞，静脉脉壁损伤，尤其是厌氧菌和类杆菌造成的感染极易导致血栓性静脉炎，可累及卵巢静脉、子宫静脉、髂内静脉、髂总静脉及下腔静脉，病变常为单侧性，患者多在产后 1～2 周，继子宫内膜炎之后出现寒战、高热，反复发作，持续数周，不易与盆腔结缔组织炎鉴别。下肢血栓性静脉炎者病变多位于一侧股静脉和腘静脉及大隐静脉，表现为弛张热、下肢持续性疼痛、局部静脉压痛或触及硬索状包块、血液循环受阻、下肢水肿、皮肤发白，称为股白肿。可通过彩色多普勒超声血流显像检测确诊。

（七）脓毒血症及败血症

病情加剧则细菌进入血液循环引起脓毒血症、败血症，尤其是当发生感染，血栓脱落时，可致肺、脑、肾脓肿或栓塞死亡。

三、处理原则

治疗原则是抗感染，辅以整体护理、局部病灶处理、手术或中医中药治疗。

（一）支持疗法

纠正贫血与电解质紊乱，增强免疫力。患者取半卧位，以利脓液流于陶氏腔，使之局限化。进食高蛋白、易消化的食物，多饮水，补充维生素，纠正贫血和水、电解质紊乱。发热者以物理退热方法为主，高热者酌情给予 50～100 mg 双氯芬酸栓塞肛门退热；一般不使用安替比林退热，以免体温不升。重症患者应少量多次输新鲜血或血浆、清蛋白，以提高机体免疫力。

（二）清除宫腔残留物

有宫腔残留者应予以清宫，对外阴或腹壁切口感染者可采用物理治疗，如红外线或超短波局部照射，有脓肿者应切开引流，盆腔脓肿者行阴道后穹隆穿刺或切肿引流，并取分泌物培养及行药物敏感试验。对于严重的子宫感染，经积极的抗感染治疗无效，病情继续扩展恶化者，尤其是出现败血症、脓毒血症者，应果断及时地行子宫全切术或子宫次全切除术，以清除感染源，拯救患者的生命。

（三）抗生素的应用

应注意需氧菌与厌氧菌以及耐药菌株的问题。感染严重者首选广谱高效抗生素，如青霉素、氨苄西林、头孢类或喹诺酮类抗生素等，必要时进行细菌培养及药物敏感试验，并应用相应的有效抗生素。可短期加用肾上腺糖皮质激素，提高机体应激能力。

（四）活血化瘀

对于血栓性静脉炎者,在产后抗感染的同时,加用肝素48～72小时,即肝素50 mg加5%葡萄糖溶液静脉滴注,6～8小时一次,体温下降后改为每天2次,维持4～7日,并口服双香豆素、双嘧达莫等,也可用活血化瘀中药及溶栓类药物治疗。若化脓性血栓不断扩散,可考虑结扎卵巢静脉、髂内静脉等,或切开病变静脉直接取栓。

（邓慧卉）

第十章

妇 科 护 理

第一节　妇科患者的常规护理

一、概述

妇科患者是指妇科住院患者,包括普通妇科、妇科内分泌等住院患者。本节内容涉及妇科疾病常见症状体征、辅助检查、症状护理、术前及术后护理、心理护理、健康教育及注意事项。

二、护理评估

（一）健康史

1.现病史

了解本次疾病发生、演变和诊疗全过程,包括起病时间、主要症状特点、有无伴随症状、发病后诊疗情况及结果、睡眠、饮食、体重及大小便等一般情况的变化。

2.月经史

了解患者的月经史,包括初潮年龄、月经周期及经期持续时间、经量、经期伴随症状。了解月经异常者前次月经时间、末次月经时间、经期有无不适、有无痛经,以及疼痛部位、性质、程度、起止时间等。对于绝经后患者,应询问其绝经年龄、绝经后有无不适等。

3.婚育史

婚姻及生育状况。了解患者结婚年龄、婚次、男方健康情况、分娩史和流产史,主要了解分娩或流产次数及时间,分娩方式,有无难产史,产后或流产后有无出血、感染史,采取的避孕措施等。

4.既往史

过去的健康和疾病情况包括以往健康状况、疾病史,特别是妇科病、结核病、肝炎、心血管疾病及腹部手术史等,询问药物、食品过敏史。

5.个人史

询问患者的生活及居住情况,出生地和曾居住地区,个人特殊嗜好、生活方式、营养、卫生习惯、有无烟酒嗜好、有无毒品使用史。

6.家族史

了解父母、兄弟、姊妹及子女的健康状况,询问家族成员有无遗传性疾病(如血友病、白化病等)、可能与遗传有关的疾病(如糖尿病、高血压、肿瘤等)以及传染病(如结核等)。

(二)临床表现

1.症状

妇科常见症状主要有阴道流血、白带异常、下腹痛等。

2.体征

检查患者外阴发育情况;宫颈大小、硬度,有无糜烂样改变、撕裂、息肉、腺囊肿,有无接触性出血、举痛及摇摆痛等;宫体位置、大小、硬度、活动度,表面是否平整,有无突起,有无压痛等;腹部有无压痛、反跳痛及肌紧张,能否扪到包块,包块位置、大小、硬度,表面光滑与否,活动度,有无压痛以及与子宫及盆壁关系。

(三)辅助检查

1.影像学检查

(1)超声检查:B超检查子宫肌瘤、子宫腺肌病和腺肌瘤、盆腔炎性疾病、盆腔子宫内膜异位症、卵巢肿瘤、卵泡发育监测、宫内节育器探测等。

(2)X线检查:X线检查借助造影诊断先天性子宫畸形,了解子宫腔及输卵管腔内形态;X线胸片主要用于妇科恶性肿瘤肺转移的诊断。

(3)计算机断层扫描(CT)、磁共振成像(MRI)、正电子发射扫描(PET)用于妇科肿瘤的进一步检查。

2.生殖道脱落细胞学检查

生殖道脱落细胞学检查用于诊断生殖道感染性疾病和初步筛选恶性肿瘤。

3.宫颈脱落细胞人乳头状瘤病毒(HPV)、脱氧核糖核酸(DNA)检测

宫颈脱落细胞 HPV、DNA 检测为宫颈癌及癌前病变的常见筛查手段。

4.妇科肿瘤标志物检查

糖类抗原 125(CA125)、甲胎蛋白(AFP)、癌胚抗原(CEA)、雌激素受体(ER)、孕激素受体(PR)、Myc 基因、ras 基因等。

5.女性内分泌激素测定

促性腺激素释放激素(gonadotropin releasing hormone,GnRH)、促卵泡生成素(follicle stimulating hormone,FSH)、黄体生成素(luteinizing hormone,LH)、催乳素(prolactin,PRL)、人绒毛膜促性腺激素(human chorionic gonadotropin,human chorionic gonadotrophin,HCG)、人胎盘催乳素(human placental lactogen,HPL)、雌激素、孕激素、雄激素等。

6.女性生殖器官活组织检查

局部活组织检查、诊断性宫颈锥切、诊断性刮宫、组织穿刺。

7.妇科内镜检查

阴道镜、宫腔镜、腹腔镜。

(四)高危因素

1.自理能力受限

此类患者有发生坠床和跌倒的风险,常见于特级、一级护理患者,如化疗所致变态反应者或骨髓抑制的危重症、复杂大手术、妇科肿瘤大手术、妇科肿瘤动脉灌注及栓塞化疗者等。

2.皮肤完整性受损

此类患者有感染或发生压疮的危险,常见于恶性肿瘤患者术后或化疗期间。

(五)心理、社会因素

1.环境改变引发的问题

患者对医院环境感到陌生,对病房作息时间、探视制度不适应,一时不能接受患者的角色。

2.疾病引发的问题

患者对自己所患疾病的性质和程度不清楚,对治疗和护理的期望值过高,难以忍受疾病本身给躯体带来的痛苦,不能接受治疗过程中产生的疼痛等不适。

3.家庭支持与经济状况引发的问题

生病后患者不能照顾家庭或影响生育,患者可能产生负疚感,患者及家属有烦躁、焦虑情绪。恶性肿瘤患者因治疗周期长,可能出现经济困难;担心预后差,患者及家属可能有恐惧、绝望、沮丧、悲哀等情绪变化。

4.宗教信仰与社会关系

宗教信仰与社会关系包括宗教信仰、价值观、工作状况、生活方式、家庭状况、经济状况等。

三、护理措施

(一)入院护理

1.接诊

收集病历资料,填写入院登记,建立病历,填写体温单及首次护理记录单。

2.安置患者

安排床位,填写床头卡,佩戴手腕带,介绍病区环境,送患者到病床。

(二)住院护理

1.常规护理

(1)病房整洁、安静,保持床单位清洁、舒适,注意室内空气流通,避免交叉感染。

(2)测量生命体征,定期巡视病房,细致观察病情变化及治疗反应等,发现异常及时报告医生,做好护理记录和书面交班,危重患者床边交班。

2.晨、晚间护理

整理床单位,开窗通风或关门窗,协助患者翻身、取舒适体位,适时做好压疮护理,以及头面部、口腔、会阴部、足部护理,维护管路安全,观察患者生命体征及病情变化,进行饮食、活动等方面的指导。晚间请探视人员离开病区,创造良好环境,促进患者入睡。

3.症状护理

(1)阴道流血:①测量体温、脉搏、呼吸、血压,观察患者面色、嘴唇、甲床的颜色,评估出血量,记录阴道流血量、颜色及性状,观察有无组织物排出,必要时送病检,观察有无腹痛等其他伴随症状。②预防感染,注意观察体温、脉搏的变化以及白细胞计数和分类的变化,保持会阴部清洁、勤换护垫。③进食高蛋白、高热量、高维生素、易消化、含铁丰富的饮食,以补充因流血导致的铁、蛋白质等营养物质的丢失。④阴道流血量多、体质虚弱的重度贫血患者需卧床休息,以减少机体消耗,活动时避免体位突然改变而发生直立性低血压。

(2)白带异常:①询问并观察患者白带的量、性状、气味,是否伴有外阴瘙痒或灼痛,注意观察用药反应。②注意个人卫生,保持外阴部清洁、干燥,勤换内裤,尽量避免搔抓外阴部致皮肤破损。③治疗期间禁止性生活。④告知行阴道分泌物检查前24～48小时避免性交、避免阴道灌洗或局部用药。⑤月经期间暂停阴道冲洗及阴道用药。

(3)下腹痛:①观察下腹痛部位、性质、时间、起病缓急,有无恶心、呕吐、发热等伴随症状。②注意生命体征的变化,未确诊时禁用止痛药。③嘱卧床休息,取平卧或半坐卧位,以缓解疼痛、局限炎症。

(4)下腹部肿块:①观察有无腹痛、阴道流血、排液、发热等症状。②巨大肿块、腹水患者应每天测量并记录空腹体重及腹围,巨大包块压迫膀胱、直肠致排尿排便不畅时,应给予导尿、通便治疗。

4.用药护理

遵医嘱及时、准确用药,对患者说明药物名称、用药目的、剂量、方法、可能出现的不良反应及应对措施。

5.术前护理

(1)饮食护理:外阴、阴道手术及恶性肿瘤手术或可能涉及肠道的手术,术前3天进无渣半流质饮食,术前一天进流质饮食,手术前8小时禁食,术前4小时禁饮。

(2)皮肤准备:腹部手术备皮范围是上起剑突水平,两侧至腋中线,下至大腿内上侧1/3及会阴部。阴道手术上起耻骨联合上10 cm,两侧至腋中线,下至外阴部、肛门周围、臀部及大腿内侧上1/3。腹腔镜手术患者重点做好脐周清洁,清除脐窝污垢。

(3)肠道准备:应遵医嘱于术前3天、术前1天、手术当日灌肠或清洁灌肠,也可以口服缓泻剂代替多次灌肠。

(4)阴道准备:遵医嘱术前1天或3天行阴道冲洗或擦洗,每天1～2次。

6.术中护理

按手术室护理常规护理。

7.术后护理

(1)床边交班:术毕返回病房,责任护士向手术室护士及麻醉师详细了解术中情况,包括麻醉类型、手术范围、术中出血量、尿量、用药情况、有无特殊注意事项等;及时为患者测量血压、脉搏、呼吸;观察患者神志;检查输液、腹部伤口、引流管、背部麻醉管、镇痛泵、阴道流血情况等,认真做好床边交班并详细记录。

(2)术后体位:术毕返回病房,根据麻醉方式决定体位,硬膜外麻醉者去枕平卧6～8小时,全麻患者未清醒时应去枕平卧,头偏向一侧,然后根据不同手术指导患者采取不同体位,如外阴癌根治术应采取平卧位,腹部手术可采取半卧位。

(3)监测生命体征:通常术后每15～30分钟测量一次脉搏、呼吸、血压,观察患者神经精神状态,4～6小时平稳后可根据手术大小及病情改为每4小时一次或遵医嘱监测并记录。

(4)饮食护理:术后6小时禁食禁饮,根据病情遵医嘱开始进食流质饮食,然后进食半流质饮食,最后过渡到普食。

(5)伤口护理:观察伤口有无渗血、渗液或敷料脱落情况,有无阴道流血,发现异常应报告医生及时处理。

(6)导尿管护理:保持导尿管通畅,观察并记录尿量、颜色、性质,手术当日每小时尿量应不少于100 mL,至少50 mL以上,如有异常,及时通知医生。根据手术范围及病情,术后留置尿管

1～14 天,保持会阴清洁,每天 2 次擦洗会阴,防止发生泌尿系感染,尿管拔除后 4～6 小时应督促并协助患者自行排尿,以免发生尿潴留。

(7)引流管护理:包括盆、腹腔引流管,可经腹部或阴道放置,合理固定引流管,注意保持引流管通畅,避免扭曲、受压及脱落,注意观察引流液的颜色、性状及量,并做好记录。一般 24 小时内引流液不超过 200 mL,性状应为淡血性或浆液性,引流量逐渐减少,根据引流量,一般留置 24～48 小时,引流量小于 10 mL 时便可拔除。拔管后,注意观察置管伤口的愈合情况。

(8)活动指导:鼓励患者尽早下床活动,暂时不能下床的患者需勤翻身、适当活动四肢,以改善胃肠功能,预防或减轻腹胀,协助并教会患者做踝足运动,预防静脉血栓的发生。术后第一次下床的患者起床需缓慢,有护士或家属陪护,防止因直立性低血压引起晕厥。

(9)疼痛护理:伤口疼痛,通常术后 24 小时内最为明显,可以更换体位以减轻伤口张力,遵医嘱给予止痛药;腹腔镜手术后 1～2 天,因二氧化碳气腹原因可引起双肋部及肩部疼痛,即串气痛,多可自行缓解,适当活动四肢可减轻症状,必要时使用镇痛剂。

(10)腹胀护理:如出现腹胀不能缓解,可采取肛管排气、肌内注射新斯的明、"1、2、3"溶液灌肠等护理措施。

8.心理护理

(1)针对患者在不同情况下的心理反应,做出正确的心理评估与判断。

(2)鼓励患者表达自己的情绪,耐心倾听,深入沟通交流,介绍病区病友认识,使其尽快适应医院环境,与医生护士及病友建立良好的关系。

(3)介绍疾病的发展及转归,治疗方案的选择及治疗过程中的注意事项,解答患者及家属的疑问,耐心开导和鼓励患者,使其正确面对疾病,以积极的姿态配合治疗。

(4)争取家属及朋友的支持与开导,建议采取适当的方法放松心情,如听音乐、看书、按摩、深呼吸、热水浴等。

(5)尊重个人宗教信仰及价值观,尊重其采取解除焦虑的措施,如哭泣、愤怒、诉说等。

(6)警惕发生意外,密切观察患者心理变化,及时报告医生,进行心理与药物治疗。

9.危急状况处理

妇科住院患者的常见危急状况是急性大出血(包括内出血),处理措施如下。

(1)立即通知医生的同时,置患者于头抬高 15°,下肢抬高 20°的休克卧位,测量生命体征。

(2)迅速扩容,建立静脉通道(18G 留置针),输入平衡液,对于失血多,血管穿刺困难者,行颈外静脉穿刺或立即配合医生行中心静脉置管术,保证充分的液体补充。

(3)氧气吸入,氧流量调至 2～4 L/min,保持呼吸道通畅,观察生命体征变化。

(4)静脉采血送检,协助医生做好辅助检查及对症处理,输入血液制品,观察输血反应。

(5)需手术的患者必须及时做好术前准备,如交叉配血、备皮、留置导尿管,更换手术衣,尽快护送患者入手术室。

(6)抢救患者执行口头医嘱时需复述,经确认无误后方可执行,抢救完成后 6 小时内及时补记。真实、完整书写护理记录单。

(三)出院护理

(1)执行出院医嘱,通知患者或家属出院时间,做出院健康指导。

(2)协助患者或家属整理物品,办理出院手续,解除腕带。

(3)转入社区继续治疗的患者和社区医务人员交接患者治疗、护理、药品、物品和病情记录单,完整交接患者信息,核对准确。

(4)撤去床头卡,清理床单位,终末消毒,铺好备用床。

（王海兰）

第二节　月经失调

月经失调为妇科常见病,是由神经内分泌调节紊乱引起的异常子宫出血,而全身及内外生殖器官无器质性病变存在。其往往由于精神紧张、过度劳累、环境和气候的改变、营养缺乏、代谢紊乱等诱因,通过大脑皮层的神经介质干扰下丘脑-垂体-卵巢轴的调节和制约机制,以致卵巢功能失调,性激素分泌失常,子宫内膜失去周期性改变,出现一系列月经紊乱的表现。

一、功能失调性子宫出血

功能失调性子宫出血(简称功血)主要表现为反复的不正常的子宫出血,为妇科的常见病。它是由调节生殖的神经内分泌机制紊乱引起的,而不是全身及内外生殖器官有器质性病变。功血可发生于月经初潮至绝经期的任何年龄,50%的患者发生于绝经前期,30%发生于育龄期,20%发生于青春期。其常表现为月经周期长短不一、经期延长、经量过多甚至不规则阴道流血。功血可分为排卵性和无排卵性两类。

（一）常见病因

体内外任何因素都可影响下丘脑-垂体-卵巢轴的调节功能,常见的因素有精神紧张、恐惧、气候和环境骤变、过度劳累、营养不良及全身性疾病。这些因素使卵巢功能失调、性激素分泌失常,致使子宫内膜失去正常的周期性变化,出现一系列月经紊乱的现象。

在整个月经周期中,上述任何干扰因素阻碍下丘脑对垂体 GnRH 的控制,使得在月经中期不能形成 FSH 与 LH 的峰状分泌,致使卵巢不能排卵,出现无排卵性功血。有时虽有排卵,但早期的 FSH 水平不高,卵泡发育延迟。致使黄体期的 LH 水平相对不足,出现黄体功能不足的有排卵性功血;也有 FSH 水平正常,但 LH 水平相对不足或持久分泌,出现内膜脱落不全的有排卵性功血。

（二）临床分类及表现

1.无排卵性功血

约有85%的功血是无排卵性功血。多见于青春期与更年期,由于下丘脑-垂体-卵巢轴尚未发育成熟或衰退,卵巢虽能分泌雌激素,卵泡亦发育,但因不能形成正常月经周期时的 FSH 和 LH 高峰,使卵泡不能继续发育成熟,没有排卵,卵巢不能分泌孕激素,没有黄体形成,以致月经紊乱。

无排卵性功血主要表现为月经周期或经期长短不一,出血量异常。有时先有数周或数月停经,然后有大量阴道流血,持续2～3周或更长时间,不易自止;也有长时间少量出血,但淋漓不净者。经期无下腹痛,常伴有贫血,妇科检查异常。

2.有排卵性功血

有排卵性功血较无排卵性功血少见,多见于生育期,患者有排卵功能,但黄体功能异常。常见的有排卵性功血有两种类型：一种是黄体功能不足，因为黄体期孕激素分泌不足，或黄体过早衰退，使子宫内膜分泌反应不良；另一种是子宫内膜不规则脱落，虽然黄体发育良好，但萎缩过程延长，使子宫内膜脱落不全。

有排卵性功血一般表现为月经周期正常或缩短，但经期延长。黄体功能不足时，月经周期可缩短至 3 周，且经期前点滴出血。子宫内膜不规则脱落时，月经周期正常，但经期延长达 9～10 天，且出血量较多。

（三）治疗

1.无排卵性功血

青春期患者以止血、调整月经周期、促进排卵为主；更年期患者以止血和调整月经周期为主。

2.有排卵性功血

有排卵性功血以调整黄体功能为主。

（1）药物止血：①孕激素内膜脱落法，即药物刮宫法，适用于有一定雌激素水平而孕激素不足的情况。给足量的孕激素，常用黄体酮 10～20 mg，每日肌内注射，连续用 5 天，用药后使增生过长的子宫内膜转化为分泌期的子宫内膜，停药后内膜脱落出现撤药性出血。因撤药性出血时，出血量很多，故只适用于血红蛋白大于 60 g/L 的患者。②雌激素内膜生长法适用于无排卵性的青春期或未婚者的功血，大剂量雌激素能快速升高体内雌激素水平，使子宫内膜生长，达到短期内修复创面、止血的目的。③雄激素适用于更年期的功血，有拮抗雌激素的作用，能增强子宫平滑肌及子宫血管的张力，减轻盆腔充血，从而减少出血量。因雄激素不能立即改变子宫内膜脱落的过程，也不能迅速修复内膜，故单独应用效果不佳。

（2）诊断性刮宫：更年期功血的患者在用激素治疗前宜常规行诊刮术，以排除宫腔内器质性病变。刮出的子宫内膜送病理检查，可协助明确诊断和指导用药，但不适用于未婚者。

（3）调整月经周期：使用性激素人为地控制出血量，并形成有规律的月经周期，是治疗功血的一项过渡性措施。一方面，其目的为暂时抑制患者自身的下丘脑-垂体-卵巢轴，借以恢复正常月经的内分泌调节；另一方面，其直接作用于生殖器官，使子宫内膜发生周期性变化，能按预期时间脱落且出血量不多。在调整阶段，患者能摆脱因大出血带来的精神上的忧虑或恐惧，同时有机会改善患者的机体状况。一般连续用药 3 个周期，常用的调整月经周期的方法有以下几种。①雌、孕激素序贯法（人工周期）：模拟自然月经周期中卵巢的内分泌变化，使子宫内膜发生相应变化，引起周期性脱落。本方法适用于青春期功血的患者，一般连续使用一个周期后，即能自发排卵。②雌、孕激素合并应用：雌激素使子宫内膜再生修复，孕激素可限制雌激素引起的内膜增生过长。本方法适用于育龄期（计划生育者）与更年期功血的患者。③孕、雄激素合并法：适用于更年期功血的患者。

（4）促进排卵：①氯底酚胺：通过抑制内源性雌激素对下丘脑的负反馈，诱导促性腺激素释放激素的释放而诱发排卵。此药有较高的促排卵作用，适用于体内有一定雌激素水平的患者。一般连续用药 3～4 个周期。不宜长期连续用药，以避免对垂体产生过度刺激，导致卵巢过度刺激综合征，或多发排卵引起多胎妊娠。②人绒毛膜促性腺激素（HCG）：具有类似 LH 的作用而诱发排卵，适用于体内有一定水平 FSH，并有中等水平雌激素的患者。用 B 型超声波监测卵泡发育到接近成熟时，或于月经周期第 9～10 天，肌内注射 HCG 1 000 U，次日 2 000 U，第 3 日 5 000 U，可引起排卵。③雌激素：适用于月经稀少，且雌激素水平低下的患者，以小剂量雌激素做周期疗法，于月经第 6 天起，每晚口服己烯雌酚 0.125～0.25 mg，连续 20 天为一个周期，连续使用 3～6 个周期。

(5)有排卵性功血的治疗:黄体功能不足。①促进卵泡发育:针对发生的原因,调整性腺轴功能,促使卵泡发育和排卵,以利形成正常的黄体,首选氯底酚胺,适用于黄体功能不足的卵泡期过长的患者。②黄体功能刺激疗法:常用 HCG 促进和支持黄体功能,于基础体温上升后开始,HCG 2 000～3 000 U 隔天肌内注射,共注射 5 次。③黄体功能替代疗法:于排卵后开始用黄体酮 10 mg,每日肌内注射 1 次,共 10～14 天,以补充黄体分泌的黄体酮不足,用药后月经周期正常,出血量减少。

(6)子宫内膜不规则脱落。①孕激素:调节下丘脑-垂体-卵巢轴的反馈功能,使黄体及时萎缩,内膜较完整脱落。于下次月经前第 8 天起,每日肌内注射黄体酮 20 mg,或醋酸甲羟孕酮 10～12 mg,共 5 天。②HCG:HCG 有促进黄体功能的作用,用法同黄体功能不全。

(四)护理

1.护理目标

(1)向患者传授有关本病的医学知识和健康教育后,患者摆脱精神困扰,愿意参与治疗。

(2)经过积极的治疗,并保证营养的摄入,避免发生体液不足的现象。

(3)加强会阴护理,教会患者自我清洁卫生的技能,避免发生生殖道感染。

2.护理措施

(1)针对不同年龄的患者,讲解其发病的机制,国内外对此病的最新研究信息,正规治疗的整体方案,疗程的时间,写出书面的用药方法及时间表。尤其强调擅自停药或不正规用药的不良反应。

(2)对于主动限制摄入量、正在减肥的患者,让其明白短期性激素治疗不同于长期,肾上腺皮质激素治疗不会引起发胖,以及接受正规治疗与健康的辩证关系。并纠正有些人因偏食习惯而造成的营养不良,让其懂得长期营养不良是诱发本病的因素之一。

(3)针对角色转变障碍的患者,让其懂得住院能得到最快最好的治疗,因而能最有效地治愈功血,才能早日恢复健康。说服患者和家属主动寻找能帮助患者照顾家务的社会支持系统人员(亲朋好友、街坊邻居、领导同事、子女的教师等)。

(4)针对害怕误诊的患者,详细了解其发病经过及症状,让其阅读实验室报告,讲解报告的临床意义,并帮助其排除恶变的症状,甚至可将有关书籍借给其仔细阅读理解,或请主治医生再次与患者讲解病情及诊断依据。

(5)记录出血量,嘱患者保留卫生巾、尿垫及内裤等,以便于准确估计失血量,为及时补充体液和血液提供依据。对严重出血的患者,需按时观察血压、脉搏、呼吸、尿量,并督促其卧床休息和不单独起床,以防发生晕倒受伤。例如,给予静脉输液时,做好配血、输血的准备;发生出血性休克时,积极配合医生抗休克治疗。

(6)正确给药,严格执行性激素给药的护理措施:①重点交班,治疗盘置醒目标记。②按量按时给药,不得随意停药或漏药,让患者懂得维持血液内药物浓度的恒定可避免造成意外的阴道出血。③必须按规定在血止后开始减量,每 3 天减去原剂量的 1/3 量。④让患者懂得药物维持量是以停药后 3～5 天发生撤药性出血的时间和上一次月经时间为参考依据而制定的,要坚持服完维持量。⑤告之患者及家属,若治疗期间有不规则阴道出血,应及时汇报值班护士或医生,必须立即做出处理。

(7)预防感染,做好会阴护理,并教会患者使用消毒的卫生巾或会阴垫,保持内裤和床单的清洁,每晚用 PP 液(1∶5 000 高锰酸钾)清洁外阴,以防逆行感染。观察与生殖器感染有关的体征，如宫体压痛，卫生巾、外阴有臭味，以及体温、脉搏、呼吸、白细胞计数和分类的报告，一旦有感染症状，及时与医生联系，加用抗生素治疗。

（8）补充营养，成人体内大约每 100 mL 血液含铁 50 mg，因此每天应从食物中吸收 0.7～2.0 mg 铁，功血患者更应增加铁剂的摄入量。根据患者喜爱的食品，推荐富含铁剂的食谱，如青春期患者可多食猪肝、禽蛋类食品，更年期患者则可多食鱼虾、新鲜水果和蔬菜类等低胆固醇高铁剂的食品。若每天从下列任一食品中吸收 0.7～2.0 mg 铁，则分别需要以下食品的量为牛奶700～2 000 g，瘦猪肉 29～83 g，猪肝 3～8 g，鸭蛋 22～63 g，带鱼 63～182 g，鲤鱼 44～125 g，苋菜 15～42 g，黄豆 6～18 g，榨菜 10～30 g，同时再注意添加大量的维生素，补充锌剂，以促进患者尽可能地在短期内纠正贫血。

二、闭经

月经停止 6 个月以上称闭经，是妇科疾病的一种常见症状，而不是疾病，通常把闭经分为原发性和继发性两类。前者是指女性年满 18 岁或第二性发育成熟 2 年以上，仍无月经来潮；后者是指曾有规律的月经周期，后因某种病理性原因而月经停止 6 个月以上。根据发生的原因，闭经又可分为生理性和病理性两类，凡青春期前、妊娠期、哺乳期和绝经期后的停经，均属生理性闭经；下丘脑-垂体-卵巢性腺和靶器官子宫，任何一个环节发生问题导致的闭经为病理性闭经。

（一）病因

正常月经周期的建立与维持依赖于下丘脑-垂体-卵巢轴的神经内分泌调节和靶器官子宫内膜对卵巢性激素的周期性反应，其中任何一个环节的功能失调都会导致月经紊乱，严重时发生闭经。根据闭经的常见原因与病变部位，闭经可分为：影响下丘脑合成和分泌 GnRH 及生长激素，进而抑制促性腺激素、性腺功能下降所致的原发性或继发性闭经；下丘脑的生乳素抑制因子或多巴胺减少，GnRH 分泌不足所致的闭经溢乳综合征；下丘脑-垂体-卵巢轴的功能紊乱，LH/FSH 比率偏高，卵巢产生的雄激素太多，而雌激素相对较少所致的无排卵性多囊卵巢综合征的闭经；剧烈运动后 GnRH 分泌减少，运动员的肌肉/脂肪比率增加或总体脂肪减少使月经异常，进而导致闭经；甲状腺功能减退，肾上腺皮质功能亢进，肾上腺皮质肿瘤等其他内分泌功能异常所致的闭经。

（二）闭经的分类

1.子宫性闭经

子宫性闭经的原因在子宫，即月经调节功能正常，卵巢亦正常，但子宫内膜对卵巢性激素不能产生正常的反应，也称子宫性闭经，是因子宫发育不全或缺如，子宫内膜炎，子宫内膜损伤或粘连，子宫切除后或宫腔内放射治疗后等所致的闭经。

2.卵巢性闭经

此类闭经的原因在卵巢，因卵巢发育异常，或卵巢功能异常使卵巢的性激素水平低下，不能作用于子宫内膜发生周期性变化所致的闭经，如先天性卵巢未发育或仅呈条索状无功能的实体，卵巢功能早衰，卵巢切除后或放射治疗后组织破坏和卵巢功能性肿瘤等所致的闭经。

3.垂体性闭经

其病变主要在垂体，垂体前叶器质性病变或功能失调都会影响促性腺激素的分泌，继而导致卵巢性闭经，如垂体梗死的希恩综合征、原发性垂体促性腺功能低下和垂体肿瘤等所致的闭经。

4.下丘脑性闭经

下丘脑性闭经是最常见的一类闭经,因中枢神经系统-下丘脑功能失调而影响垂体,继而引起卵巢性闭经,如环境骤变、精神创伤等外界不良的精神或神经刺激因素,作用于下丘脑-垂体-卵巢轴,影响卵泡成熟导致闭经,神经性厌食和长期消耗性疾病导致严重营养不良。

(三)临床表现

虽然闭经患者常无不适症状,但精神压力较大,生殖器发育不良的青春期女性,忧虑今后不能成婚,或有不能生育的自卑感;已婚育的妇女因发病而致的性欲下降影响正常的性生活,害怕破坏夫妻感情而感到内疚;大多数患者都因病程较长或反复治疗效果不佳,甚至得不到亲人的理解而感到悲哀、沮丧,因而对治疗失去信心。严重的患者,食欲、睡眠等可受到影响,诸多的不良心情反而加重了病情。

(四)护理

1.护理措施

(1)建立护患关系:表现出医护人员应有的同情心,取得患者的信赖,鼓励患者逐渐表露心声,如对治疗的看法,对自我的评价,对生活的期望,面临的困难等。

(2)查找外界因素:引导患者回忆发病前不良因素的刺激,指导患者调整工作、生活节奏,建立患者认可的锻炼计划,增强适应环境改变的体质,学会自我排泄心理抑郁和协调人际关系的方法。

(3)讲解医学知识:耐心讲述闭经发病原因的复杂性,诊断步骤的科学性,实施检查的阶段性,才能取得准确的检查效果,对查明病因是有利的。对有接受能力的患者,可用简图表示下丘脑-垂体-卵巢性腺轴产生月经的原理,用示意图说明诊断步骤、诊断意义和实验所需的时间,使患者理解诊治的全过程,能耐心地按时、按需接受有关的检查。

(4)指导合理用药:患者领到药后,向其说明每种药物的作用、服法、可能出现的不良反应等,并具体写清服药的时间、剂量和起始日期,最后评价患者的掌握程度,直到患者完全明白为止。

(5)关注全身健康状况:积极治疗慢性病。

2.用药及注意事项

(1)小剂量雌激素周期治疗:促进垂体功能,分泌黄体生成素,使雌激素升高,促进排卵。

(2)雌、孕激素序贯疗法:抑制下丘脑-垂体轴的作用,停药后可能恢复月经并出现排卵。

(3)雌、孕激素合并治疗:抑制垂体分泌促性腺激素,停药后出现反跳作用,使月经恢复及排卵。

(4)诱发排卵:卵巢功能未衰竭,又希望生育的患者,可根据临床情况选用促排卵的药物。

(5)溴隐亭的应用:适用于溢乳闭经综合征,其作用是抑制促催乳激素以减少催乳激素。

3.健康指导

(1)让患者懂得闭经的发生、治疗效果与本人的精神状态有较密切的关系,逐渐克服自卑感,最终能战胜自我、重塑自我。

(2)让患者家属理解闭经治疗的复杂性和患者的心情变化,学会更细微地体贴关心患者。

(3)让患者懂得营养不良与闭经的关系,放弃不合理的饮食,配合诊治方案。

三、更年期综合征

更年期是女性从性成熟期逐渐进入老年期的过渡阶段,包括绝经前期、绝经期和绝经后期。

绝经是指月经完全停止一年以上。据统计,目前我国的平均绝经年龄,城市妇女为49.5岁,乡村妇女为47.5岁。约1/3的更年期妇女能以神经内分泌的自我调节适应新的生理状态,一般无特殊症状,2/3的妇女会出现一系列性激素减少引起的自主神经功能失调和精神神经等症状,称为更年期综合征。

(一)临床表现

更年期综合征一般历时2～5年,甚者10余年。

1.月经紊乱及闭经

绝经前70%妇女出现月经紊乱,从月经周期缩短或延长,经量增多或减少,逐渐演变为周期延长,经量减少至闭经。少数人直接转为闭经。

2.血管舒缩症状

本病的常见血管舒缩症状为阵发性潮热、出汗、心悸、眩晕,是卵巢功能减退的信号,典型的表现为无诱因、不自主的、阵发性的潮热、出汗,起自胸部皮肤阵阵发红,继而涌向头颈部,伴烘热感,随之出汗。持续时间为几秒至数分钟不等,而后自行消退。

3.精神、神经症状

患者常表现为情绪不稳定,挑剔寻衅,抑郁多疑,注意力不集中,记忆力衰退,失眠,头痛等。少数人有精神病症状,不能自控,这种变化不能完全用雌激素水平下降来解释。

4.泌尿、生殖道的变化

外阴萎缩,阴道变短、干燥、弹性减弱、黏膜变薄,致性交疼痛,甚者见点状出血,易发生感染,出现白带黄色或带血丝,外阴烧灼样痛;宫颈萎缩变平,宫体缩小,盆底松弛;尿道缩短,黏膜变薄,尿道括约肌松弛,常有尿失禁;膀胱黏膜变薄,易反复发作膀胱炎;乳房萎缩、下垂。

5.心血管系统的变化

绝经后冠心病发生率增高,研究者多认为与雌激素下降致血胆固醇、低密度脂蛋白、三酰甘油上升,高密度脂蛋白下降有关,也有出现心悸、心前区疼痛,但无器质性病变,称为"假性心绞痛"。

6.骨质疏松

绝经后妇女骨质变为疏松,骨小梁减少,最后可引起骨骼压缩,体格变小,甚者导致骨折,常发生于桡骨远端、股骨颈、椎体等部位。骨质疏松与雌激素分泌减少有关,因为雌激素可促进甲状腺分泌降钙素,它是一种强有力的骨质吸收抑制剂,一旦雌激素水平下降,会导致骨质吸收增加。此外,甲状旁腺激素是刺激骨质吸收的主要激素,绝经后甲状旁腺功能亢进,或由于雌激素下降使骨骼对甲状旁腺激素的敏感性增强,也促使骨吸收加剧。

更年期综合征患者常因一系列不自主的血管舒缩症状和神经功能紊乱症状,而影响日常工作和生活,可用改良的库柏曼(Kupperman)的更年期综合征评分法评价其症状的程度。某些家庭、社会环境变化构成对围绝经期妇女心身的不良刺激,如丈夫工作变迁,自己工作负担加重或在竞争中力不从心,甚至下岗,自己容貌或健康的改变,家庭主要成员重病或遭遇天灾人祸等,这些都导致了患者情绪低落,抑郁多疑。少数患者曾有过精神状态不稳定史,在围绝经期更易激动、多虑、失眠等,甚至表现为喜怒无常,被周围的人们误认为精神病,更加重了患者的心理压力,因而也就更渴望得到理解和帮助。

（二）护理

1.护理目标

(1)患者能识别精神困扰的起因,学会自我调节不稳定情绪。

(2)患者能掌握性激素替代治疗的具体方法,并懂得寻求性保健咨询。

(3)患者能再树老有所乐的生活观。

2.护理措施

(1)自我调节:向患者介绍有关更年期综合征的医学常识,让患者了解这一生理过程,解除不必要的猜疑和烦恼。争取家庭成员和同事们的关心爱护,给患者创造一个良好的生活和工作环境。同患者商讨,调节有规律的生活和工作日程,保证充足的休息和睡眠。劝阻患者不要观看情节激动、刺激性强或忧伤的影视片。

(2)潮热的护理:记录发生潮热的情形,以找出引发潮热的因素,加以避免。尽量采用多件式纽扣的穿着方式,当发生潮热时可以脱下,即使没有隐蔽处也可解开纽扣散热,当感到冷时又能方便地再穿上。避免过于激动而引发潮热。少食调味重、辛辣食品和兴奋性食品,以免发生潮热。用电扇、空调、冷毛巾擦拭等方法,借以缓解潮热。

(3)指导用药:使患者懂得补充性激素的目的、用药后效果,以及可能出现少量阴道出血、乳房胀、恶心等症状,多能自行消失。一旦未见好转,立即到医院就诊,排除其他原因后,调整剂量以解除更年期综合征,用药症状消失后即可停药;为防治骨质疏松,则需长期用药。对长期用药的患者商讨定期随访的计划,并具体书写药名、服用剂量、服用次数和日期,确认患者能掌握用法。

(4)预防阴道干燥:维持性生活或手淫有助于加强阴道的血液循环,并可维持组织的伸缩性。也可使用水溶性的润滑剂,以润滑阴道壁,必要时亦可试用雌激素软膏。

(5)预防骨质疏松:鼓励患者参加适量的户外活动,如去环境安静、空气新鲜的场地散步和锻炼,使阳光直接照射皮肤;增加钙质食品(鱼虾、牛奶、深绿色和白色蔬菜、豆制品、坚果类等)食用,最好每天喝牛奶 500 mL 或服用保健钙。专家建议,围绝经期妇女每天从食品中摄取钙量应是 800～1 000 mg,保健钙应在饭后 1 小时或睡前服用;对于饮用牛奶有腹胀、腹泻等不适的患者,可改饮酸奶;必要时服用降钙素,有助于防止骨质丢失和预防自主神经功能紊乱的症状。

3.用药及注意事项

(1)一般治疗:更年期综合征可因精神、神经不稳定而症状加剧,故应先进行心理治疗,甚者必要时选用适量的镇静剂以利睡眠,如夜晚口服阿普唑仑(佳静地西泮)1 mg 和调节自主神经功能的谷维素 30～60 mg。

(2)雌、孕激素替代治疗:适用于雌激素缺乏引起的老年性阴道炎、泌尿道感染、精神神经症状及骨质疏松的变化。治疗时以剂量个体化,取最小有效量为佳。

如大剂量单用雌激素 5 年,会增加子宫内膜癌的发病率。但小剂量雌激素配伍孕激素,则能降低子宫内膜癌的发生。有严重肝胆疾病,深静脉血栓性疾病和雌激素依赖性肿瘤的患者禁用。①常用雌激素制剂:尼尔雌醇每次 1～2 mg,半月 1 次;或戊酸雌二醇每天 1～4 mg;或利维爱每天 1.25～2.5 mg;或炔雌醇每天 5～25 mg,以上药物均为口服给药。近年流行经皮给药,如皮肤贴剂,每天释放 E_2 0.05～0.1 mg,每周更换 1～2 次;或爱斯妥霜剂,每天涂腹部 2.5 mg;皮下埋植 E_2 胶丸 25～100 mg,半年 1 次。结合雌激素、戊酸雌二醇、己烯雌酚均可阴道给药。②配伍孕激素:有子宫的妇女必须配伍孕激素,以减少子宫内膜癌的发病危险,常用甲羟孕酮。服用尼尔雌醇时,每 3～6 个月加服甲羟孕酮 7～10 天,每天 6～10 mg。配伍方案有以下三种。a.周期序贯治疗:每月服雌激素 23～26 天,在第 11～14 天起加用孕激素,共 10～14 天,两者同时停药 1 周,再开始下 1 个周期的治疗。b.连续序贯治疗:每天连续服雌激素,每月周期性加用孕激素 14 天。c.连续联合治疗:每天同时服雌、孕激素,甲羟孕酮每天 2～2.5 mg。③单纯孕激素:有雌激素禁忌证的患者,可单独用孕激素。已证实,孕激素可缓解血管舒缩症状,延缓骨质丢失。如甲羟孕酮 150 mg 肌内注射,可减轻潮热出汗,能维持 2～3 个月。

4.健康指导

(1)向围绝经期妇女及其家属介绍,绝经是一个生理过程,绝经发生的原因及绝经前后身体将发生的变化,帮助患者消除绝经变化产生的恐惧心理,并对将发生的变化做好心理准备。

(2)介绍绝经前后减轻症状的方法及预防围绝经期综合征的措施。如适当地摄入钙质和维生素 D,可减少因雌素降低导致的骨质疏松;有规律地运动,如散步、骑自行车等可以促进血液循环,维持肌肉良好的张力,延缓老化的速度,还可以刺激骨细胞的活动,延缓骨质疏松症的发生;正确对待性生活等。

(王海兰)

第三节　妊娠滋养细胞肿瘤

一、概念

妊娠滋养细胞肿瘤是滋养细胞的恶性病变,60％继发于葡萄胎,30％继发于流产,10％继发于足月妊娠或异位妊娠,包括侵蚀性葡萄胎、绒毛膜癌和胎盘部位滋养细胞肿瘤(后者临床罕见,本节不做叙述)。

二、发病机制

(一)侵蚀性葡萄胎

侵蚀性葡萄胎继发于葡萄胎妊娠,水泡状组织侵入子宫肌层,有绒毛结构,滋养细胞增生、异型。

(二)绒毛膜癌

绒毛膜癌可继发于葡萄胎妊娠,也可继发于非葡萄胎妊娠。细胞滋养细胞和合体滋养细胞高度增生,明显异型,不形成绒毛或水泡状结构,并广泛侵入子宫肌层造成出血坏死。肿瘤不含间质和自身血管,瘤细胞靠侵蚀母体血管而获取营养物质。

三、辅助检查

(一)绒毛膜促性腺激素(HCG)测定

血清 HCG 水平是妊娠滋养细胞肿瘤的主要诊断依据。

葡萄胎后滋养细胞肿瘤:HCG 测定 4 次高水平,呈平台状态(±10％),并持续 3 周或更长时间;或者 HCG 测定 3 次上升(＞10％),并至少持续 2 周或更长时间。

非葡萄胎后滋养细胞肿瘤:足月产、流产和异位妊娠后 HCG 多在 4 周左右转为阴性,若超过 4 周,血清 HCG 仍持续高水平,或一度下降后又上升。

（二）超声检查

超声检查是诊断子宫原发病灶最常用的方法。子宫可正常大小或增大,肌层内可见高回声团块,边界清但无包膜;或肌层有回声不均区域或团块,边界不清且无包膜;彩色多普勒超声主要显示丰富的血流信号和低阻力型血流频谱。

（三）X 线胸片

X 线胸片是诊断肺转移首选的检查方法。最初征象为肺纹理增粗,后发展为片状或小结节状阴影,典型表现为棉球状或团块状阴影。

（四）CT 和磁共振检查

CT 对发现肺部较小病灶和脑、肝等部位转移灶有较高的诊断价值,磁共振主要用于脑和盆腔病灶的诊断。

四、治疗

妊娠滋养细胞肿瘤采取以化疗为主,手术和放疗为辅的综合治疗手段。

五、护理评估

（一）健康史

采集个人及家属的既往史,包括滋养细胞疾病史、药物使用史及药物过敏史;葡萄胎第一次刮宫的资料;刮宫次数及刮宫后阴道流血量、性质、时间;子宫复旧情况;收集血、尿 HCG 随访资料,肺 X 线检查结果;询问生殖道、肺部、脑等转移的相应症状的主诉,是否接受过化疗及化疗的时间、药物、剂量、疗效及用药后机体的反应情况。

（二）生理状况

1.无转移滋养细胞肿瘤

无转移滋养细胞肿瘤大多数继发于葡萄胎妊娠,临床表现有以下几点。

（1）阴道流血。

（2）子宫复旧不全或不均匀性增大。

（3）卵巢黄素化囊肿。

（4）腹痛。

（5）假孕症状等。

2.转移性滋养细胞肿瘤

转移性滋养细胞肿瘤更多见于非葡萄胎妊娠或绒癌,肿瘤主要经血行播散,转移发生早而且广泛,转移致肝、脑者预后不良。

（1）最常见的转移部位是肺（80%）,其次是阴道（30%）、盆腔（20%）、肝（10%）以及脑（10%）等。

（2）由于滋养细胞的生长特点之一是破坏血管,所以各转移部位症状的共同特点是局部出血。

（3）肺转移可无症状,典型表现为胸痛、咳嗽、咯血及呼吸困难。

（4）阴道转移灶常位于阴道前壁及穹隆,呈紫蓝色结节,破溃时引起不规则阴道流血,甚至大出血。

（5）肝转移病灶较小时可无症状,也可表现为右上腹部疼痛或肝区疼痛、黄疸等,若病灶穿破肝包膜,可出现腹腔内出血。

（6）脑转移表现为猝然跌倒、暂时性失语、失明、头痛、喷射样呕吐、抽搐、昏迷等。

（三）影响因素

（1）年龄大于等于 40 岁。

（2）前次妊娠性质。

（3）距前次妊娠时间（月）。

（4）治疗前血 HCG 值。

（5）最大肿瘤大小（包括子宫）。

（6）转移部位。

（7）转移病灶数目。

（8）前次失败化疗。

（四）心理、社会因素

（1）患者及家属担心安全及疾病的预后，对治疗缺乏信心。

（2）害怕化疗的毒副作用。

（3）患者手术后生育无望而感到绝望，对生活失去信心。

六、护理措施

（一）症状护理

1.阴道流血

严密观察、记录出血量，保持外阴清洁，以防感染。出血多时观察血压、脉搏、呼吸，及时做好手术准备。

2.腹痛

病灶穿破浆膜层、腹腔内出血、病灶感染、卵巢黄素化囊肿发生扭转或破裂都可出现急性腹痛，应立即通知医生，并做好手术准备。

3.阴道转移症状

（1）限制走动，密切观察阴道有无破溃出血，禁止做不必要的检查和窥阴器检查。

（2）准备好各种抢救物品（输血、输液用物、长纱条、止血药物、照明灯及氧气等）。

（3）如发生溃破大出血时，应立即通知医生并配合抢救。用长纱条填塞阴道压迫止血，填塞的纱条必须于 24～48 小时内取出，如患者出血未止，则再用无菌纱条重新填塞。同时给予输血、输液。按医嘱用抗生素。取出纱条未见继续出血者仍应严密观察阴道出血情况及生命体征。同时观察有无感染及休克。

4.肺转移症状

（1）卧床休息，减轻患者消耗，观察患者有无咳嗽、咯血、呼吸困难，有呼吸困难者给予半卧位并吸氧。

（2）治疗配合：按医嘱给予镇静药及化疗药物。

（3）大量咯血时有窒息、休克甚至死亡的危险，如发现应立即通知医生，同时给予头低侧卧位并保持呼吸道的通畅，轻击背部，排出积血，配合医生进行止血抗休克治疗。

5.脑转移症状

（1）严密观察生命体征及病情变化，记录出入量。

（2）治疗配合：按医嘱给予静脉补液用药，严格控制补液总量和补液速度。

（3）预防并发症：重视患者早期症状，采取必要的护理措施，预防跌倒、咬伤、吸入性肺炎、角膜炎、压疮等发生。

（4）检查配合：做好 HCG、腰穿、CT 等项目的检查配合。

（5）昏迷、偏瘫者按相应的护理常规实施护理。

（二）用药护理

低危患者首选单一药物化疗，高危患者首选联合化疗。目前常用的一线化疗药物有甲氨蝶呤（MTX）、氟尿嘧啶（5-FU）、放线菌素-D（Act-D）、环磷酰胺（CTX）、长春新碱（VCR）、依托泊苷（VP-16）等。单一药物化疗常用 MTX、5-FU、Act-D。联合化疗首选 EMA-CO 方案或氟尿嘧啶为主的联合化疗方案。

（三）手术护理

1.手术指征

手术主要用于控制大出血等各种并发症、切除耐药病灶、减少肿瘤负荷和缩短化疗疗程，在一些特定的情况下应用，主要用于辅助治疗。

2.手术方式

子宫切除术和肺叶切除术。

（四）心理护理

（1）向患者及家属讲解滋养细胞肿瘤的治疗、发展和转归，详细解释患者所担心的各种疑虑，减轻其心理压力，鼓励其增强信心，配合治疗。

（2）提供有关化学药物治疗及护理的信息，以减少患者的恐惧无助感。

（3）争取家属的支持与配合，家人的理解和帮助是患者迫切的需求。

（五）健康指导

（1）鼓励患者进食高营养、高蛋白、高维生素、易消化的饮食，纠正贫血，改善机体状况，以增强机体抵抗力。

（2）注意休息，避免疲劳及受凉，有转移病灶症状出现时应卧床休息，病情稳定后再适当活动。节制性生活，有阴道转移者严禁性生活。

（3）指导患者按时完成每个疗程的化疗。

（4）治疗结束后严密随访，第 1 次在出院后 3 个月，然后每 6 个月一次至 3 年，此后每年一次至 5 年，以后每两年一次。随访内容包括血 HCG 监测，了解月经是否规则，有无转移灶症状，做妇科检查，定期或必要时做盆腔 B 超、X 线胸片或 CT 检查。

（5）随访期间应严格避孕，避孕方法首选避孕套，也可选用口服避孕药，一般化疗停止 1 年后方可妊娠。

七、注意事项

（1）定期消毒病房及患者用物，严格控制探视，避免交叉感染。

（2）妊娠滋养细胞肿瘤高危患者联合化疗疗程多，毒副作用严重，且个体差异较大，要严密做好毒副作用监测，采取及时有效应对措施，同时也要鼓励患者及家属树立信心，积极战胜疾病。

(3)化疗是治疗妊娠滋养细胞肿瘤的有效手段,治疗过程中要避免因药物剂量不足,随意更改化疗方案,随意延迟化疗等导致的耐药病例的产生。

(李秀兰)

第四节　子宫内膜异位症

一、概念及发病率

子宫内膜组织(腺体和间质)出现在子宫体以外的任何部位时,称为子宫内膜异位症,简称内异症。子宫内膜异位症为良性病变,但具有类似恶性肿瘤的远处转移和种植生长能力。其多发生在育龄妇女,其中76%在25~45岁。

二、发病机制

其发病机制尚未完全阐明,是目前认为比较相关的有子宫内膜种植学说、体腔上皮化生学说等。

三、辅助检查

(1)影像学检查:B型超声检查可提示内异症位置、大小和形态;盆腔CT和MRI对盆腔内异位症有诊断价值。

(2)腹腔镜检查和活组织检查:是目前国际公认的内异症诊断的最佳方法,只有在腹腔镜或剖腹探查直视下才能确定内异症临床分期。

(3)血清CA125值:中、重度内异症患者血清CA125值可能升高。

四、治疗

应根据患者年龄、症状、病变部位、范围以及对生育要求等加以选择,强调治疗个体化。症状轻或无症状的轻微病变可选择期待治疗;有生育要求的轻度患者经过全面评估判断后先给予药物治疗,重者行保留生育功能手术;年轻无生育要求的重症患者,可行保留卵巢功能手术,并辅以激素药物;症状及病变均严重的无生育要求者,考虑行根治性手术。腹腔镜手术是首选的手术方法,目前认为腹腔镜确诊、手术加药物为内异症的金标准治疗。

五、护理评估

(一)健康史

了解患者既往病史、药物过敏史;了解患者婚育史,是否有不孕或性交痛,是否有人流史及输卵管手术史;了解患者月经史,是否有痛经,痛经发生的时间、伴随症状、痛经时是否卧床休息或使用药物镇痛;了解是否有月经过多及经期延长,经期前后有无排便坠胀感;了解是否有周期性尿频;了解腹壁瘢痕或脐部是否会出现周期性局部肿块及疼痛。

（二）生理状况

1.症状

疼痛是内异症的主要症状,典型症状为继发性痛经、进行性加重。了解下腹疼痛的部位、性质、伴随症状、与经期的关系。

2.体征

卵巢异位囊肿较大时,妇科检查可触及与子宫粘连的肿块,破裂时可有腹膜刺激征。典型盆腔内膜异位症行双合诊检查时,可扪及触痛性结节,触痛明显。如阴道直肠受累,可在阴道后穹隆触及甚至看到突出的紫蓝色结节。

（三）高危因素

1.年龄

育龄期是内异症的高发年龄,这与内异症是激素依赖性疾病的特点相符合。

2.遗传因素

直系亲属中患有此病者的妇女发病率高,此病与基因遗传相关。

3.手术史

手术可造成医源性种植。

（四）心理、社会因素

了解患者对疾病的认知,是否有紧张、焦虑等表现;了解患者家庭关系;了解患者的经济水平等。

六、护理措施

（一）症状护理

1.疼痛护理

告知患者疼痛发生的原因,疼痛剧烈时可卧床休息,必要时可遵医嘱给予镇痛药物。

2.阴道流血的护理

出血明显大于既往月经量的患者,注意收集会阴垫,评估出血量。按医嘱给予止血药,必要时输血、补液、抗感染治疗;指导患者做好会阴部清洁,防止感染。

3.压迫症状的护理

当患者出现局部压迫致排尿排便不畅时,可给予导尿,以缓解尿潴留;指导患者进食富含纤维素的蔬菜,如芹菜,必要时使用缓泻剂软化粪便,缓解便秘症状。

（二）用药护理

1.口服避孕药物

口服避孕药物适用于轻度内异症患者,常用低剂量高效孕激素和炔雌醇复合制剂,用法为每天 1 片,连续用 6～9 个月。护士需观察药物疗效,观察患者有无恶心、呕吐等不良反应。

2.注射药物治疗

常使用 GnRH-a 类药物,用药频率为每 4 周注射一次,治疗时间为 3～6 个月。护士需观察药物疗效,观察有无潮热、阴道干涩、性欲降低等不良反应。

3.孕激素类药物

孕激素类药物常用为甲羟孕酮、甲地孕酮或炔诺酮,剂量为 30 mg/d,使用时护士需观察患者是否有恶心、轻度抑郁、水钠潴留、体重增加、不规则点滴出血等不良反应。停药数月后痛经可缓解,月经恢复。

(三)心理护理

(1)理解并尊重患者,耐心解答其提出的问题,缓解其压力。

(2)鼓励患者诉说内心的真实感受,讲解疾病知识,增强其治疗疾病的信心。

(3)协助其取得家人的理解和帮助,提供足够的支持系统。

(四)健康指导

(1)指导患者出院后 3 个月到门诊复查,了解术后康复情况。

(2)子宫内膜异位灶切除及全子宫切除患者禁止性生活 3 个月,禁止盆浴 3 个月,可淋浴。

(3)指导患者遵医嘱按时服药,定期做 B 超检查,检查子宫内膜异位症的治疗效果,如出现超过月经量的阴道出血、异常分泌物、下腹疼痛,及时到医院就诊。

(4)指导非手术治疗患者注意饮食卫生,多进食水果、干果,月经前后注意勿进食过热或过冷的食物。

七、注意事项

(1)子宫内膜异位症为良性病变,但具有类似恶性肿瘤的远处转移和种植生长能力。手术后容易复发,因此术后常常需配合药物治疗,药物治疗过程中如出现严重的绝经期症状,可酌情反向添加治疗,提高雌激素水平,降低相关血管症状和骨质疏松的发生,也可提高患者的顺应性。

(2)子宫内膜异位症患者不孕率高达 40%,应注意做好不孕相关的健康指导。

(王海兰)

第五节　子宫肌瘤

子宫肌瘤又称子宫平滑肌瘤,是女性生殖器官中最常见的一种良性肿瘤,主要由子宫平滑肌组织增生而成,其间还有少量的纤维结缔组织,多见于 30~50 岁女性。由于肌瘤生长速度慢,对机体影响不大。因此,子宫肌瘤临床报道的发病率远比真实的要低。

一、病因

子宫肌瘤的确切病因仍不清楚。本病好发于生育年龄女性,而且绝经后肌瘤停止生长,甚至萎缩、消失,发生子宫肌瘤的女性常伴发子宫内膜的增生。所以,绝大多数的人认为子宫肌瘤的发生与女性激素,特别是雌激素有关。雌激素可以使子宫内膜增生,使子宫肌纤维增生肥大,肌层变厚,子宫增大,而且肌瘤组织经过检验,其中雌激素受体和雌二醇的含量比正常子宫肌组织高。所以,目前认为子宫肌瘤与长期和大量的雌激素刺激有关。

二、病理

(一)巨检

肌瘤为实质性球形结节,表面光滑,与周围肌组织有明显界限,外无包膜,但是肌瘤周围的肌层受压可形成假包膜。肌瘤切开后,切面呈旋涡状结构,颜色和质地与肌瘤成分有关,若含平滑肌较多,则肌瘤质地较软,颜色略红;若纤维结缔组织多,则质地较硬、颜色发白。

（二）镜检

肌瘤由皱纹状排列的平滑肌纤维相互交叉组成,切面呈旋涡状,其间掺有不等量的纤维结缔组织。细胞大小均匀,呈卵圆形或杆状,核染色质较深。

三、分类

（一）按肌瘤生长部位分类

子宫体肌瘤（90%）与子宫颈肌瘤（10%）。

（二）按肌瘤生长方向与子宫肌壁的关系分类

1.肌壁间肌瘤

肌壁间肌瘤最多见,占总数的 60%～70%。肌瘤全部位于肌层内,四周均被肌层包围。

2.浆膜下肌瘤

浆膜下肌瘤占总数的 20%。肌瘤向子宫浆膜面生长,突起于子宫表面,外面仅有一层浆膜包裹。这种肌瘤还可以继续向浆膜面生长,仅留一细蒂与子宫相连,成为带蒂的浆膜下肌瘤,活动度大。蒂内有供应肌瘤生长的血管,若供血不足,肌瘤易变性、坏死;若发生蒂扭转,可出现急腹痛;若因扭转而造成断裂,肌瘤脱落至腹腔或盆腔,可形成游离性肌瘤;有些浆膜下肌瘤生长在宫体侧壁,突入阔韧带,形成阔韧带肌瘤。

3.黏膜下肌瘤

黏膜下肌瘤占总数的 10%～15%。肌瘤向宫腔内生长,并突出于宫腔,仅由黏膜层覆盖,称黏膜下肌瘤。黏膜下肌瘤使宫腔变形、增大,易形成蒂,就好像宫腔内长了异物一样,可刺激子宫收缩,在宫缩的作用下,黏膜下肌瘤可被挤压出宫颈口外,或堵于宫颈口处,或脱垂于阴道。

各种类型的肌瘤可发生在同一子宫,称为多发性子宫肌瘤（图 10-1）。

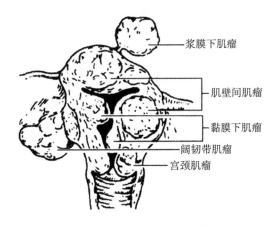

图 10-1 各型子宫肌瘤示意图

四、临床表现

（一）症状

多数患者无明显症状,只是偶尔在进行盆腔检查时发现。肌瘤临床表现的出现与肌瘤的部位、生长速度及是否发生变性有关,而与其数量及大小关系不大。

1.月经改变

月经改变为最常见的症状,主要表现为月经周期缩短,经期延长,经量过多,不规则阴道出血,其中以黏膜下肌瘤最常见,其次是肌壁间肌瘤。浆膜下肌瘤及小的肌壁间肌瘤对月经影响不明显。若肌瘤发生坏死、溃疡、感染,则会出现持续或不规则阴道流血或脓血性白带。

2.腹部包块

腹部包块常为患者就诊的主诉。当肌瘤增大超过妊娠3个月子宫大小时,可在下腹部扪及肿块,质硬,无压痛,清晨膀胱充盈将子宫推向上方时更加清楚。

3.白带增多

子宫肌瘤使宫腔面积增大,内膜腺体分泌增多,加之盆腔充血,所以患者白带增多。若为黏膜下肌瘤脱垂于阴道,则表面易感染、坏死,排出大量脓血性排液及腐肉样组织,伴臭味。

4.腰酸、腹痛、下腹坠胀

患者常感腰酸或下腹坠胀,经期加重,通常无腹痛,腹痛只在发生一些意外情况时才会出现。例如,浆膜下肌瘤蒂扭转时,可出现急性腹痛;妊娠期肌瘤发生红色变性时,可出现腹痛剧烈伴发热、恶心,黏膜下肌瘤被挤出宫腔时,可因宫缩引起痉挛性疼痛。

5.压迫症状

大的子宫肌瘤使子宫体积增大,可对周围的组织器官产生一定的压迫症状。例如,前壁肌瘤压迫膀胱可出现尿频、尿急;宫颈肌瘤可引起排尿困难、尿潴留;后壁肌瘤可压迫直肠引起便秘、里急后重;较大的阔韧带肌瘤压迫输尿管可致肾盂积水。

6.不孕或流产

肌瘤压迫输卵管使其扭曲管腔不通,或使宫腔变形,影响受精或受精卵着床,导致不孕、流产。

7.继发性贫血

长期月经过多、不规则出血,部分患者可出现继发性贫血,严重时全身乏力,面色苍白、气短、心悸。

(二)体征

肌瘤较大时,可在腹部触及质硬、表面不规则、结节状物质。妇科检查时,肌壁间肌瘤子宫增大,表面不规则,有单个或多个结节状突起。浆膜下肌瘤外仅包裹一层浆膜,所以质地坚硬,呈球形块状物,与子宫有细蒂相连,可活动;黏膜下肌瘤突出于宫腔,像孕卵一样,所以整个子宫均匀增大,有时宫口扩张,肌瘤位于宫口内或脱出于阴道,呈红色、实质、表面光滑,若感染则表面有渗出液覆盖或溃疡形成,排液有臭味。

五、治疗原则

治疗原则需根据患者的年龄、症状、有无生育要求及肌瘤的大小等情况综合考虑。

(一)随访观察

若肌瘤小(子宫＜孕2月)且无症状,通常不需治疗,尤其近绝经年龄患者,雌激素水平低落,肌瘤可自然萎缩或消失,每3～6个月随访一次;随访期间若发现肌瘤增大或症状明显,再考虑进一步治疗。

(二)药物治疗(保守治疗)

肌瘤大小在2个月妊娠子宫的大小以内,症状不明显或较轻,近绝经年龄及全身情况不能手术者,均可给予药物对症治疗。

1.雄性激素

雄性激素类常用药物有丙酸睾酮,可对抗雌激素,使子宫内膜萎缩,直接作用于平滑肌,使其收缩而减少出血,并使近绝经期的患者提早绝经。

2.促性腺激素释放激素类似物(GnRH-a)

GnRH-a类常用药物有亮丙瑞林或戈舍瑞林,可抑制垂体及卵巢的功能,降低雌激素水平,使肌瘤缩小或消失,适用于肌瘤较小、经量增多或周期缩短、围绝经期患者。此类药物不宜长期使用,以免因雌激素缺乏导致骨质疏松。

3.其他药物

其他常用药物有米非司酮,作为术前用药或提前绝经使用,但不宜长期使用,以防产生拮抗糖皮质激素的不良反应。

(三)手术治疗

手术治疗为子宫肌瘤的主要治疗方法,若肌瘤大于等于2.5个月妊娠子宫大小或症状明显,出现贫血,应手术治疗。

1.肌瘤切除术

肌瘤切除术适用于年轻要求保留生育功能的患者,可经腹或腹腔镜切除肌瘤,突出宫内或脱出于阴道内的带蒂的黏膜下肌瘤也可经阴道或经宫腔镜下摘除。

2.子宫切除术

肌瘤较大,多发,症状明显,年龄较大,无生育要求或已有恶变者可行子宫全切。50岁以下,卵巢外观正常者,可保留卵巢。

六、护理评估

(一)健康史

了解患者一般情况,评估月经史、婚育史,是否有不孕、流产史;询问有无长期使用雌激素类药物。如果接受过治疗,还应了解治疗的方法及所用药物的名称、剂量、用法及用药后的反应等。

(二)身体状况

1.症状

了解有无月经异常、腹部肿块、白带增多、贫血、腹痛等临床表现,了解出现症状的时间及具体表现。

2.体征

了解妇科检查结果,子宫是否均匀或不规则增大、变硬,阴道有无子宫肌瘤脱出等情况。了解B超检查所示结果中肌瘤的大小、个数及部位等。

(三)心理、社会状况

患者及家属对子宫肌瘤缺乏认识,担心肿瘤为恶性,对治疗方案的选择犹豫不决,因需要手术治疗而焦虑不安,担心手术切除子宫可能会影响其女性特征,影响夫妻生活。

七、护理诊断

(一)营养失调

营养摄入低于机体需要量,与月经改变、长期出血导致贫血有关。

（二）知识缺乏

缺乏子宫肌瘤疾病发生、发展、治疗及护理知识。

（三）焦虑

焦虑与月经异常，影响正常生活有关。

（四）自我形象紊乱

自我形象紊乱与手术切除子宫有关。

八、护理目标

（1）患者获得子宫肌瘤及其健康保健知识。

（2）患者贫血得到纠正，营养状况改善。

（3）患者出院时，不适症状缓解。

九、护理措施

（一）心理护理

评估患者对疾病的认知程度，尊重患者，耐心解答患者提出的问题，告知患者和家属子宫肌瘤是妇科最常见的良性肿瘤，手术或药物治疗都不会影响今后日常生活和工作，使患者消除顾虑，纠正错误认识，配合治疗。

（二）缓解症状

对出血多需住院的患者，护士应严密观察并记录其生命体征变化情况，协助医生完成血常规、凝血功能检查、备血、核对血型、交叉配血等。注意收集会阴垫，评估出血量。按医嘱给予止血药和子宫收缩剂，必要时输血、补液、抗感染或刮宫止血。巨大子宫肌瘤者常出现局部压迫症状，如对于排尿不畅者应予以导尿，便秘者可用缓泻剂缓解不适症状。带蒂的浆膜下肌瘤发生扭转或肌瘤红色变性时应评估腹痛的程度、部位、性质，有无恶心、呕吐、体温升高征象。需剖腹探查时，护士应迅速做好急诊手术前准备和术中术后护理。保持患者外阴的清洁干燥，如对于黏膜下肌瘤脱出宫颈口者，应保持其局部清洁，预防感染，为经阴道摘取肌瘤做好术前准备。

（三）手术护理

经腹或腹腔镜下行肌瘤切除或子宫切除术的患者，按腹部手术患者的一般护理进行护理，并要特别注意观察术后阴道流血情况。经阴道黏膜下肌瘤摘除术常在蒂部留置止血钳 24～48 小时，取出止血钳后需继续观察阴道流血情况，按阴道手术患者一般护理进行护理。

（四）健康教育

1.保守治疗的患者

此类患者需定期随访，护士要告知患者随访的目的、意义和随访时间。应 3～6 个月定期复查，期间监测肌瘤生长状况，了解患者症状的变化，如有异常及时和医生联系，修正治疗方案。对应用激素治疗的患者，护士要向患者讲解用药的相关知识，使患者了解药物的治疗作用、使用剂量、服用时间、方法、不良反应及应对措施，避免擅自停药和服药过量引起撤退性出血和男性化。

2.手术后的患者

出院后 1 个月门诊复查，了解患者术后康复情况，并给予术后性生活、自我保健、日常工作恢复等健康指导。任何时候出现不适或异常症状，需及时随诊。

十、结果评价

(1)患者能叙述子宫肌瘤保守治疗的注意事项或术后自我护理措施。

(2)患者面色红润,无疲倦感。

(3)患者出院时,能列举康复期随访时间及注意问题。

(王海兰)

第六节　子宫腺肌病

一、概念及发病率

子宫腺肌病是指当子宫内膜腺体和间质侵入子宫肌层时,形成弥漫或局限性的病变,是妇科常见病。本病多发生于 30~50 岁经产妇;约 15% 患者同时合并子宫内膜异位症;约 50% 患者合并子宫肌瘤;临床病理切片检查发现,10%~47% 子宫肌层中有子宫内膜组织,但 35% 无临床症状。

二、发病机制

多次妊娠、分娩、人工流产、慢性子宫内膜炎等造成子宫内膜基底层损伤,子宫内膜自基底层侵入子宫肌层内生长可能是主要原因。此外,由于内膜基底层缺乏黏膜下层的保护,在解剖结构上子宫内膜易于侵入肌层。腺肌病常合并子宫肌瘤和子宫内膜增生,提示高水平雌孕激素刺激,也可能是促进内膜向肌层生长的原因之一。

三、辅助检查

阴道 B 超提示子宫增大,肌层中不规则回声增强;盆腔 MRI 可协助诊断;宫腔镜下取子宫肌肉活检可确诊。

四、治疗

治疗方式应视患者症状、年龄、生育要求而定。药物治疗适用于症状较轻,有生育要求和接近绝经期的患者;年轻或希望生育的子宫腺肌瘤患者可试行病灶挖除术;症状严重、无生育要求或药物治疗无效者应行全子宫切除术。

五、护理评估

(一)健康史

了解患者年龄、婚姻、月经史、婚育史、生育史、既往患病史、出现典型症状的情况以及对患者身心的影响。子宫腺肌病多发生于生育年龄的经产妇,常合并内异症和子宫肌瘤,有多次妊娠及分娩或过度刮宫史。生殖道阻塞,如单角子宫、宫颈阴道不通畅等患者常同时合并腺肌病。

（二）生理状况

1.症状

询问患者是否有经量过多、经期延长和逐渐加重的进行性痛经。

2.体征

妇科检查时子宫均匀性增大或局限性隆起，质硬且有压痛。

（三）高危因素

1.年龄

40岁以上的经产妇。

2.子宫损伤

多次妊娠、人工流产、慢性子宫内膜炎等造成子宫内膜基底层损伤。

3.先天不足

生殖道阻塞，如单角子宫、宫颈阴道不通、有子宫无阴道的先天畸形等。

4.卵巢功能失调

高水平雌孕激素刺激者，如子宫肌瘤、子宫内膜增生患者。

（四）心理、社会因素

了解患者对疾病的认知，是否存在焦虑、恐惧等表现；了解患者家庭关系，是否因不孕或继发不孕影响夫妻、家庭关系；了解患者的经济水平等。

六、护理措施

（一）症状护理

1.月经改变

对于经量增多者，指导其使用透气棉质卫生巾，保留卫生巾称重，以评估月经量；经期延长者，早晚各用温开水清洗外阴1次，以防逆行感染。若合并贫血，需指导患者遵医嘱服用药物，观察贫血的改善情况。

2.痛经

询问患者疼痛部位、性质、疼痛开始时间及持续时间。疼痛轻者，指导患者腹部热敷、卧床休息；疼痛重者，遵医嘱给予前列腺素合成酶抑制剂。

（二）用药护理

1.口服避孕药

口服避孕药适用于轻度内异症患者，常用低剂量高效孕激素和炔雌醇复合制剂，用法为每天1片，连续用6～9个月。护士需观察药物疗效，观察有无恶心、呕吐等不良反应。

2.促性腺激素释放激素激动剂

常用药物：亮丙瑞林3.75 mg，月经第1天皮下注射后，每隔28天注射一次，共3～6次，需观察有无潮热、阴道干燥、性欲减退和骨质丢失等不良反应，停药后可消失。连续用药3个月以上者，需添加小剂量雌激素和孕激素，以防止骨质丢失。

3.左炔诺孕酮宫内节育器（LNG-ZUS）

治疗初期部分患者会出现淋漓出血、下移甚至脱落等，需加强随访。

（三）手术护理

1.保守手术

保守手术,如小病灶挖除术或子宫肌壁楔形切除术,可明显减轻症状并增加妊娠概率。指导其术后6个月受孕,其余护理同全子宫切除患者手术前后护理。

2.子宫切除术

年轻或未绝经的患者可保留卵巢;绝经后或合并严重子宫内膜异位症者,可行双卵巢切除术。护理同全子宫切除患者手术前后护理。

（四）心理护理

（1）痛经、月经改变以及贫血影响患者生活质量,患者焦虑烦躁,护士应向患者说明月经时轻度疼痛不适是生理反应,给予其舒缓的音乐、舒适的环境,保证其足够的休息和睡眠。患者、家属、护士共同制订规律而适度的锻炼计划,家属督促患者适度锻炼,可缓解患者的心理压力。

（2）手术患者担心预后和性生活,护士应向其说明子宫切除术后症状可基本消失,生活质量会得到改善。此外,向其说明子宫是月经来潮和孕育胎儿的器官,切除子宫不会导致男性化,以增加其对治疗的信心。

（五）健康指导

（1）指导患者随访:手术患者出院后3个月到门诊复查,了解术后康复情况。

（2）保守手术和子宫切除患者,术后休息1～3个月,3个月之内避免性生活及阴道冲洗,避免提举重物,防止正在愈合的腹部肌肉用力,并应逐渐加强腹部肌肉的力量。未经医护人员许可,避免从事可增加盆腔充血的活动,如跳舞、久站等。

（3）有生殖道阻塞疾病时,嘱患者积极治疗,实施整形手术。

（4）对实施保守手术治疗的患者,指导其术后6个月受孕。

（5）注意高危因素与妇科疾病的相关性,定期做好妇科病普查。

七、注意事项

（1）医务人员应避免刮宫过度,减少内膜碎片进入肌层的机会。

（2）药物治疗过程中如出现严重的绝经期症状,可酌情反向添加治疗,提高雌激素水平,降低相关血管症状和骨质疏松的发生,也可提高患者的顺应性。

（王海兰）

第七节 子宫内膜癌

一、概念及发病率

子宫内膜癌是指发生于子宫内膜的一组上皮性恶性肿瘤,以来源于子宫内膜腺体的腺癌最为常见。该病占女性生殖道恶性肿瘤的$20\%\sim30\%$,占女性全身恶性肿瘤的7%,是女性生殖道三大恶性肿瘤之一。近年来,发病率有上升趋势。

二、发病机制

子宫内膜癌的确切病因仍不清楚,目前认为可能有以下两种发病类型。一种为雌激素依赖型,可能是在缺乏孕激素拮抗而长期受雌激素刺激的情况下导致子宫内膜增生症,继而癌变,该类型占大多数,均为内膜样腺癌,肿瘤分化好,预后好,其中20%的内膜癌患者有家族史,常伴有肥胖、高血压、糖尿病、不孕或不育及绝经期延迟等临床表现。另一种为非雌激素依赖型,发病与雌激素无明显关系,其病理类型属于少见型,如透明细胞癌、腺鳞癌等,多见于老年体瘦妇女,肿瘤恶性程度高,分化差,预后不良。

三、辅助检查

分段诊断性刮宫是目前早期子宫内膜癌最常用且最有价值的诊断方法,确诊依据是组织学诊断。宫腔镜检查可观察宫腔,取活组织送病理检查,可提高诊断率。经阴道B型超声检查可了解子宫大小、宫腔形状、宫腔内有无赘生物、子宫内膜厚度、肌层有无浸润及深度。磁共振成像(MRI)可对浸润有较准确的判断。计算机体层成像(CT)可协助判断有无宫外转移。

四、治疗

根据患者病情及全身情况选择手术、放疗或药物(化学药物及激素)治疗,可单独或综合应用。早期患者以手术为主,术后根据高危因素选择辅助治疗;晚期患者采用手术、放疗、药物治疗等综合治疗方案。

五、护理评估

(一)健康史

了解既往病史、药物过敏史;了解婚育史、是否不孕或不育以及自然流产史;了解有无家族疾病史;了解是否接受过雌激素替代治疗。

(二)生理状况

1.症状

了解是否有不规则阴道流血,从经期、经量以及间隔时间进行评估,判断是否存在异常;了解是否有绝经后的异常阴道流血;了解阴道排液的性质、颜色、量;了解有无疼痛、贫血、消瘦、发热等表现。

2.体征

早期妇科检查可无异常发现,晚期可有子宫增大,若癌肿累及宫颈内口,可有宫腔积脓,子宫明显压痛,偶可在宫旁扪及不规则结节状物,偶见癌组织自宫颈口脱出,质脆,触之易出血。

(三)高危因素

1.年龄

绝经后妇女,平均发病年龄为60岁,其中75%的子宫内膜癌发生于50岁以上。

2.体质因素

肥胖、高血压、糖尿病、不孕及其他心血管疾病。

3.绝经后延

绝经后延妇女发生子宫内膜癌的危险性增加4倍,子宫内膜癌患者的绝经年龄比一般妇女平均晚 6 年。

4.遗传因素

约 20% 子宫内膜癌患者有家族史。

(四)心理、社会因素

了解患者对疾病的认知,是否有恐惧、焦虑、抑郁等表现;了解患者的家庭关系;了解患者的经济水平等。

六、护理措施

(一)症状护理

(1)有阴道流血者,需观察阴道流血的时间、量,指导患者清洁会阴部,每天 2 次。

(2)有阴道排液者,需观察排液的性质、颜色、气味、量,指导患者清洁会阴部,每天 2 次。

(3)有腹痛者,需观察疼痛的部位、性质、程度、持续时间。

(二)用药护理

1.孕激素治疗

常用药物:口服醋酸甲炔孕酮 200～400 mg/d;己酸孕酮 500 mg,每周肌内注射 2 次。孕激素治疗以高效、大剂量、长期应用为宜,至少使用 12 周以上方可判定疗效,长期使用者需观察是否有水钠潴留、水肿或药物性肝炎等不良反应,停药后即可恢复。

2.抗雌激素制剂

此类常用药物为他莫昔芬,用法 10～20 mg,每天 2 次,若有潮热、畏寒、急躁等类似绝经期综合征的表现,以及头晕、恶心、呕吐、不规则阴道少量流血、闭经等不良反应及时汇报医生。

3.化学治疗

常用化学治疗药物有顺铂、环磷酰胺等,可单独或联合使用。

(三)放疗护理

1.腔内治疗

腔内治疗多采用后装治疗机放置铱-192 进行治疗,接受盆腔内放疗者,应先灌肠并留置导尿管,以保持直肠、膀胱空虚状态,避免放射性损伤。治疗后,观察阴道充血水肿情况,观察有无渗血出血,有出血应协助医生用纱布压迫止血,无出血者可每天阴道冲洗 1 次,防止阴道粘连。观察膀胱功能,护士应观察患者是否有尿频、尿痛、血尿、排尿困难、尿潴留等,鼓励患者每天饮水不少于 3 000 mL,并遵医嘱使用维生素类药物。放射性肠炎是腔内放疗最常见的并发症,护士需观察患者大便的性状,腹痛、腹泻的程度,发现异常及时汇报医生停止治疗。

2.体外照射

护士应随时观察患者照射部位皮肤的颜色、结构、完整性,有无干燥、瘙痒或疼痛等症状;告知患者不要搔抓皮肤,可用手轻拍局部皮肤或涂维生素软膏;指导患者保持皮肤清洁、干燥,每天用温水软毛巾蘸洗,避免冷热刺激;禁止使用刺激性消毒剂;指导患者着宽松、纯棉的内衣。

(四)心理护理

(1)关心体贴患者,以减轻其心理压力。

(2)提供疾病知识,告知患者子宫内膜癌治疗的良好结局和预后,以缓解其恐惧、焦虑情绪。

(3)鼓励患者诉说内心的真实想法,积极配合治疗。

(4)协助患者取得家人的理解和帮助,增加其对治疗的信心。

（五）健康指导

（1）指导患者随访：术后 2 年内每 3～6 个月 1 次；术后 3～5 年每 6～12 个月 1 次，5 年后每年 1 次。嘱患者如出现异常阴道流血、异常分泌物、下腹疼痛，及时到医院就诊。

（2）指导患者术后 3～6 个月内避免重体力劳动，术后 3 个月禁止性生活。

（3）指导患者注意个人卫生，禁止盆浴 3 个月，可选择淋浴。

（4）指导阴式手术患者出院后避免剧烈运动，避免负重过久，如久坐、久蹲、久站，保持大便通畅，必要时可口服导泻药物。患者可适当参加户外活动，劳逸结合，但应避免从事会增加盆腔充血的活动，如跳舞、久站等。

七、注意事项

（1）患者术后 6～7 天，阴道残端羊肠线吸收或感染可致残端出血，需严密观察并记录。

（2）术后 3 个月内禁止行阴道超声检查，以免导致阴道残端破裂。

（王海兰）

第八节 子宫颈癌

子宫颈癌又称宫颈浸润癌，是除乳腺癌以外最常见的妇科恶性肿瘤。虽然它的发病率很高，但是宫颈癌有较长的癌前病变阶段，加上近 40 年来，国内外已经普遍开展宫颈细胞防癌普查，使宫颈癌和癌前病变得以早期诊断和早期治疗，宫颈癌的发病率和病死率也随之不断下降。

一、分类及病理

宫颈癌的好发部位是位于宫颈外口处的鳞-柱状上皮交界区。根据发生癌变的组织不同，宫颈癌可分为：鳞状细胞浸润癌，占宫颈癌的 80%～85%；腺癌，占宫颈癌的 15%～20%；鳞腺癌，由鳞癌和腺癌混合构成，占宫颈癌的 3%～5%，少见，但恶性度最高，预后最差。

本节中，原位癌、浸润癌指的都是鳞癌。鳞癌与腺癌在外观上并无特殊差别，因为鳞状细胞与柱状细胞都可侵入对方领域，所以，两者均可发生在宫颈阴道部或宫颈管内。

（一）巨检

鳞癌在发展为浸润癌以前，肉眼观察无特殊异常，类似一般的"宫颈糜烂"（主要是环绕宫颈外口有较粗糙的颗粒状"糜烂"区，或有不规则的溃破面，触之易出血），随着浸润癌的出现，子宫颈可以表现为以下四种不同类型（图 10-2）。

1.外生型

外生型又称增生型或菜花型，癌组织开始向外生长，最初呈息肉样或乳头状隆起，继而又发展为向阴道内突出的大小不等的菜花状赘生物，质地脆，易出血。

2.内生型

内生型又称浸润型，癌组织向宫颈深部组织浸润，宫颈变得肥大而硬，甚至整个宫颈段膨大似直筒。但宫颈表面还比较光滑或是仅有浅表溃疡。

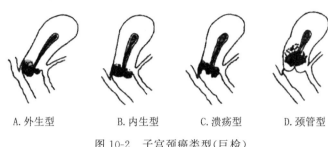

A.外生型　　B.内生型　　C.溃疡型　　D.颈管型

图 10-2　子宫颈癌类型(巨检)

3.溃疡型

不论外生型还是内生型,当癌进一步发展时,肿瘤组织发生坏死脱落,可形成凹陷性溃疡,有时整个子宫颈都为空洞所代替,形如火山口样。

4.颈管型

癌灶发生在宫颈外口内,隐蔽在宫颈管,侵入宫颈及子宫峡部供血层,转移到盆壁的淋巴结。不同于内生型,后者是由特殊的浸润性生长扩散到宫颈管。

(二)显微镜检

1.宫颈上皮内瘤样病变(CIN)

在移行带区形成过程中,未分化的化生鳞状上皮代谢活跃,在一些物质(精子、精液组蛋白、人乳头瘤病毒等)的刺激下,可发生细胞分化不良、排列紊乱、细胞核异常、有丝分裂增加,形成宫颈上皮内瘤样病变,包括宫颈不典型增生和宫颈原位癌。这两种病变是宫颈浸润癌的癌前病变。

通过显微镜下的观察,宫颈癌的进展可分为以下几个阶段(图 10-3)。

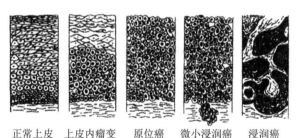

正常上皮　　上皮内瘤变　　原位癌　　微小浸润癌　　浸润癌

图 10-3　宫颈正常上皮-上皮内瘤变-浸润癌

(1)宫颈不典型增生:指上皮底层细胞增生活跃、分化不良,从正常的 1~2 层增生至多层,甚至占据了大部分上皮组织,而且细胞排列紊乱,细胞核增大、染色加深、染色质分布不均,出现很多核异质改变,称为不典型增生。不典型增生又可分为轻、中、重三种不同程度,重度不典型增生与原位癌不易区别。

(2)宫颈原位癌:鳞状上皮全层发生癌变,但是基底膜仍然保持完整,为原位癌。不典型增生和原位癌均局限于上皮内,所以合称为子宫颈上皮内瘤样病变(CIN)。

2.宫颈早期浸润癌

原位癌继续发展,已有癌细胞穿过鳞状上皮基底层进入间质,但浸润不深,不足 5 mm,并未侵犯血管及淋巴管,癌灶之间孤立存在,未出现融合。

3.宫颈浸润癌

癌继续发展,浸润深度超过 5 mm,且侵犯血管及淋巴管,癌灶之间呈网状或团块状融合。

二、转移途径

转移途径以直接蔓延和淋巴转移为主,血行转移极少见。

(一)直接蔓延

直接蔓延最常见。癌组织直接侵犯邻近组织和器官,向下蔓延至阴道壁,向上累及子宫腔,向两侧扩散至主韧带、阴道旁组织直至骨盆壁,向前、后可侵犯膀胱、直肠、盆壁等。

(二)淋巴转移

癌组织局部浸润后侵入淋巴管形成瘤栓,随淋巴液引流进入局部淋巴结,在淋巴管内扩散。淋巴转移一级组包括宫旁、宫颈旁、闭孔、髂内、髂外、髂总、骶前淋巴结;二级组包括腹股沟深浅淋巴结、腹主动脉旁淋巴结。

(三)血行转移

宫颈癌的血行转移极少见,晚期可转移至肺、肝或骨骼等。

三、临床分期

国际妇产科联盟(FIGO,2000 年)修订的宫颈癌临床分期可将子宫颈癌大体分为 5 期(表 10-1,图 10-4)。

表 10-1　子宫颈癌的临床分期(FIGO,2000 年)

0 期	原位癌(浸润前癌)
I 期	癌灶局限于宫颈(包括累及宫体)
I_a 期	肉眼未见癌灶,仅在显微镜下可见浸润癌。
I_{a1} 期	间质浸润深度≤3 mm,宽度≤7 mm
I_{a2} 期	间质浸润深度>3 mm,≤5 mm,宽度≤7 mm
I_b 期	肉眼可见癌灶局限于宫颈,或显微镜下可见病变>I_{a2} 期
I_{b1} 期	肉眼可见癌灶最大直径≤4 cm
I_{b2} 期	肉眼可见癌灶最大直径>4 cm
II 期	癌灶已超出宫颈,但未达盆壁。癌累及阴道,但未达阴道下 1/3。
II_a 期	无宫旁浸润
II_b 期	有宫旁浸润
III 期	癌肿扩散至盆壁和(或)累及阴道下 1/3,导致肾盂积水或无功能肾
III_a 期	癌累及阴道下 1/3,但未达盆壁
III_b 期	癌已达盆壁,或有肾盂积水或无功能肾
IV 期	癌播散超出真骨盆,或癌浸润膀胱黏膜及直肠黏膜
IV_a 期	癌播散超出真骨盆或癌浸润膀胱黏膜或直肠黏膜
IV_b 期	远处转移

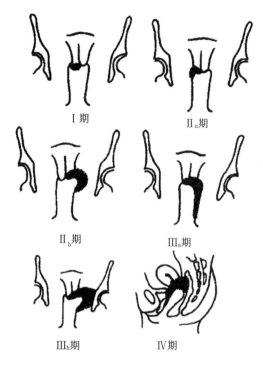

Ⅰ期　　　　　　　　Ⅱ_a期

图 10-4　子宫颈癌临床分期

四、临床表现

（一）症状

子宫颈癌早期可无症状；随着癌细胞的进展，可出现以下几种表现。

1.阴道流血

阴道流血由癌灶浸润间质内血管所致，出血量根据病灶大小、受累间质内血管的情况而定。年轻患者常表现为接触性出血，即性生活后或妇科检查后少量出血，也有表现为经期延长、周期缩短、经量增多等。年老患者常表现为绝经后不规则阴道流血。

一般外生型癌出血较早，量多；内生型癌出血较晚，量少。癌细胞一旦侵犯较大血管，可引起致命大出血。

2.阴道排液

阴道排液一般发生在阴道出血之后，液体为白色或血性，稀薄如水样或米泔样。初期量不多，有腥臭；晚期，癌组织坏死、破溃，继发感染则出现大量脓性或米汤样恶臭白带。

3.疼痛

疼痛为癌晚期症状。当宫旁组织明显浸润，并已累及盆壁、神经，可引起严重的腰骶部或坐骨神经痛。盆腔病变严重时，可以导致下肢静脉回流受阻，引起下肢肿胀和疼痛。

4.其他

（1）邻近器官受累症状：①压迫或侵犯膀胱、尿道及输尿管：排尿困难、尿痛、尿频、血尿、尿闭、膀胱阴道瘘、肾盂积水、尿毒症等。②累及直肠：里急后重、便血、排便困难、便秘或肠梗阻、直肠阴道瘘。③宫旁组织受侵：组织增厚、变硬、弹性消失，可直达盆壁，子宫固定不动，可形成"冰冻盆腔"。

（2）恶病质：晚期癌症，长期消耗，出现身心交瘁、贫血、低热、消瘦、虚弱等全身衰竭表现。

（二）体征

早期宫颈癌局部无明显病灶，宫颈光滑或轻度"糜烂"，肉眼难以与一般宫颈炎区别。随着病变的发展，类型不同，体征也不同。外生型宫颈上有赘生物呈菜花状、乳头状，质脆易出血；内生型宫颈肥大、质硬、如桶状，表面可光滑；晚期癌组织坏死脱落可形成溃疡或空洞；阴道受累时，阴道壁变硬，弹性减退，有赘生物生长；若侵犯宫旁组织，三合诊检查可扪及宫颈旁组织增厚、变硬、呈结节状，甚至形成"冰冻骨盆"。

五、治疗原则

本病的治疗原则为以手术治疗为主，配合放疗和化疗。

（一）手术治疗

手术治疗适用于Ⅰ_a～Ⅱ_a期无手术禁忌证患者。根据临床分期不同，可选择全子宫切除术、子宫根治术和盆腔淋巴结清扫术，年轻患者可保留卵巢及阴道。

（二）放射治疗

放射治疗适用于各期患者，主要是年老、有严重并发症或Ⅲ期以上不能手术的患者，分为腔内和体外照射两种方法。早期以腔内放射为主、体外照射为辅；晚期则以体外照射为主、腔内放射为辅。

（三）手术加放射治疗

手术加放射治疗适用于癌灶较大者，先行放疗局限病灶后再行手术治疗；或手术后疑有淋巴或宫旁组织转移者，将放疗作为手术的补充治疗。

（四）化疗

化疗适用于晚期或有复发转移的患者，也可用于手术或放疗的辅助治疗，目前多主张联合化疗方案。

六、护理评估

（一）健康史

详细了解年轻患者有无接触性出血，年老患者绝经后阴道不规则流血情况。评估患者有无患病的高危因素存在，如慢性宫颈炎的病史；HPV、巨细胞病毒等的感染；婚育史、性生活史、高危男子性接触史等。

（二）身体状况

1.症状

详细了解患者阴道流血的时间、量、质、色等，有无妇科检查或性生活后的接触性出血；阴道排液的性状、气味；有无临近器官受累的症状；有无疼痛，疼痛的部位、性质、持续时间等；全身有无贫血、消瘦、乏力等恶病质的表现。

2.体征

评估妇科检查的结果，如宫颈有无异常、有无糜烂和赘生物，宫颈是否出血、肥大、质硬、宫颈管外形呈桶状等。

（三）心理、社会状况

子宫颈癌确诊早期，患者常因无症状或症状轻微，对诊断表示怀疑和震惊，而四处求医，希望癌症诊断被否定；当诊断明确时，患者会感到恐惧和绝望，害怕疼痛和死亡，迫切要求治疗，以减轻痛苦、延长寿命。另外，恶性肿瘤对患者身体的折磨会给患者带来巨大的心理应激，而且手术范围大，留置尿管的时间长，疾病和手术对身体的损伤大，恢复时间长，患者很长时间不能正常地生活、工作。

（四）辅助检查

宫颈癌发展过程长，尤其是癌前病变阶段，所以应该积极开展防癌普查，提倡"早发现、早诊断，早治疗"。早期宫颈癌因无明显症状和体征，需采用以下辅助检查。

1.宫颈刮片细胞学检查

宫颈刮片细胞学检查是普查宫颈癌的主要方法，也是早期发现宫颈癌的主要方法之一。应注意在宫颈外口鳞-柱上皮交界处取材，防癌涂片用巴氏染色。结果分5级：Ⅰ级正常、Ⅱ级炎症、Ⅲ级可疑癌、Ⅳ级高度可疑癌、Ⅴ级癌。巴氏Ⅲ级及以上细胞，需行活组织检查。

2.碘试验

将碘溶液涂于宫颈和阴道壁，观察其着色情况。正常宫颈阴道部和阴道鳞状上皮含糖原丰富，被碘溶液染成棕色或深赤褐色。不染色者为阳性，说明鳞状上皮不含糖原。瘢痕、囊肿、宫颈炎或宫颈癌等鳞状上皮不含糖原或缺乏糖原，均不染色，所以本试验对癌无特异性。碘试验主要用以识别宫颈病变危险区，以便确定活检取材部位，提高诊断率。

3.阴道镜检查

对于宫颈刮片细胞学检查Ⅲ级或以上者，应行阴道镜检查，观察宫颈表面上皮及血管变化，发现病变部位，指导活检取材，提高诊断率。

4.宫颈和宫颈管活组织检查

宫颈和宫颈管活组织检查是确诊宫颈癌和癌前病变的金标准。可在宫颈外口鳞-柱上皮交界3、6、9、12点4处取材，或在碘试验不着色区、阴道镜病变可疑区取材做病理检查。宫颈活检阴性时，可用小刮匙刮取宫颈管组织送病理检查。

七、护理诊断

（一）排尿异常

排尿异常与宫颈癌根治术后对膀胱功能影响有关。

（二）营养失调

营养失调与长期的阴道流血造成的贫血及癌症的消耗有关。

（三）焦虑

焦虑与子宫颈癌确诊带来的心理应激有关。

（四）恐惧

恐惧与宫颈癌的不良预后有关。

（五）自我形象紊乱

自我形象紊乱与阴道流恶臭液体及较长时间留置尿管有关。

八、护理目标

（1）患者能接受诊断，配合各种检查、治疗。

（2）出院时,患者排尿功能恢复良好。

（3）患者能接受现实,适应术后生活方式。

九、护理措施

（一）心理护理

多陪伴患者,经常与患者沟通,了解其心理特点,与患者、家属一起寻找引起不良心理反应的原因;教会患者缓解心理应激的措施,学会用积极的应对方法,如寻求别人的支持和帮助、向别人倾诉内心的感受等,使患者能以最佳的心态接受并积极配合治疗。

（二）饮食与营养

根据患者的营养状况、饮食习惯,协助其制订营养食谱,鼓励患者进食高能量、高维生素及营养素全面的饮食,以满足机体的需要。

（三）阴道、肠道准备

术前 3 天需每天行阴道冲洗 2 次,冲洗时动作应轻柔,以免损伤子宫颈脆性癌组织,引起阴道大出血。肠道按清洁灌肠的标准来准备。另外,术前教会患者进行肛门、阴道肌肉的缩紧与舒张练习,掌握锻炼盆底肌肉的方法。

（四）术后帮助膀胱功能恢复

由于手术范围大,可能损伤支配膀胱的神经,膀胱功能恢复缓慢,所以,一般留置尿管 7～14 天,甚至 21 天。

1.盆底肌肉的锻炼

术前教会患者进行盆底肌肉的缩紧与舒张练习,术后第 2 天开始锻炼,术后第 4 天开始锻炼腹部肌肉,如抬腿、仰卧起坐等。有资料报道改变体位的肌肉锻炼有利排尿功能的恢复,锻炼的强度应逐渐增加。

2.膀胱肌肉的锻炼

在拔除尿管前 3 天开始定时开放尿管,每 2～3 小时放尿一次,锻炼膀胱功能,促进排尿功能的恢复。

3.导残余尿

在膀胱充盈的情况下拔除尿管,让患者立即排尿,排尿后,导残余尿,每天一次。如残余尿连续 3 次在 100 mL 以下,证明膀胱功能恢复尚可,不需再留置尿管;如残余尿超过 100 mL,应及时给患者留置尿管,保留 3～5 天后,再行拔管,导残余尿,直至残余尿低于 100 mL 以下。

（五）保持负压引流管的通畅

手术创面大,渗出多,淋巴回流受阻,术后常在盆腔放置引流管,应密切注意引流管是否通畅,引流液的量、色、质,一般于 48～72 小时后拔除引流管。

（六）出院指导

（1）定期随访:护士应向出院患者和家属说明随访的重要性及随访要求。第 1 年内,出院后 1 个月首次随访,以后每 2～3 个月随访一次;第 2 年每 3～6 个月随访一次;第 3～5 年,每半年随访一次;第 6 年开始每年随访一次。如有不适随时就诊。

（2）少数患者出院时尿管未拔,应教会患者留置尿管的护理,强调多饮水、外阴清洁的重要性,勿将尿袋高于膀胱口,避免尿液倒流,继续锻炼盆底肌肉、膀胱功能,及时到医院拔尿管、导残余尿。

（3）康复后应逐步增加活动强度，适当参加社交活动及正常的工作等，以便恢复原来的角色功能。

十、结果评价

（1）患者住院期间能以积极态度配合诊治全过程。

（2）出院时，患者无尿路感染症状，拔管后已经恢复正常排尿功能。

（3）患者能正常与人交往，正确树立自我形象。

（王海兰）

第九节 卵巢肿瘤

卵巢肿瘤是妇科常见的肿瘤，可发生于任何年龄。卵巢肿瘤可以有各种不同的形态和性质，单一型或混合型、一侧性或双侧性、囊性或实质性、良性或恶性。

卵巢癌是女性生殖器常见的三大恶性肿瘤之一，近 40 年来，卵巢恶性肿瘤发病率增加 2～3 倍，并有逐渐上升趋势。20%～25% 卵巢恶性肿瘤患者有家族史。卵巢癌的发病还可能与高胆固醇饮食、内分泌、肥胖、吸烟有关，此为卵巢肿瘤发病的高危因素。

由于卵巢位于盆腔内，无法被直接窥视，而且早期无明显症状，又缺乏完善的早期诊断和鉴别方法，一旦出现症状时，往往已属晚期病变，治疗效果不佳，故病死率高居妇科恶性肿瘤之首。

一、分型

（一）卵巢上皮性肿瘤

卵巢上皮性肿瘤是卵巢肿瘤中最常见的一种，约占所有原发性卵巢肿瘤的 2/3，多见于中老年妇女。卵巢上皮性肿瘤分为良性、交界性和恶性，包括浆液性囊腺瘤、浆液性囊腺癌、黏液性囊腺瘤和黏液性囊腺癌。

1.浆液性囊腺瘤

该类型较为常见，约占卵巢良性肿瘤的 25%，常见于 30～40 岁的患者。浆液性囊腺瘤多为单侧，圆球形，大小不等，表面光滑，壁薄，囊内充满淡黄色清亮液体。分为单纯性及乳头状两型，前者囊壁光滑，多为单房；后者有乳头状物向囊内突起，常为多房性，偶尔向囊壁外生长。镜下见囊壁为纤维结缔组织，内衬单层立方形或柱状上皮，间质见砂粒体。

2.浆液性囊腺癌

该类型是最常见的卵巢恶性肿瘤，占卵巢恶性肿瘤的 40%～50%。浆液性囊腺癌多为双侧，体积较大，囊实性，结节状或分叶状，灰白色，或有乳突状增生，切面为多房，腔内充满乳头，质脆，囊液混浊，有时呈血性。镜下见囊壁上皮明显增生，复层排列，一般在 4～5 层以上。癌细胞为立方形或柱状，细胞明显异型，并向间质浸润。肿瘤生长速度快，预后差，5 年存活率仅为20%～30%。

3.黏液性囊腺瘤

该类型约占卵巢良性肿瘤的 20%，是人体中生长最大的一种肿瘤，多发生于生育年龄，少数儿童也可以发生。黏液性囊腺瘤多为单侧,圆形或卵圆形,体积较大,表面光滑,灰白色,切面常为多房,囊腔内充满胶冻样黏液,含黏蛋白和糖蛋白,囊内很少有乳头生长。镜下见囊壁为纤维结缔组织,内衬单层高柱状上皮,可见杯状细胞和嗜银细胞。偶可自行破裂,瘤细胞种植在腹膜上继续生长并分泌黏液,在腹膜表面形成胶冻样黏液团块,似卵巢癌转移,称为腹膜黏液瘤。瘤细胞呈良性,分泌旺盛,很少见细胞异型和核分裂,多限于腹膜表面生长,一般不浸润脏器实质。

4.黏液性囊腺癌

该类型占卵巢恶性肿瘤的 $10\%\sim20\%$,多为单侧,瘤体较大,囊壁可见乳头或实质区,切面为囊实性,囊液混浊或为血性。镜下见腺体密集,间质较少,腺上皮细胞超过 3 层,细胞异型明显,并有间质浸润。黏液性囊腺癌的 5 年存活率为 $40\%\sim50\%$。

(二)卵巢生殖细胞肿瘤

卵巢生殖细胞肿瘤好发于青少年及儿童,青春期前患者占 $60\%\sim90\%$。生殖细胞肿瘤包括畸胎瘤、无性细胞瘤和内胚窦瘤。其中仅成熟畸胎瘤为良性,其他类型均属恶性。

1.畸胎瘤

畸胎瘤由多胚层组织构成,偶见只含一个胚层成分。肿瘤组织多数成熟,少数不成熟。无论肿瘤质地呈囊性还是实质性,其恶性程度均取决于组织分化程度。

成熟畸胎瘤是最常见的卵巢良性肿瘤,占所有卵巢肿瘤的 $10\%\sim20\%$,占生殖细胞肿瘤的 $85\%\sim97\%$,占畸胎瘤的 95% 以上,可发生于任何年龄,以 $20\sim40$ 岁居多。成熟畸胎瘤多为单侧、中等大小,呈圆形或卵圆形,壁表面光滑,质韧,多为单房,腔内充满油脂和毛发,有时可见牙或骨质。囊壁内层为复层扁平上皮,囊壁常见小丘样隆起向腔内突出,称为头节。肿瘤可含外、中、内胚层组织。任何一种组织成分均可恶变,形成各种恶性肿瘤。恶变率为 $2\%\sim4\%$,多发生于绝经后妇女。

未成熟畸胎瘤属于恶性肿瘤,多发生于青少年,常为单侧实性瘤,可有囊性区域,含 $2\sim3$ 胚层,由分化程度不同的未成熟胚胎组织构成,主要为原始神经组织。肿瘤恶性程度根据未成熟组织所占比例、分化程度及神经上皮含量而定。其转移及复发率均高,5 年存活率约 20%。

2.无性细胞瘤

无性细胞瘤属中等恶性的实性肿瘤,主要发生于青春期及生育期妇女。无性细胞瘤多为单侧,右侧多于左侧。肿瘤为圆形或椭圆形,中等大小,触之如橡皮样。表面光滑或呈分叶状,切面淡棕色。镜下见圆形或多角形大细胞,核大,细胞质丰富,瘤细胞呈片状或条索状排列,有少量纤维组织相隔,间质中常有淋巴细胞浸润。无性细胞瘤对放疗特别敏感,5 年存活率可达 90%。

3.内胚窦瘤

内胚窦瘤属高度恶性肿瘤,多见于儿童及青少年。肿瘤多数为单侧、体积较大,圆形或卵圆形,切面部分囊性,组织质脆,多有出血坏死区,呈灰红或灰黄色,易发生破裂。镜下见疏松网状和内胚窦样结构。瘤细胞呈扁平、立方、柱状或多角形,并产生 AFP,故测定患者血清中 AFP 浓度可作为诊断和治疗监测时的重要指标。内胚窦瘤生长迅速,易早期转移。但该肿瘤对化疗十分敏感,既往平均生存时间仅 1 年,经手术及联合化疗后,生存期明显延长。

(三)卵巢性索间质肿瘤

卵巢性索间质肿瘤占卵巢肿瘤的 $4.3\%\sim6\%$,该类肿瘤常有内分泌功能,故又称为卵巢功能性肿瘤,包括颗粒细胞瘤、卵泡膜细胞瘤、纤维瘤、支持细胞-间质细胞瘤和卵巢转移性肿瘤。

1.颗粒细胞瘤

该瘤是最常见的功能性肿瘤,可发生于任何年龄,45～55岁为发病高峰,属于低度恶性肿瘤。肿瘤能分泌雌激素,故有女性化作用,青春期前可出现假性性早熟。在生育年龄出现月经紊乱,绝经后妇女则有不规则阴道流血,常合并子宫内膜增生,甚至引起癌变。肿瘤多为单侧性,大小不一,圆形或椭圆形,呈分叶状,表面光滑,实性或部分囊性,切面组织脆而软,伴出血坏死灶。镜下见颗粒细胞环绕成小圆形囊腔,菊花样排列,中心含嗜伊红物质及核碎片。瘤细胞呈小多边形,偶呈圆形或圆柱形,细胞质嗜淡酸或中性,细胞膜界限不清,核圆,核膜清楚。一般预后良好,5年存活率达80%左右,但有晚期复发倾向。

2.卵泡膜细胞瘤

该瘤属良性肿瘤,多为单侧,大小不一,圆形或卵圆形,呈分叶状,质硬,表面被覆有光泽的纤维薄膜,切面为实性,灰白色。由于肿瘤可分泌雌激素,故有女性化作用,常与颗粒细胞瘤合并存在。镜下见瘤细胞呈短梭形,细胞质富含脂质,细胞交错排列呈漩涡状,瘤细胞团为结缔组织分隔。恶性卵泡膜细胞瘤较少见,可见瘤细胞直接浸润邻近组织,并发生远处转移,但预后比一般卵巢癌好。

3.纤维瘤

该瘤为较常见的卵巢良性肿瘤,多见于中年妇女。肿瘤单侧居多,中等大小,表面光滑或结节状,切面灰白色,实性,坚硬,中等大小时易发生蒂扭转。镜下见肿瘤由梭形瘤细胞组成,排列呈编织状。1%～5%纤维瘤患者可伴有腹水及胸腔积液,称梅格斯综合征,手术切除肿瘤后,胸腔积液、腹水自行消失。其他卵巢良性肿瘤也可以合并胸腔积液、腹水,例如黏液性囊腺瘤等,梅格斯综合征是指所有卵巢良性肿瘤合并胸腔积液、腹水者。

4.支持细胞-间质细胞瘤

该肿瘤罕见,多发生于40岁以下妇女,多为良性、单侧居多、通常较小、可局限在卵巢门区或皮质区,实性,表面光滑,有时呈分叶状,切面灰白色伴囊性变,囊内壁光滑,含血性浆液或黏液。镜下见肿瘤由不同分化程度的支持细胞及间质细胞组成。高分化者属良性,中低分化为恶性,占10%～30%,具有男性化作用,少数无内分泌功能,雌激素升高呈现女性化,雌激素由瘤细胞直接分泌或由雄激素转化而来。该肿瘤的5年存活率为70%～90%。

5.卵巢转移性肿瘤

体内任何部位,如乳腺、肠、胃、生殖道、泌尿道等的原发性癌均可能转移到卵巢。常见的库肯勃瘤,是种特殊的卵巢转移性腺癌,其原发部位是胃肠道,肿瘤为双侧性,中等大小,多保持卵巢原状或呈肾形,一般无粘连,切面实性,胶质样。镜下见典型的印戒细胞,能产生黏液,周围是结缔组织或黏液瘤性间质。该肿瘤恶性程度高,预后极差。

(四)瘤样病变

瘤样病变属卵巢非赘生性肿瘤,是卵巢增大的常见原因,有时表现为下腹压迫感,盆腔一侧胀痛,月经不规则等。如果症状不严重,一般追踪观察1～2个月,无需特殊治疗,囊肿会自行消失。常见的瘤样病变有以下几种。

1.卵泡囊肿

在卵泡发育过程中,因停滞以致不成熟,或成熟但不排卵,卵泡液潴留而形成卵泡肿瘤。囊壁薄,卵泡液清,囊肿直径常小于5 cm。

2.黄体囊肿

黄体囊肿因黄体持续存在所致,一般少见,多为单侧,直径 5 cm 左右,可使月经后延。

3.黄素囊肿

黄素囊肿在滋养细胞疾病患者中出现。由于滋养细胞显著增生,产生大量 HCG,刺激卵巢颗粒细胞及卵泡内膜细胞,使之过度黄素化而形成囊肿,直径在 10 cm 左右,常为双侧性,也可单侧,大小不等,表面光滑,黄色,活动度好。黄素囊肿本身无手术指征。

4.多囊卵巢

多囊卵巢与患者内分泌功能紊乱、下丘脑-垂体平衡失调有关。双侧卵巢均匀增大,为正常卵巢的 2～5 倍,呈灰白色,表面光滑,包膜厚,坚韧、切面有多个囊性卵泡。患者有闭经、不孕、多毛等多囊卵巢综合征。

5.卵巢子宫内膜异位囊肿

该瘤又称卵巢巧克力囊肿。卵巢组织内因存在异位的子宫内膜,导致反复出血形成单个或多个囊肿,直径在 6 cm 以下,囊内液为暗褐色糊状陈旧性血液。

二、临床表现

(一)症状

1.卵巢良性肿瘤

卵巢肿瘤是妇科的常见肿瘤,其组织学分类繁多,占全身肿瘤之首位。常见的卵巢良性肿瘤有发生于上皮的浆液性囊腺瘤、黏液性囊腺瘤,发生于生殖细胞的良性畸胎瘤,以及来自卵巢非特异性间质的纤维瘤、血管瘤、平滑肌瘤及脂肪瘤等。卵巢良性肿瘤还需与卵巢非赘生性囊肿相鉴别,如卵泡囊肿、黄体囊肿、多囊卵巢及卵巢子宫内膜异位症等。卵巢良性肿瘤的主要症状是腹部包块及腹痛,有时出现尿频、尿急和下坠感等膀胱、直肠压迫症状。肿瘤蒂扭转可引起腹痛。通常妇科检查及 B 型超声波检查能早期明确诊断。

2.卵巢恶性肿瘤

卵巢恶性肿瘤居妇科癌症发病率的第 3 位,近年来有增加趋势。由于其早期多无症状,有 60％的病例于诊断时已为Ⅲ或Ⅳ级(FIGO 临床分期),其病死率占妇科癌症首位,5 年存活率仅为 13.0％～63.0％。卵巢原发性恶性肿瘤的组织分型繁多,有上皮性浆液性囊腺癌、黏液性囊腺癌,以及来自生殖细胞的实性畸胎瘤、无性细胞瘤及内胚窦瘤等。发生于性索间质的有颗粒细胞瘤、非特异间质的纤维肉瘤、平滑肌肉瘤等。另有来源于胃肠、乳腺及子宫的转移瘤,如库肯勃瘤等。卵巢恶性肿瘤的主要症状为腹部包块,腹痛,腹部胀满及膀胱、直肠压迫症状,有腹水时产生下肢浮肿、呼吸困难。晚期患者肿瘤压迫神经而产生下肢疼痛。根据病史、妇科检查、B 型超声波检查、腹水脱落细胞检查及腹部 CT 检查能明确诊断。

(二)并发症

1.蒂扭转

蒂扭转为妇科常见的急腹症,约 10％卵巢肿瘤发生蒂扭转。患者体位突然改变或向同一方向连续转动时,以及妊娠期或产褥期,子宫大小、位置的改变均易促发蒂扭转。发生急性蒂扭转后静脉回流受阻,瘤内极度充血,瘤体迅速增大,后因动脉血流受阻,瘤体发生坏死变为紫黑色,可破裂和继发感染。

患者的典型症状为突然发生一侧下腹剧痛,常伴恶心、呕吐甚至休克,系腹膜牵引绞窄所致。

盆腔检查可触及张力较大的肿物,压痛以瘤蒂处最剧,并有肌紧张。若为不全扭转,有时可自然复位,腹痛也随之缓解。蒂扭转一经确诊应尽快手术。

2.破裂

约有 3％卵巢肿瘤发生破裂,有外伤性破裂及自发性破裂两种。症状轻重取决于囊肿的性质及流入腹腔的囊液量,轻者仅感轻度腹痛,重者表现为剧烈腹痛、恶心、呕吐,导致腹膜炎及休克。妇科检查可发现腹部压痛、腹肌紧张,可有腹水征,原有的肿块摸不到或扪及缩小的低张肿块。怀疑肿瘤破裂时应立即剖腹探查。

3.感染

感染较少见,多由肿瘤扭转或破裂后与肠管粘连引起,也可来源于邻近器官感染灶,如阑尾脓肿扩散。患者表现为发热、腹痛、肿块、腹部压痛、反跳痛、肌紧张及白细胞计数升高等腹膜炎征象。

4.恶变

肿瘤,尤其双侧性肿瘤迅速生长,应考虑有恶变可能,诊断后应尽早手术。

三、实验室及辅助检查

（一）妇科检查

应用妇科双合诊（或三合诊）检查,常可发现阴道穹隆部饱满,可触到囊性或实性的肿块,子宫位于肿瘤的侧方或前后方。注意评估卵巢肿瘤的大小、质地、单侧或双侧、活动度以及肿瘤与子宫及周围组织的关系。

（二）影像学检查

1.B 超检查

临床诊断符合率超过 90％,但不易测出直径不足 1 cm 的实性肿瘤。能检测肿瘤的部位、形态、大小、囊性或实性、囊内有无乳头,同时可对肿块来源做出定位;并能鉴别卵巢肿瘤、腹水或结核性包裹性积液。

2.腹部平片

若为卵巢畸胎瘤可显示牙及骨质,囊壁为密度增加的钙化层,囊腔呈放射透明阴影。

3.CT 检查

CT 检查可清晰显示肿块,良性肿瘤多呈均匀性吸收,囊壁薄,光滑;恶性肿瘤轮廓不规则,向周围浸润或伴腹水;CT 还可显示有无肝、肺结节及腹膜后淋巴结转移。

（三）细胞学检查

腹水或腹腔冲洗液找癌细胞,对进一步确定卵巢癌的临床分期和选择治疗方案有意义。

（四）腹腔镜检查

腹腔镜检查可直视肿块的大体情况,并可对整个盆腔、腹腔进行观察,必要时可在可疑部位进行多点活检。

（五）放射学检查

若为卵巢畸胎瘤,可行腹腔平片检查,可显示骨质及牙齿等。

（六）细针穿刺活检

用长细针（约 6 cm）经阴道后穹隆（或经直肠）直接刺入肿瘤,在真空下抽吸组织或液体做病理检查,可鉴别良、恶性肿瘤。

（七）其他

可以通过免疫学、生物化学等方法测定患者血清中的肿瘤标志物（如 AFP、CA125、HCG 等），用于辅助诊断及病情监测。

四、主要护理诊断

（一）焦虑、恐惧

焦虑、恐惧与卵巢肿块有关。

（二）预感性悲哀

预感性悲哀与切除子宫、卵巢有关。

（三）知识缺乏

患者缺乏卵巢肿瘤相关知识。

（四）营养失调

营养摄入低于机体需要量，与恶性肿瘤有关。

（五）潜在并发症

潜在并发症有伤口感染、癌性转移、尿潴留、丧失生育能力及卵巢早衰等。

五、护理措施

（一）提供支持，协助患者应对压力

（1）为患者提供表达情感的机会和环境。经常巡视病房，陪伴患者一定时间（至少 10 分钟），详细了解患者的疑虑和需求。

（2）评估患者焦虑的程度以及应对压力的技巧；耐心向患者讲解病情，解答患者的提问；安排访问已康复病友，分享感受，增强治愈信心。

（3）鼓励患者尽可能参与护理活动，接受患者无破坏性应对压力的方式，以维持其独立性和生活自控能力。

（4）鼓励家属参与照顾患者，为他们提供单独相处的时间及场所，增加家庭成员间的互动。

（二）协助患者接受各种检查和治疗

（1）向患者及家属介绍将经历的手术经过、可能实行的各种检查，取得其主动配合。

（2）协助医生完成各种诊断性检查，如为放腹水者备好腹腔穿刺用物，协助医生完成操作过程。在放腹水过程中，严密观察、记录患者的生命体征变化、腹水性质及出现的不良反应；一次放腹水 3 000 mL 左右，不宜过多，以免腹压骤降，发生虚脱，放腹水速度宜缓慢，后用腹带包扎腹部。发现不良反应及时报告医生。

（3）使患者理解，手术是卵巢肿瘤最主要的治疗方法，解除患者对手术的种种顾虑。按腹部手术患者的护理内容认真做好术前准备和术后护理，同时需要为巨大肿瘤患者准备沙袋加压腹部，以防腹压骤然下降出现休克。

（4）对于需化疗、放疗者，为其提供相应的护理活动。

（三）妊娠合并卵巢肿瘤患者的护理

妊娠合并卵巢肿瘤的患者比较常见，其危害性较非孕期大，恶性肿瘤者很少妊娠。

（1）合并良性肿瘤者：早孕者可等待孕 12 周后手术，以免引起流产；妊娠晚期发现肿瘤者可等待至妊娠足月行剖宫产术，同时切除卵巢。需为患者提供相应的手术护理。

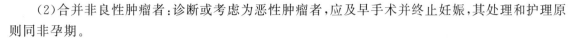

（2）合并非良性肿瘤者：诊断或考虑为恶性肿瘤者，应及早手术并终止妊娠，其处理和护理原则同非孕期。

（四）健康教育

1.手术患者的健康教育

（1）指导术后患者执行腹部肌肉增强运动，以加强被手术影响的肌肉。

（2）指导患者避免重体力劳动，向患者和家属讲解术后活动的重要性，鼓励患者主动参与制订术后恢复计划，逐天增加活动量，可适当参加户外运动，注意劳逸结合，运用不同的自我调试方法保持身心健康，如听音乐、聊天等。

（3）避免从事会增加盆腔充血的活动，如跳舞、久站等，因盆腔组织的愈合需要良好的血液循环。

（4）指导患者注意个人卫生，术后禁止性生活 3 个月，禁止盆浴 3 个月，可淋浴，保持会阴局部皮肤清洁，注意个人防护，防止感冒。

（5）出现阴道流血、异常分泌物时应及时报告医生。

（6）按医嘱如期返院接受追踪检查。

2.做好随访工作

（1）卵巢非赘生性肿瘤直径不足 5 cm 者，应定期（3～6 个月）接受复查并详细记录。

（2）手术后患者根据病理报告结果配合治疗：良性者术后 1 个月常规复查；恶性肿瘤患者常需辅以化疗，但尚无统一化疗方案，多按组织类型制订不同化疗方案，疗程多少因个案情况而异。护士应配合家属督促、协助患者克服实际困难，努力完成治疗计划以提高疗效。

（3）卵巢癌易于复发，患者需长期接受随访和监测。随访时间：术后 1 年内，每月一次；术后第 2 年，每 3 个月一次；术后 3～5 年视病情每 4～6 个月一次；5 年以上者，每年一次。随访内容包括临床症状与体征、全身及盆腔检查、B 型超声检查等，必要时做 CT 或 MBI 检查；根据病情需要测定血清 CA125、AFP、HCG 等肿瘤标志物。

3.加强预防保健意识

（1）大力宣传卵巢癌的高危因素，提倡高蛋白、富含维生素 A 的饮食，避免高胆固醇饮食，高危妇女宜预防性口服避孕药。

（2）积极开展普查普治工作，30 岁以上妇女每年应进行一次妇科检查，高危人群，不论年龄大小，最好每半年接受一次检查，必要时进行 B 型超声检查和检测血清 CA125 等肿瘤标志物。

（3）卵巢实性肿瘤或囊性肿瘤直径大于 5 cm 者应及时手术切除。盆腔肿块诊断不清或治疗无效者宜及早行腹腔镜检或剖腹探查。

（4）凡乳腺癌、子宫内膜癌、肠胃癌等患者，术后随访中应定期接受妇科检查，以确定有无卵巢转移癌。

（张元娥）

第十一章

产科护理

第一节 产科患者的常规护理

一、概述

产科常规护理包括入院护理、住院护理和出院护理,属于产科责任护士(助产士)的基本工作范畴,具体包括入院接诊、床位安置、护理评估、治疗处置、病情和产程观察、健康教育和出院指导等内容。由于孕产妇不是一般意义上的患者,且任何问题都有可能涉及胎儿和家庭,故产科护理与其他临床科室的护理相比有其特色和不同的专科护理要求,应全面考虑孕产妇、胎婴儿、家庭经济、文化背景、社会心理等。

二、护理评估

(一)健康史

1.年龄

产妇年龄过小易发生难产;年龄过大,尤其是 35 岁以上的高龄初产妇,易并发妊娠期高血压疾病、产力异常等。

2.职业

患者在工作中是否接触有毒、有害、放射性物质。

3.本次妊娠经过

妊娠早期有无病毒感染史、用药史、发热史、出血史;饮食营养、运动、睡眠、大小便情况;胎动开始时间。

4.推算预产期

按末次月经推算预产期。如孕妇记不清末次月经日期或为哺乳期月经尚未来潮而受孕者,可根据早孕反应开始出现时间、胎动开始时间、子宫底高度和 B 超检查的胎囊大小、头臀长度、胎头双顶径及股骨长度值推算出预产期。

5.月经史和孕产史

询问孕妇初潮年龄,月经周期,持续时间。了解初产妇孕次和流产史;了解经产妇既往孕产史,如有无难产史、早产史、死胎死产史、分娩方式、有无产后出血和会阴三度裂伤史等,了解出生时新生儿情况。

6.既往史和手术史

重点了解妊娠前有无高血压、心脏病、血液病、肝肾疾病、结核病、糖尿病和甲状腺功能亢进等内分泌疾病;做过何种手术;有无食物、药物过敏史。

7.家族史

询问家族中有无妊娠合并症、双胎及其他遗传性疾病。

8.配偶情况

着重询问配偶有无不良嗜好、健康状况和有无遗传性疾病。

(二)临床表现

1.症状

(1)疼痛:询问疼痛发生时间、部位、性质及伴随症状,鉴别生理性疼痛与病理性疼痛、临产与假临产。

(2)阴道流血:根据出血的量、颜色和性状,鉴别病理性出血(胎盘/血管前置、胎盘早剥等)和临产前征兆(见红)。

(3)阴道流液:观察阴道流液时间、量、颜色、性状、pH 值及能否自主控制,判断是破膜还是一过性尿失禁。

(4)其他:有无头昏、头痛、视物模糊等自觉症状。

2.体征

(1)宫缩:通过触诊法或胎儿电子监护仪监测宫缩,观察宫缩的规律性,如持续时间、间歇时间和强度,确定是否临产。假临产特点为宫缩持续时间短(<30 秒)且不恒定,间歇时间长且不规律,宫缩强度不增加,宫缩时宫颈管不短缩,宫口不扩张,常在夜间出现,清晨消失,给予强镇静药物能抑制宫缩。临产开始的标志为规律且逐渐增强的子宫收缩,持续约 30 秒,间歇 5~6 分钟,同时伴随进行性宫颈管消失、宫口扩张和胎先露部下降;用强镇静药物不能抑制宫缩。随着产程进展,宫缩持续时间渐长(50~60 秒),强度增加,间歇期渐短(2~3 分钟),当宫口近开全时,宫缩持续时间可长达 1 分钟或以上,间歇期仅 1~2 分钟。

(2)宫口扩张:通过阴道检查或肛查(不建议使用)确定宫口扩张程度。当宫缩渐频繁并增强时,宫颈管逐渐缩短直至消失,宫口逐渐扩张。潜伏期扩张速度较慢,活跃期后加快,当宫口开全时,宫颈边缘消失。

(3)胎先露下降:通过阴道检查明确颅骨最低点与坐骨棘平面之间的关系。潜伏期胎头下降不明显,活跃期加快。

(4)胎膜破裂:胎膜多在宫口近开全时自然破裂,前羊水流出。未破膜者,阴道检查时触及有弹性的前羊水囊;已破膜者,则直接触及先露部,推动先露部时流出羊水。

(三)辅助检查

(1)实验室检查:血常规、尿常规、出凝血时间、血型(ABO 和 Rh)、肝肾功能、乙肝抗原抗体、糖耐量、梅毒螺旋体、HIV 筛查、阴道分泌物等。

(2)B 型超声检查。

(3)胎儿电子监护。

(4)其他:心电图等。

（四）高危因素

（1）年龄：不足 18 岁或大于等于 35 岁。

（2）疾病：妊娠合并症与并发症。

（3）异常分娩史。

（4）其他：酗酒、吸毒等。

（五）心理、社会因素

1.分娩意愿

了解其选择自然分娩或剖宫产的原因。

2.宗教信仰

患者有无因宗教信仰的特殊要求。

3.家庭及社会支持度

家族成员对分娩的看法和医院提供的服务。

4.对分娩过程的感知

患者对分娩的恐惧、自身和胎儿安全的担忧、自我形象的要求、母亲角色适应和行为反应。

5.对医院环境感知

隐私保护、环境舒适性要求等。

三、护理措施

（一）入院护理

（1）接诊：热情接待孕产妇，询问就诊原因，初步评估孕产妇情况，包括面色、体态、精神状态，根据情况安排护理工作流程。

（2）安置孕产妇：依孕产妇自理能力，将其送达已准备好的房间和床位；协助安放母婴生活用品。

（3）收集资料：①入院证；②门诊资料（包括围生期保健手册）；③历次产检记录及辅助检查报告单；④分娩计划书。

（4）建立病历，填写床头卡、手腕带并完成放置和佩戴。

（5）测量生命体征、体重，填写三测单，完成首次护理评估单的书写。

（6）通知管床医生，协助完成产科检查，遵医嘱完成相应辅助检查及处理；根据孕产妇的情况和自理能力，与医生共同确定护理级别，提供相应级别的护理。

（7）介绍管床医生、责任护士、病房环境、生活设施及使用方法、作息时间、家属探视陪伴相关制度。

（8）根据入院评估情况，制订个性化护理计划。

（二）住院护理

（1）观察生命体征：每天测量体温、脉搏、呼吸、血压，如患者有血压升高或妊娠期高血压疾病等，应酌情增加测量次数，并报告医生给予相应处理。每周测 1 次体重。

（2）遵医嘱进行相应治疗处理。

（3）活动与休息：指导孕产妇保证足够的睡眠，护理活动应不打扰其休息。鼓励其适当活动，有合并症或并发症等应征求医生意见。

（4）清洁与舒适：病室每天开窗通风；指导孕产妇穿棉质衣服，保持个人卫生和会阴部清洁；

协助并指导家属为生活不能自理的孕产妇进行脸部清洁、口腔护理、会阴护理、足部护理。

(5)排尿与排便:了解每天排便情况,指导产妇勤排尿,多吃含纤维素的食物,增加饮水量,适当活动。

(6)晨晚间护理:观察和了解孕产妇夜间睡眠质量及产科情况,整理床单位,满足孕产妇清洁、舒适和安全的需要,创造良好的环境,保障母婴休息。

(三)阴道分娩孕产妇的护理

(1)产前护理:①指导并协助孕妇采取舒适体位,以左侧卧位为宜,增加胎盘血供。②指导孕妇数胎动,每天3次,每次1小时。③每4小时听一次胎心,胎膜破裂和有异常时酌情增加次数;必要时行胎儿电子监护。如胎心异常,及时给予氧气吸入,患者取左侧卧位,并通知医生及时处理。④密切观察产兆,了解宫缩开始和持续时间、频率及强度;适时阴道检查了解宫口软硬度、扩张情况和是否破膜。⑤观察阴道流液:发现破膜立即听胎心,观察羊水的量、色及性状;保持外阴清洁,避免不必要的阴道检查,预防感染。若先露高浮,应取头低足高位,预防脐带脱垂。⑥营养和休息:鼓励患者进食,适当活动、保存体力,指导应对和放松技巧。

(2)产时护理:确诊临产且满足产房转入标准时,转入产房分娩。

(3)产后护理。①每天测量生命体征4次,体温超过38 ℃时及时报告医生。②子宫复旧和恶露:产后入病房,2小时内每30分钟按压宫底一次,观察阴道出血量、颜色和性状,准确测量产后24小时出血量。每天在同一时间评估宫底高度、子宫收缩情况,同时观察恶露量、颜色和气味,如发现异常,及时排空膀胱,按摩子宫,遵医嘱给宫缩剂。如恶露有异味,提示有感染的可能,配合医生做好血标本和组织标本的采集及使用抗生素。③会阴护理:保持局部清洁干燥。产后数小时内用冰袋冷敷,以减轻疼痛不适,24小时后红外线治疗。每天用0.05%聚维酮碘消毒液或2‰苯扎溴铵擦洗或冲洗会阴2～3次,大便后清洗外阴,保持局部清洁干燥。会阴有缝线者,每天检查有无红肿、硬结、分泌物,取伤口对侧卧位。如有会阴伤口疼痛剧烈或有肛门坠胀感,应报告医生,排除阴道壁或会阴血肿;如患者出现伤口感染,遵医嘱处理,提前拆线,定时换药;会阴水肿者予50%硫酸镁湿热敷。④排尿和排便护理:保持大小便通畅,鼓励患者多饮水,多吃蔬菜及含纤维素食物。产后4～6小时内尽早排尿,若排尿困难可改变体位,解除思想顾虑,温水冲洗、热敷下腹部、针灸或新斯的明注射,无效时导尿。⑤产后1小时进流食或清淡半流饮食,以后进普通饮食。乳母注意增加蛋白质、维生素和铁的摄入。⑥给予活动指导,鼓励尽早下床活动。⑦乳房护理和母乳喂养指导。

(四)术前护理

(1)术前禁饮食:择期手术前禁食6小时以上,禁饮水4小时以上,急诊手术即刻禁食禁饮。

(2)术前皮肤准备:备皮(新的观念不主张),孕妇情况及医院条件允许可指导或协助孕产妇沐浴、更换手术衣、剪指甲,取下义齿、首饰等物品并交家属保管。

(3)药物过敏试验:遵医嘱进行抗生素、局麻药皮试并详细记录结果。

(4)遵医嘱完善相关辅助检查,必要时备血。

(5)送孕妇至手术室前,听胎心、测血压、完善病历。

(6)与手术室工作人员核查身份和物品,做好交接并记录。

(五)术后护理

(1)手术结束,由麻醉师和产科医生或手术室助产士送产妇及新生儿回母婴休息室,与病区责任护士进行入室交接,包括手术方式、麻醉方式、手术过程和术中出血情况;目前产妇神志及生命体征；镇痛、输液（血）及用药情况；新生儿情况。

（2）安置床位，搬移尽量平稳，注意保护伤口、导管，防止滑脱或污染。

（3）根据麻醉方式选择适当卧位。全麻未清醒者专人守护，去枕平卧，头偏向一侧；腰麻、硬膜外麻醉患者术后平卧6小时，血压平稳后，可用枕头或抬高床头；6小时后协助其翻身，定期检查皮肤受压情况，鼓励产妇肢体活动，防止下肢静脉血栓形成。

（4）观察生命体征和病情变化：持续心电监护测血压、脉搏、氧饱和度，30分钟记录一次直至平稳。

（5）切口护理：观察腹部伤口有无渗血、渗液，保持局部清洁干燥。

（6）观察子宫收缩及阴道出血情况：定时观察宫底位置、软硬度，观察阴道流血的量、色和性状，准确估计出血量，有异常及时报告医生。

（7）加强管道护理：标识清晰，避免管道折叠，确保通畅；观察并记录引流液的量及性质。

（8）饮食与排泄：术后6小时内禁食禁饮，之后进无糖无乳流质，肛门排气后逐步过渡到半流质、普食。适当补充维生素和纤维素，保证营养，以利于乳汁的分泌。术后24小时拔除尿管，鼓励产妇下床活动，适量饮水，尽早排尿。

（9）指导母乳喂养：分娩后1小时内行母婴皮肤接触、早吸吮不少于30分钟。

（六）心理护理

（1）主动沟通，介绍住院环境、分娩手术相关知识、可能出现的情况和配合方法，缓解因陌生环境、分娩、手术等引起的不良情绪。

（2）观察情绪变化，鼓励孕妇表达分娩经历和内心感受，给予其帮助和疏导。

（3）根据母亲角色适应阶段进行对应护理。①依赖期：产后3天内，让产妇休息，医务人员和家属共同完成产妇和新生儿的日常护理。②依赖-独立期：产后3天开始，医务人员及家属加倍关心产妇，耐心指导并鼓励产妇参与照护新生儿，促使产妇接纳孩子与自己。③独立期：指导产妇及丈夫正确应对压力、照护新生儿、家庭模式和生活方式的改变等，培养新的家庭观念。

（七）危急状况处理

（1）阴道流水：密切观察阴道流液时间、量、性质、伴随症状，测定pH值，判断是否破膜。若确诊破膜，立即让产妇平卧，听胎心，检查胎先露是否固定，同时报告医生进行相应处理。

（2）阴道流血：密切观察流血时间，正确估计出血量、性质及伴随症状，同时报告医生进行相应处理。

（3）头昏、头痛：立即监测血压、脉搏等生命体征，警惕子痫等疾病发生，同时报告医生进行相应处理。

（4）胎心、胎动异常：判断是否出现胎儿宫内窘迫及脐带脱垂，做相应的应急处理。

（八）出院护理

（1）按常规完成出院体检，去除手腕带；评估产妇产后/术后恢复情况、饮食及睡眠情况、自护和护理新生儿的能力。

（2）进行新生儿沐浴和体检，评估新生儿情况，包括体重、生理性黄疸消退及母乳喂养情况，更换襁褓，去除手腕带。

（3）完成出院宣教，发放出院指导手册；有出院带药者，详细说明使用方法及注意事项；交代产后随访，定期复查。

（4）签署并执行出院医嘱,完善住院病历;审核住院项目,通知住院处结账。

（5）整理床单位,进行终末消毒;铺好备用床,准备迎接新入院者。

（王海兰）

第二节 异 位 妊 娠

一、概述

（一）定义

受精卵在子宫体腔以外着床称为异位妊娠,习称宫外孕,发病率约 2%,是妇科常见急腹症,是早孕阶段导致孕产妇死亡的首要原因之一。异位妊娠可发生于卵巢、腹腔、阔韧带、宫颈,但以输卵管妊娠最常见,占异位妊娠 95%左右。输卵管妊娠的发生部位又以壶腹部最多见,其次为峡部、伞部,间质部妊娠少见。本节主要讨论输卵管妊娠。

（二）主要发病机制

精子和卵子在输卵管结合形成受精卵,某些因素可导致受精卵不能正常通过输卵管进入宫腔,受阻于输卵管,在输卵管的某一部位着床、发育,发生输卵管妊娠。

（三）治疗原则

根据患者的病情和生育要求,选择合理的治疗方法,异位妊娠的治疗包括药物治疗和手术治疗。

1.药物治疗

药物治疗适用于早期异位妊娠,要求保存生育功能的年轻患者。

2.手术治疗

适应证:①生命体征不平稳或有腹腔内出血征象者;②诊断不明确者;③异位妊娠有进展者（血 HCG＞3 000 U/L,或进行性升高、有胎心搏动、附件区包块增大）;④药物治疗禁忌证或无效者。

二、护理评估

（一）健康史

询问患者月经史、孕产史,准确推算停经时间;重视高危因素,如不孕症、放置宫内节育器、绝育术、辅助生殖技术后、盆腔炎、异位妊娠史等。

（二）临床表现

1.症状

典型症状为停经后腹痛与阴道流血。

（1）停经:多数患者有 6~8 周的停经史,但有部分患者将不规则阴道流血视为月经而主诉无停经史。

（2）腹痛:输卵管妊娠患者的主要症状。轻者常表现为一侧下腹部隐痛或酸胀感。当输卵管妊娠破裂时,患者可突感一侧下腹部撕裂性疼痛,常伴有恶心、呕吐。若血液局限于病变区,主要表现为下腹部疼痛;当血液积聚于直肠子宫陷凹时,肛门有坠胀感;随着血液流向全腹,患者表现为全腹痛,甚至放射至肩胛部及背部。

(3)阴道流血:胚胎死亡后常有不规则阴道流血,呈少量点滴状,色暗红或深褐,剥离的蜕膜管型或碎片随阴道流血排出。

(4)晕厥与休克:与输卵管妊娠破裂致大出血和疼痛有关,严重程度与腹腔内出血速度和量成正比。

2.体征

(1)一般情况:腹腔内出血多时,患者呈贫血貌,有脉搏快而细弱、心率增快、血压下降等休克症状,体温一般正常,休克时可略低,腹腔内血液吸收时可略高,但不超过 38 ℃。

(2)腹部检查:下腹部压痛、反跳痛明显,患侧尤剧,但腹肌紧张较轻。出血多时,叩诊有移动性浊音,如反复出血、血液积聚,可在下腹触及软性包块。

(3)盆腔检查:子宫后方或患侧附件扪及压痛性肿块;阴道后穹隆饱满,有触痛。宫颈抬举痛或摇摆痛明显,此为输卵管妊娠破裂的重要特征。内出血多时,检查子宫有漂浮感。

(三)辅助检查

1.HCG 测定

尿或血 HCG 测定是早期诊断异位妊娠的重要方法,同时,也对异位妊娠保守治疗的效果评价具有重要意义。

2.超声诊断

超声可见子宫内膜增厚,宫腔内无妊娠囊,宫旁可见低回声区,若其内有胚芽及心管搏动,可确诊为异位妊娠。

3.阴道后穹隆穿刺

阴道后穹隆穿刺是一种简单可靠的诊断方法,适用于疑有腹腔内出血的患者。直肠子宫陷凹在盆腔中位置最低,即使腹腔内出血不多,也能经阴道后穹隆穿刺抽出。若抽出暗红色不凝血,说明腹腔内有出血。

4.腹腔镜检查

目前,腹腔镜检查被视为异位妊娠诊断的金标准,而且在确诊的情况下可起到治疗的作用,适用于早期和诊断有困难,但无腹腔大出血和休克的病例。

5.子宫内膜病理检查

阴道流血多者,应做诊断性刮宫,排除宫内妊娠,刮出物送病理检查。

(四)高危因素

1.输卵管炎症

输卵管炎症是输卵管妊娠的主要原因,包括输卵管黏膜炎和输卵管周围炎。慢性炎症可使管腔变窄、粘连,或纤毛受损等使受精卵运行受阻而在该处着床,导致输卵管妊娠。

2.输卵管发育不良或功能异常

此类因素包括输卵管过长、肌层发育不良、纤毛缺乏、输卵管痉挛或蠕动异常等。

3.辅助生殖技术

近年辅助生殖技术的应用,使输卵管妊娠发生率增加,既往少见的异位妊娠,如卵巢妊娠、宫颈妊娠、腹腔妊娠的发生率增加。

（五）心理、社会因素

（1）腹腔内急性大量出血及剧烈腹痛使患者及家属有面对死亡的威胁，表现出强烈的情绪反应，如恐惧、焦虑。

（2）因妊娠终止产生自责、失落、抑郁的心情；个别担心以后的生育能力。

三、护理措施

（一）常规护理

1.合理休息

嘱患者卧床休息，避免突然变换体位及增加腹压的动作。

2.饮食指导

鼓励患者进食营养丰富，尤其是高蛋白、富含铁的饮食，以促进血红蛋白的合成，增强患者的抵抗力。

（二）症状护理

（1）重视患者主诉，尤其注意阴道流血量与腹腔内出血量可不成正比，当阴道流血量不多时，不要误以为腹腔内出血量亦很少。

（2）严密监测患者生命体征及病情变化。如患者出现腹痛加剧、肛门坠胀感时，及时通知医生，积极配合治疗。对严重内出血并伴发休克的患者，护士应立即开放静脉，交叉配血，做好输血输液的准备，以便配合医生积极纠正休克，补充血容量，给予相应处理。

（三）用药护理

常用药物及用药观察：用药期间应仔细观察用药效果及不良反应。

甲氨蝶呤，常用剂量为 0.4 mg/(kg·d)，肌内注射，5 天为一疗程。

在应用化学药物治疗期间，应用 B 超进行严密监护，检测血 HCG，并注意患者的病情变化及药物毒副作用。护理措施参见第一章第三节化疗患者的护理，治疗过程中若有严重内出血征象，或疑输卵管间质部妊娠或胚胎继续生长时仍应及时进行手术治疗。

（四）手术护理

手术分为保守手术和根治手术，可经腹或经腹腔镜完成。保守手术为保留输卵管，适用于有生育要求的年轻妇女。根治手术为切除输卵管，适用于无生育要求的输卵管妊娠、内出血并发休克的急症患者。对于内出血并发休克的患者，密切监测生命体征及腹痛的变化，采取抗休克治疗。给予患者平卧位，注意保暖、吸氧，迅速建立静脉输液通路，交叉配血，按医嘱输液、输血，补充血容量，并迅速做好术前准备。

（五）心理护理

（1）配合医生向患者本人及家属讲清病情及治疗方案，做好思想工作，解除其紧张和焦虑情绪。同时，让家人给予更多的关心和爱护，减少或避免不良的精神刺激和压力。

（2）帮助患者以正常的心态接受此次妊娠失败的现实，向她们讲述疾病的相关知识，减少因害怕再次发生异位妊娠而抵触妊娠产生的不良情绪，使患者能充满信心地迎接新生活。

四、健康指导

（一）宣传相关知识

输卵管妊娠患者有 10％的再发率和 50％～60％的不孕率，要告知有生育要求者，术后避孕

6个月,再次妊娠时应及时就医。

（二）养成良好的卫生习惯

勤洗澡,勤更衣,性伴侣固定,防止生殖系统感染。发生盆腔炎性疾病时须彻底治疗,以免延误病情。

五、注意事项

（1）异位妊娠是妇科急腹症之一,未发生流产或破裂前,症状及体征不明显。

（2）多数患者停经6～8周以后出现不规则阴道流血,但有20％～30％患者无停经史,把异位妊娠的不规则阴道流血误认为月经,或由于月经过期仅数天而不认为是停经。

（3）异位妊娠者腹腔内出血多时有晕厥、休克等临床表现。因此,有性生活的育龄期女性,若有阴道不规则流血或下腹疼痛,都应首先排除异位妊娠的可能。

（4）尿或血HCG测定对早期诊断异位妊娠至关重要。腹腔镜检查是诊断的金标准。

（5）生命体征不稳定、异位妊娠破裂、妊娠囊直径大于等于4 cm或大于等于3.5 cm伴胎心搏动的患者禁忌采用药物治疗。

（张元娥）

第三节 过期妊娠

一、概述

（一）定义

平时月经周期规则,妊娠达到或超过42周（≥294天）尚未分娩者,称为过期妊娠,其发生率占妊娠总数的3％～15％。

（二）发病机制

各种原因引起的雌孕激素失调导致孕激素优势,分娩发动延迟,胎位不正、头盆不称,胎儿、子宫不能密切接触,反射性子宫收缩减少,引起过期妊娠。

（三）处理原则

妊娠40周以后胎盘功能逐渐下降,42周以后明显下降,因此,在妊娠41周以后,即应考虑终止妊娠,尽量避免过期妊娠。应根据胎儿安危状况、胎儿大小、宫颈成熟度综合分析,选择恰当的分娩方式。

（1）促宫颈成熟:目前常用的促宫颈成熟的方法主要有PGE$_2$阴道制剂和宫颈扩张球囊。

（2）人工破膜可减少晚期足月和过期妊娠的发生。

（3）引产术:常用静脉滴注缩宫素,诱发宫缩直至临产;胎头已衔接者,通常先人工破膜,1小时后开始滴注缩宫素引产。

（4）适当放宽剖宫产指征。

二、护理评估

（一）健康史

详细询问患者病史，准确判断预产期、妊娠周数等。

（二）症状、体征

孕期达到或超过 42 周，通过胎动、胎心率、B 超检查、雌孕激素测定、羊膜镜检查等确定胎盘功能是否正常。

（三）辅助检查

B 超检查、雌孕激素测定、羊膜镜检查；胎儿监测的方法包括 NST、CST、生物物理评分（BPP）、改良 BPP（NST＋羊水测量）。尽管 41 周及以上孕周者应行胎儿监测，但采用何种方法及以何频率目前都尚无充分的资料予以确定。

（四）高危因素

高危因素包括初产妇、既往过期妊娠史、男性胎儿、孕妇肥胖。对双胞胎的研究也提示遗传倾向对晚期或过期妊娠的风险因素占 23％～30％。某些胎儿异常可能也与过期妊娠相关，如无脑儿和胎盘硫酸酯酶缺乏，但并不清楚两者之间联系的确切原因。

（五）心理、社会因素

过期妊娠加大胎儿、新生儿及孕产妇风险，导致个人、家庭成员产生紧张、焦虑、担忧等不良情绪。

三、护理措施

（一）常规护理

(1)查看历次产检记录，准确核实孕周。

(2)听胎心，待产期间每 4 小时听一次或遵医嘱；交接班必须听胎心；临产后按产程监护常规进行监护；每天至少进行一次胎儿电子监护，特殊情况随时监护。

(3)重视自觉胎动并记录于入院病历中。

（二）产程观察

(1)加强胎心监护。

(2)观察胎膜是否破裂，以及羊水量、颜色、性状等。

(3)注意产程进展、观察胎位变化。

(4)不提倡常规会阴侧切。

（三）用药护理

1.缩宫素静脉滴注

缩宫素作用时间短，半衰期为 5～12 分钟。

(1)静脉滴注中缩宫素的配制方法：应先用生理盐水或乳酸钠林格注射液 500 mL，用 7 号针头行静脉滴注，按每分钟 8 滴调好滴速，然后再向输液瓶中加入 2.5 U 缩宫素，将其摇匀后继续滴入。切忌先将 2.5 U 缩宫素溶于生理盐水或乳酸钠林格注射液中直接穿刺行静脉滴注，因此法初调时不易掌握滴速，可能在短时间内使过多的缩宫素进入体内，不够安全。

(2)合适的浓度与滴速：因缩宫素个体敏感度差异极大，静脉滴注缩宫素应从小剂量开始循序增量，起始剂量为 2.5 U 缩宫素溶于 500 mL 生理盐水或乳酸钠林格注射液中，即 0.5％缩宫素浓度,以每毫升15滴计算,相当于每滴液体中含缩宫素0.33 mU。从每分钟8滴开始,根据宫缩、胎心情况调整滴速,一般每隔20分钟调整一次。应用等差法,即从每分钟8滴(2.7 mU/min)调整至16滴(5.4 mU/min),再增至24滴(8.4 mU/min);为安全起见,也可从每分钟8滴开始,每次增加4滴,直至出现有效宫缩。

(3)有效宫缩的判定标准:10分钟内出现3次宫缩,每次宫缩持续30～60秒,伴有宫颈的缩短和宫口扩张。缩宫素的最大滴速不得超过每分钟40滴,即13.2 mU/min,如达到最大滴速,仍不出现有效宫缩时可增加缩宫素浓度,但缩宫素的应用量不变。增加浓度的方法是500 mL生理盐水或乳酸钠林格注射液中加5 U缩宫素,即1‰缩宫素浓度,先将滴速减半,再根据宫缩情况进行调整,增加浓度后,最大增至每分钟40滴(26.4 mU),原则上不再增加滴数和缩宫素浓度。

(4)注意事项:①要有专人观察宫缩强度、频率、持续时间及胎心率变化并及时记录,调好宫缩后行胎心监护,破膜后要观察羊水量及有无胎粪污染及其程度。②警惕变态反应。③禁止肌内、皮下、穴位注射及鼻黏膜用药。④输液量不宜过大,以防止发生水中毒。⑤宫缩过强时应及时停用缩宫素,必要时使用宫缩抑制剂。⑥引产失败:缩宫素引产成功率与宫颈成熟度、孕周、胎先露高低有关,如连续使用2～3天仍无明显进展,应改用其他引产方法。

2.前列腺素制剂

常用的促宫颈成熟的药物主要是前列腺素制剂。目前常在临床使用的前列腺素制剂如下。

(1)可控释地诺前列酮栓:一种可控制释放的前列腺素E_2(PGE$_2$)栓剂,含有10 mg地诺前列酮,以0.3 mg/h的速度缓慢释放,需低温保存,可以控制药物释放,在出现宫缩过频时能方便取出。

应用方法:外阴消毒后将可控释地诺前列酮栓置于阴道后穹隆深处,并旋转90°,使栓剂横置于阴道后穹隆,宜于保持原位。在阴道口外保留2～3 cm终止带,以便于取出。在药物置入后,嘱孕妇平卧20～30分钟,以利栓剂吸水膨胀;2小时后复查,若栓剂仍在原位,孕妇可下地活动。

出现以下情况时应及时取出:①出现规律宫缩(每3分钟一次的宫缩)并同时伴随有宫颈成熟度的改善,宫颈Bishop评分大于等于6分。②自然破膜或行人工破膜术。③子宫收缩过频(每10分钟有5次及以上的宫缩)。④置药24小时。⑤有胎儿出现不良状况的证据:胎动减少或消失、胎动过频、胎儿电子监护结果分级为Ⅱ类或Ⅲ类。⑥出现不能用其他原因解释的母体不良反应,如恶心、呕吐、腹泻、发热、低血压、心动过速或者阴道流血增多。取出至少30分钟后方可静脉滴注缩宫素。

禁忌证:包括哮喘、青光眼、严重肝肾功能不全等;有急产史或有3次以上足月产史的经产妇;瘢痕子宫妊娠;有子宫颈手术史或子宫颈裂伤史;已临产;Bishop评分大于等于6分;急性盆腔炎;前置胎盘或不明原因阴道流血;胎先露异常;可疑胎儿窘迫;正在使用缩宫素;对地诺前列酮或任何赋形剂成分过敏者。

(2)米索前列醇:一种人工合成的前列腺素E_1(PGE$_1$)制剂,有100 μg和200 μg两种片剂,美国食品与药品监督管理局(FDA)于2002年批准米索前列醇用于妊娠中期促宫颈成熟和引产,而用于妊娠晚期促宫颈成熟虽未经FDA和中国国家食品药品监督管理总局认证,但美国ACOG于2009年又重申了米索前列醇在产科领域使用的规范。参考美国ACOG 2009年的规范并结合我国米索前列醇的临床使用经验,经中华医学会妇产科学分会产科学组多次讨论,米索前列醇在妊娠晚期促宫颈成熟的应用常规如下:用于妊娠晚期未破膜而宫颈不成熟的孕妇,是一种安全有效的引产方法。每次阴道放药剂量为25 μg,放药时不要将药物压成碎片。如6小时后仍无宫缩,在重复使用米索前列醇前应行阴道检查,重新评价宫颈成熟度,了解原放置药物是否溶化、吸收,如未溶化和吸收则不宜再放。每天总量不超过 50 μg,以免药物吸收过多。如需加用缩宫素,应该在最后一次放置米索前列醇后再过 4 小时以上,并行阴道检查证实米索前列醇已经吸收才可以加用。使用米索前列醇者应在产房观察,监测宫缩和胎心率,一旦出现宫缩过频,应立即进行阴道检查,并取出残留药物。

优点:价格低、性质稳定、易于保存、作用时间长,尤其适合基层医疗机构应用。一些前瞻性随机临床试验和荟萃分析表明,米索前列醇可有效促进宫颈成熟。母体和胎儿使用米索前列醇产生的多数不良后果与每次用药量超过 25 μg 相关。

禁忌证与取出指征:应用米索前列醇促宫颈成熟的禁忌证及药物取出指征与可控释地诺前列酮栓相同。

(四)产程护理

进入产程后,应鼓励产妇取左侧卧位、吸氧。产程中最好连续监测胎心,注意羊水形状,必要时取胎儿头皮血测 pH 值,及早发现胎儿宫内窘迫,并及时处理。过期妊娠时,常伴有胎儿窘迫、羊水粪染,分娩时应做相应准备。胎儿娩出后立即在直接喉镜指引下行气管插管,吸出气管内容物,以减少胎粪吸入综合征的发生。

(五)心理护理

(1)为孕产妇提供心理支持,帮助其建立母亲角色。

(2)安抚产妇家属,帮助产妇家庭应对过期妊娠分娩。

(3)接纳可能出现的难产,行胎头吸引、产钳助产等。

四、健康指导

(1)合理、适当地休息、饮食、睡眠等。

(2)情绪放松、身体放松。

(3)适当运动,无其他特殊情况时取自由体位待产。

(4)讲解临产征兆、自觉胎动计数等,指导产妇如何积极配合治疗。

(5)讲解过期妊娠分娩及过期产儿护理原则。

五、注意事项

应急处理:做好正常分娩、难产助产、剖宫产准备。

(王海兰)

第四节 多 胎 妊 娠

一、概述

(一)定义

一次妊娠宫腔内同时有两个或两个以上的胎儿时为多胎妊娠,以双胎妊娠为多见。随着辅助生殖技术广泛开展,多胎妊娠发生率明显增高。

（二）类型特点

多胎妊娠包括由一个卵子受精后分裂而形成的单卵双胎妊娠和由两个卵子分别受精而形成的双卵双胎妊娠,双卵双胎妊娠约占双胎妊娠的70%,两个卵子可来源于同一成熟卵泡或两侧卵巢的成熟卵泡。

（三）治疗原则

1.妊娠期

及早诊断出双胎妊娠者并确定羊膜绒毛性,增加其产前检查次数,注意休息,加强营养,注意预防贫血、妊娠期高血压疾病的发生,防止早产、羊水过多、产前出血等。

2.分娩期

观察产程和胎心变化,如发现有宫缩乏力或产程延长,应及时处理。第一个胎儿娩出后,应立即断脐,助手扶正第二个胎儿的胎位,使其保持纵产式,等待15～20分钟后,第二个胎儿自然娩出。如等待15分钟仍无宫缩,则可人工破膜或静脉滴注催产素促进宫缩。如发现有脐带脱垂或怀疑胎盘早剥时,即手术助产。如第一个胎儿为臀位,第二个胎儿为头位,应注意防止胎头交锁导致难产。

3.产褥期

第二个胎儿娩出后应立即肌内注射或静脉滴注催产素,腹部放置沙袋,防止腹压骤降引起休克,同时预防发生产后出血。

二、护理评估

（一）健康史

评估本次妊娠的双胎羊膜绒毛膜性,孕妇的早孕反应程度,食欲、呼吸情况,以及下肢水肿、静脉曲张程度。

（二）生理状况

1.孕妇的并发症

妊娠期高血压疾病、妊娠期肝内胆汁瘀积症、贫血、羊水过多、胎膜早破、宫缩乏力、胎盘早剥、产后出血、流产等。

2.围产儿并发症

早产、脐带异常、胎头交锁、胎头碰撞、胎儿畸形以及单绒毛膜双胎特有的并发症,如双胎输血综合征、选择性生长受限、一胎无心畸形等;极高危的单绒毛膜单羊膜囊双胎,由于两个胎儿共用一个羊膜腔,两胎儿间无羊膜分隔,因脐带缠绕和打结而发生宫内意外的可能性较大。

（三）辅助检查

1.B超检查

B超检查可以早期诊断双胎、畸胎,能提高双胎妊娠的孕期监护质量。在妊娠6～9周,可通过孕囊数目判断绒毛膜性;妊娠10～14周,可以通过双胎间的羊膜与胎盘交界的形态判断绒毛膜性。单绒毛膜双胎羊膜分隔与胎盘呈"T"征,而双绒毛膜双胎胎膜融合处夹有胎盘组织,所以胎盘融合处表现为"双胎峰"（或"λ"征）。

妊娠18～24周,最晚不要超过26周,对双胎妊娠进行超声结构筛查。双胎容易因胎儿体位的关系影响结构筛查质量,有条件的医院可根据孕周分次进行包括胎儿心脏在内的结构筛查。

2.血清学筛查

唐氏综合征在单胎与双胎妊娠孕中期血清学筛查的检出率分别为 $60\%\sim70\%$ 和 45%,其假阳性率分别为 5% 和 10%。由于双胎妊娠筛查检出率较低,而且假阳性率较高,目前并不推荐单独使用血清学指标进行双胎的非整倍体筛查。

3.有创性产前诊断

双胎妊娠有创性产前诊断操作带来的胎儿丢失率要高于单胎妊娠,以及后续的处理如选择性减胎等也存在危险性,建议转诊至有能力进行宫内干预的产前诊断中心进行。

(四)高危因素

多胎妊娠者可出现妊娠期高血压疾病、妊娠肝内胆汁瘀积症、贫血、羊水过多、胎膜早破、宫缩乏力、胎盘早剥、产后出血、流产等多种并发症。

(五)心理、社会因素

双胎妊娠的孕妇在孕期必须适应两次角色转变,首先是接受妊娠,其次当被告知是双胎妊娠时,必须适应第二次角色转变,即成为两个孩子的母亲。双胎妊娠属于高危妊娠,孕妇既兴奋又常常担心母儿的安危,尤其担心胎儿的存活率。

三、护理措施

(一)常规护理

(1)增加产前检查的次数,每次监测宫高、腹围和体重。

(2)注意休息;卧床时最好取左侧卧位,增加子宫、胎盘的血供,减少早产的机会。

(3)加强营养,尤其是注意补充铁、钙、叶酸等,以满足妊娠的需要。

(二)症状护理

双胎妊娠孕妇胃区受压致胃纳差、食欲减退,因此应鼓励孕妇少量多餐,满足孕期需要,必要时给予饮食指导,如增加铁、叶酸、维生素的供给。因双胎妊娠的孕妇腰背部疼痛症状较明显,应注意休息,可指导其做骨盆倾斜运动,局部热敷也可缓解症状。采取措施预防静脉曲张的发生。

(三)用药护理

双胎妊娠可能出现妊娠期高血压疾病、妊娠肝内胆汁瘀积症、贫血、羊水过多、胎膜早破、胎盘早剥等多种并发症,按相应用药情况护理。

(四)分娩期护理

(1)阴道分娩时严密观察产程进展和胎心率变化,及时处理问题。

(2)防止第二胎儿胎位异常、胎盘早剥;防止产后出血的发生;产后腹部加压,防止腹压骤降引起的休克。

(3)如行剖宫产,需要配合医生做好剖宫产术前准备和产后双胎新生儿护理准备;如系早产,产后应加强对早产儿的观察和护理。

(五)心理护理

帮助双胎妊娠的孕妇完成两次角色转变,使其接受成为两个孩子母亲的事实。告知双胎妊娠虽属高危妊娠,但孕妇不必过分担心母儿的安危,说明保持心情愉快、积极配合治疗的重要性,指导家属准备双份新生儿用物。

四、健康指导

护士应指导孕妇注意休息,加强营养,注意阴道流血量和子宫复旧情况,防止产后出血。并指导产妇正确进行母乳喂养,选择有效的避孕措施。

五、注意事项

合理营养,注意补充铁剂,防止妊娠期贫血,妊娠晚期特别注意避免疲劳,加强休息,预防早产和分娩期并发症。

(赵　萍)

第五节　胎膜早破

胎膜早破(premature rupture of membranes,PROM)是指在临产前胎膜自然破裂,是常见的分娩期并发症,妊娠满 37 周的发生率为 10%,妊娠不满 37 周的发生率为 2%~3.5%。胎膜早破可引起早产及围生儿死亡率增加,亦可导致孕产妇宫内感染率和产褥期感染率增加。

一、病因

一般认为胎膜早破与以下因素有关,常为多因素所致。

(一)上行感染

可由生殖道病原微生物上行感染引起胎膜炎,使胎膜局部张力下降而破裂。

(二)羊膜腔压力增高

羊膜腔压力增高常见于多胎妊娠、羊水过多等。

(三)胎膜受力不均

胎先露高浮、头盆不称、胎位异常可使胎膜受压不均导致破裂。

(四)营养因素

缺乏维生素 C、锌及铜,可使胎膜张力下降而破裂。

(五)宫颈内口松弛

常因手术创伤或先天性宫颈组织薄弱,使宫颈内口松弛,胎膜进入扩张的宫颈或阴道内,导致感染或受力不均,而使胎膜破裂。

(六)细胞因子

白细胞介素-1(IL-1)、IL-6、IL-8、肿瘤坏死因子-α(TNF-α)升高,可激活溶酶体酶,破坏羊膜组织,导致胎膜早破。

(七)机械性刺激

创伤或妊娠后期性交也可导致胎膜早破。

二、临床表现

(一)症状

孕妇突感有较多液体自阴道流出,有时可混有胎脂及胎粪,无腹痛等其他产兆,当咳嗽、打喷嚏等导致腹压增加时,羊水可少量间断性排出。

（二）体征

肛诊或阴检时,触不到羊膜囊,上推胎儿先露部可见到羊水流出。如伴羊膜腔感染,可有臭味,并伴有发热、母儿心率增快、子宫压痛、白细胞计数增多、C反应蛋白升高。

三、对母儿的影响

（一）对母亲的影响

胎膜早破后,生殖道病原微生物易上行感染,感染程度通常与破膜时间有关。羊膜腔感染易发生产后出血。

（二）对胎儿的影响

胎膜早破经常诱发早产,早产儿易发生呼吸窘迫综合征。羊膜腔感染时,可引起新生儿吸入性肺炎,严重者发生败血症、颅内感染等。脐带受压、脐带脱垂时可致胎儿窘迫。胎膜早破发生的孕周越小,胎肺发育不良发生率越高,围生儿死亡率越高。

四、处理原则

预防感染和脐带脱垂,如有感染、胎窘征象,及时行剖宫产终止妊娠。

五、护理

（一）护理评估

1.病史

询问病史,了解是否有发生胎膜早破的病因,确定具体的胎膜早破的时间、妊娠周数,是否有宫缩、见红等产兆,是否出现感染征象,是否出现胎窘现象。

2.身心状况

观察孕妇阴道流液的色、质、量,是否有气味。孕妇常因不了解胎膜早破的原因,而对不可自控的阴道流液形成恐慌,可能担心自身与胎儿的安危。

3.辅助检查

（1）阴道流液的pH值测定:正常阴道液pH值为4.5～5.5,羊水pH值为7.0～7.5。若pH值大于6.5,提示胎膜早破,准确率达90%。

（2）肛查或阴道窥阴器检查:肛查时未触到羊膜囊,上推胎儿先露部,有羊水流出。阴道窥阴器检查时见液体自宫口流出,或可见阴道后穹隆有较多混有胎脂和胎粪的液体。

（3）阴道液涂片检查:将阴道液置于载玻片上,干燥后镜检可见羊齿植物叶状结晶,为羊水,准确率达95%。

（4）羊膜镜检查:可直视胎先露部,看不到前羊膜囊即可诊断。

（5）胎儿纤维结合蛋白（fetal fibronectin,fFN）测定:fFN是胎膜分泌的细胞外基质蛋白。当宫颈及阴道分泌物内fFN含量超过0.05 mg/L时,胎膜抗张能力下降,易发生胎膜早破。

（6）超声检查:羊水量减少可协助诊断,但不可确诊。

（二）护理诊断

1.有感染的危险

感染胎膜破裂后,生殖道病原微生物上行感染有关。

2.知识缺乏

缺乏预防和处理胎膜早破的知识。

3.有胎儿受伤的危险

胎儿受伤与脐带脱垂、早产儿肺部发育不成熟有关。

（三）护理目标

（1）孕妇无感染征象发生。

（2）孕妇了解胎膜早破的知识，如突然发生胎膜早破，能够及时进行初步应对。

（3）胎儿无并发症发生。

（四）护理措施

1.预防脐带脱垂的护理

胎膜早破并胎先露未衔接的孕妇应绝对卧床休息，多采用左侧卧位，注意抬高臀部，防止脐带脱垂造成胎儿宫内窘迫。注意监测胎心变化，进行肛查或阴检时，确定有无隐性脐带脱垂，一旦发生，立即通知医生，并于数分钟内结束分娩。

2.预防感染

保持床单位清洁。于外阴处使用无菌的会阴垫，勤于更换，保持清洁干燥，防止上行感染。更换会阴垫时观察羊水的色、质、量、气味等。嘱孕妇保持外阴清洁，每天擦洗 2 次会阴。同时观察产妇的生命体征，血生化指标，了解是否存在感染征象。破膜大于 12 小时，遵医嘱给予抗生素，防止感染。

3.监测胎儿宫内情况

密切观察胎心率的变化，嘱孕妇自测胎动。如有混有胎粪的羊水流出，即为胎儿宫内缺氧的表现，应及时予以吸氧，左侧卧位，并根据医嘱做好相应的护理。

对于胎膜早破，孕周不足 35 周者，根据医嘱予地塞米松促进胎肺成熟；对于孕周不足 37 周并已临产者，或孕周超过 37 周者，胎膜早破超过 12 小时后仍未临产者，可根据医嘱尽快结束分娩。

4.健康教育

孕期时为孕妇讲解胎膜早破的定义与原因，并强调孕期卫生保健的重要性。指导孕妇，如出现胎膜早破现象，无须恐慌，应立即平卧，及时就诊。孕晚期禁止性交，避免腹部碰撞或增加腹压。指导孕妇孕期补充足量的维生素和锌、铜等微量元素。宫颈内口松弛者应多卧床休息，并遵医嘱，根据需要于孕 14～16 周时行宫颈环扎术。

（王海兰）

第六节　前置胎盘

一、概述

（一）定义

正常妊娠时，胎盘附着于子宫体部的前壁、后壁或侧壁。妊娠 28 周后，若胎盘附着于子宫下段、下缘,达到或覆盖宫颈内口,位置低于胎先露部,称为前置胎盘。前置胎盘是妊娠晚期的严重并发症之一,也是妊娠晚期阴道流血最常见的原因。国外报道前置胎盘发病率为 0.5%,国内报道其发生率为 0.24%~1.57%。按胎盘边缘与宫颈内口的关系,将前置胎盘分为四种类型:完全性前置胎盘、部分性前置胎盘、边缘性前置胎盘、低置胎盘。妊娠中期超声检查发现胎盘接近或覆盖宫颈内口时,称为胎盘前置状态。

(二)主要发病机制

由于人工流产、多胎妊娠、经产妇等原因,胎盘需要扩大面积、吸取营养,以供胎儿需求的胎盘面积扩大导致的前置胎盘以及孕卵着床部位下移导致胎盘前置。

(三)处理原则

抑制宫缩、止血、纠正贫血和预防感染。根据阴道流血量、有无休克、妊娠周数、产次、胎位、胎儿是否存活、是否临产及前置胎盘类型等综合做出决定。凶险性前置胎盘患者应当在有条件的医院处理。

二、护理评估

(一)健康史

除个人健康史外,在孕产史中尤其注意识别有无剖宫产术、人工流产术及子宫内膜炎等前置胎盘的易发因素;此外,妊娠经过中,特别是孕 28 周后,是否出现无痛性、无诱因、反复阴道流血症状,并详细记录具体经过及医疗处理情况。

(二)临床表现

1.症状

典型症状为妊娠晚期或临产时,发生无诱因、无痛性反复阴道流血。初次出血量一般不多,剥离处血液凝固后,出血停止;也有初次即发生致命性大出血而导致的休克。阴道流血发生时间、反复发生次数、出血量多少与前置胎盘类型有关。

2.体征

患者一般情况与出血量有关,大量出血者呈现面色苍白、脉搏增快微弱、血压下降等休克表现。腹部检查:子宫软,无压痛,大小与妊娠周数相符。由于子宫下段有胎盘占据,影响先露入盆,故胎先露高浮,常并发胎位异常。反复出血或一次出血量过多可使胎儿宫内缺氧,严重者胎死宫内。当前置胎盘附着于子宫前壁时,可在耻骨联合上方闻及胎盘杂音。临产时检查见宫缩为阵发性,间歇期子宫完全松弛。

(三)辅助检查

1.超声检查

推荐使用经阴道超声进行检查,其准确性明显高于经腹超声,并具有安全性。当胎盘边缘未达到宫颈内口时,测量胎盘边缘距宫颈内口的距离;当胎盘边缘覆盖宫颈内口时,测量胎盘边缘超过宫颈内口的距离,结果应精确到毫米。

2.MRI 检查

有条件的医院对于怀疑合并胎盘植入者,可选择 MRI 检查。与经阴道超声检查相比,MRI对胎盘定位无明显优势。

(四)高危因素

前置胎盘的高危因素包括流产史、宫腔操作史、产褥期感染史、高龄、剖宫产史、吸烟、双胎妊娠,以及妊娠 28 周前超声检查提示胎盘前置状态等。

（五）心理、社会因素

患者的一般情况与出血量的多少密切相关。大量出血时可见面色苍白、脉搏细速、血压下降等休克症状,孕妇及其家属可因突然阴道流血而感到恐惧或焦虑,既担心孕妇的健康,更担心胎儿的安危,可能显得恐慌、紧张、手足无措等。

三、护理措施

（一）常规护理

1.保证休息,减少刺激

孕妇需住院观察,阴道流血期间绝对卧床休息,尤以左侧卧位为佳,血止后可适当活动。并定时间断吸氧,每天 3 次,每次 1 小时,以提高胎儿血氧供应。此外,还需避免各种刺激,以减少出血机会。医护人员进行腹部检查时动作要轻柔,禁做阴道检查及肛查。

2.检测生命体征,及时发现病情变化

严密观察并记录孕妇生命体征,阴道流血的量、色、时间及一般状况,监测胎儿宫内状态,按医嘱及时完成实验室检查项目,并交叉配血备用。发现异常及时报告医生并配合处理。

（二）症状护理

1.纠正贫血

除口服硫酸亚铁、输血等措施外,还应加强饮食营养指导,建议孕妇多食高蛋白以及含铁丰富的食物,如动物肝脏、绿叶蔬菜以及豆类等。一方面有助于纠正贫血,另一方面还可增强机体抵抗力,同时也可促进胎儿发育。

2.预防产后出血和感染

产妇回病房休息时,严密观察产妇的生命体征及阴道流血情况,发现异常及时报告医生处理,以防止或减少产后出血。

及时更换会阴垫,以保持会阴部清洁、干燥。

胎儿娩出后,及早使用宫缩剂,以预防产后大出血;严格按照高危儿标准护理新生儿。

3.紧急转运

如患者阴道流血多,怀疑为凶险性前置胎盘,本地无医疗条件处理时,应建立静脉通道,输血输液,止血,抑制宫缩,由有经验的医生护送,迅速转诊到上级医疗机构。

（三）用药护理

在期待治疗过程中,常伴发早产,对于有早产风险的患者可酌情给予宫缩抑制剂,防止因宫缩引起的进一步出血,赢得促胎肺成熟的时间。常用药物有硫酸镁、β 受体激动剂、钙通道阻滞剂、非甾体类抗感染药、缩宫素受体抑制剂等。

在使用宫缩抑制剂的过程中,仍有阴道大出血的风险,应随时做好剖宫产手术的准备。值得注意的是,宫缩抑制剂与肌松剂有协同作用,可加重肌松剂的神经肌肉阻滞作用,增加产后出血的风险。

糖皮质激素的使用:若妊娠不足 34 周,应促胎肺成熟,应参考早产的相关诊疗指南。

除口服硫酸亚铁、输血等措施外,还应加强饮食营养指导,建议孕妇多食高蛋白以及含铁丰富的食物,如动物肝脏、绿叶蔬菜以及豆类等。这一方面有助于纠正贫血,另一方面还可增强机体抵抗力,同时也可以促进胎儿发育。

（四）心理护理

帮助孕妇了解前置胎盘发病机制、症状体征辅助检查内容,引导孕妇能以最佳身心状态接受手术及分娩的过程。

四、健康指导

护士应加强对孕妇的管理和宣教,指导围孕期妇女避免吸烟、酗酒、吸食毒品等不良行为,避免多次刮宫、引产或宫内感染,防止多产,减少子宫内膜损伤或子宫内膜炎。加强孕期管理,按时进行产前检查及正确的孕期指导,早期诊断,及时处理。对妊娠期出血者,无论量多少均应就医,做到及时诊断,正确处理。

五、注意事项

（1）如有腹痛、出血等不适症状,应绝对卧床休息,止血后方可轻微活动。

（2）避免进行增加腹压的活动,如用力排便、频繁咳嗽、下蹲等,避免用手刺激腹部,变换体位时动作要轻缓。

（3）禁止性生活、阴道检查及肛查。

（4）备血,做好处理产后出血和抢救新生儿的准备。

（5）长期卧床者应加强营养,适当行肢体活动,给予下肢按摩,定时排便,练习深呼吸等,以防止并发症的发生。

（王海兰）

第七节 脐带异常

一、概述

（一）定义

脐带异常包括脐带先露或脱垂、脐带缠绕、脐带长度异常、脐带打结、脐带扭转等,可引起胎儿急性或慢性缺氧,甚至胎死宫内。本节以脐带先露与脱垂为例进行讨论。脐带先露是指胎膜未破时脐带位于胎先露部前方或一侧,脐带脱垂是指胎膜破裂后脐带脱出宫颈口外,降至阴道内甚至露于外阴部。

（二）病因

导致脐带先露与脱垂的主要原因有头盆不称、胎头入盆困难、胎位异常（如臀先露、肩先露、枕后位）、胎儿过小、羊水过多、脐带过长、脐带附着异常及低置胎盘等。

（三）治疗原则

早期发现脐带异常,迅速解除脐带受压,选择正确的分娩方式,保障胎儿安全。

二、护理评估

（一）健康史

详细了解产前检查结果，有无羊水过多、胎儿过小、胎位异常、低置胎盘等。

（二）临床表现

1.症状

若脐带未受压可无明显症状，若脐带受压，产妇自觉胎动异常甚至消失。

2.体征

出现频繁的变异减速，上推胎先露部及抬高臀部后恢复，若胎儿缺氧严重可伴有胎心消失。胎膜已破者，阴道检查可在胎先露旁或前方触及脐带，甚至脐带脱出于外阴。

（三）辅助检查

1.产科检查

在胎先露旁或前方触及脐带，甚至脐带脱出于外阴。

2.胎儿电子监护

胎儿电子监护可发现伴有频繁的变异减速，甚至胎心音消失。

3.B型超声检查

B型超声检查有助于明确诊断。

（四）心理、社会因素

评估孕产妇及家属有无焦虑、恐慌等心理问题，对脐带脱垂的认识程度及家庭支持度。

（五）高危因素

(1)胎儿过小者。

(2)羊水过多者。

(3)脐带过长者。

(4)胎先露部入盆困难者。

(5)胎位异常者，如肩先露、臀先露等。

(6)胎膜早破而胎先露未衔接者。

(7)脐带附着位置低或低置胎盘者。

三、护理措施

（一）常规护理

除产科常规护理外，还需注意协助孕妇取臀高位卧床休息，以缓解脐带受压。

（二）分娩方式的选择

1.脐带先露

若为经产妇，胎膜未破，宫缩良好，且胎心持续良好者，可在严密监护下经阴道分娩；若为初产妇或足先露、肩先露者，应行剖宫产术。

2.脐带脱垂

胎心尚好，胎儿存活者，应尽快娩出胎儿。对于宫口开全，胎先露部已达坐骨棘水平以下者，还纳脐带后行阴道助产术；若产妇宫口未开全，应立即协助产妇取头低臀高位，将胎先露部上推，还纳脐带，应用宫缩抑制剂，缓解脐带受压，严密监测胎心的同时尽快行剖宫产术。

（三）心理护理

(1)了解孕产妇及家属的心理状态，并予以心理支持，缓解其紧张、焦虑情绪。

(2)讲解脐带脱垂相关知识,以取得其对诊疗护理工作的配合。

四、健康指导

(1)教会孕妇自数胎动,以便早期发现胎动异常。

(2)督促其定期产前检查,妊娠晚期及临产后再次行超声检查。

五、注意事项

脐带脱垂为非常紧急的情况,一旦发现,应立即进行脐带还纳,并保持手在阴道内,直到胎儿娩出。

(赵 萍)

第八节 羊 水 异 常

一、概述

(一)定义

1.羊水过多

妊娠期间羊水量超过 2 000 mL,为羊水过多。羊水的外观和性状与正常无异样,多数孕妇羊水增多缓慢,在较长时间内形成,称为慢性羊水过多;少数孕妇可在数天内羊水急剧增加,称为急性羊水过多。其发生率为 0.5%～1%。

2.羊水过少

妊娠晚期羊水量少于 300 mL 为羊水过少。羊水过少的发病率为 0.4%～4%,羊水过少严重影响胎儿预后,羊水量少于 50 mL,围生儿的死亡率也高达 88%。

(二)主要发病机制

胎儿畸形羊水循环障碍,多胎妊娠血压循环量增加,胎儿尿量增加,胎盘病变、妊娠合并症等导致羊水过多或过少。

(三)治疗原则

治疗方法取决于胎儿有无畸形、孕周大小及孕妇自觉症状的严重程度,羊水过多时应在分娩期警惕脐带脱垂和胎盘早剥的发生。

二、护理评估

(一)健康史

详细询问病史,了解孕妇年龄、有无妊娠合并症、有无先天畸形家族史及生育史。若孕妇羊水过少,应了解其自觉胎动情况。

(二)症状体征

1.羊水过多

(1)急性羊水过多:较少见,多发生于妊娠 20～24 周,由于羊水量急剧增多,在数天内子宫急剧增大,横膈上抬,患者出现呼吸困难,不能平卧,甚至出现发绀,孕妇表情痛苦,腹部因张力过大而感到疼痛,食量减少。由于胀大的子宫压迫下腔静脉,影响静脉回流,导致孕妇下肢及外阴部水肿、静脉曲张。

（2）慢性羊水过多:较多见,多发生于妊娠晚期,羊水可在数周内逐渐增多,多数孕妇能适应,常在产前检查时发现。孕妇子宫大于妊娠月份,腹部膨隆,腹壁皮肤发亮、变薄,触诊时感到皮肤张力大,胎位不清,胎心遥远或听不到。羊水过多的孕妇容易并发妊娠期高血压疾病、胎位不正、早产等。患者破膜后因子宫骤然缩小,可以引起胎盘早剥。产后因患者子宫过大,可引起子宫收缩乏力而致产后出血。

2.羊水过少

孕妇于胎动时感觉腹痛,检查时发现宫高、腹围小于同期正常妊娠孕妇,子宫的敏感度较高,轻微的刺激即可引起宫缩,临产后阵痛剧烈,宫缩不协调,宫口扩张缓慢,产程延长。羊水过少若发生在妊娠早期,可以导致胎膜与胎体相连;若发生妊娠中、晚期,子宫周围压力容易对胎儿产生影响,造成胎儿斜颈、曲背、手足畸形等异常。

（三）辅助检查

1.B超

测量单一最大羊水暗区垂直深度（AFV）,AFV大于等于8 cm即可诊断为羊水过多,若用羊水指数法,羊水指数（AFI）大于等于25 cm为羊水过多。测量单一最大羊水暗区垂直深度小于等于2 cm即可考虑为羊水过少,小于等于1 cm为严重羊水过少;若用羊水指数法,AFI小于等于5.0 cm可诊断为羊水过少,小于8.0 cm应警惕羊水过少的可能。除羊水测量外,B超还可判断胎儿有无畸形,羊水与胎儿的交界情况等。

2.神经管缺陷胎儿的检测

此类胎儿可做羊水及母血甲胎蛋白（AFP）测定。若为神经管缺陷胎儿,羊水中的甲胎蛋白均值超过正常妊娠平均值3个标准差以上有助于诊断。

3.电子胎儿监护

电子胎儿监护可出现胎心变异减速和晚期减速。

4.胎儿染色体检查

需排除胎儿染色体异常时可做羊水细胞培养,或采集胎儿脐带血细胞培养,做染色体核型分析,荧光定量PCR法快速诊断。

5.羊膜囊造影

羊膜囊造影用以了解胎儿有无消化道畸形,但应注意造影剂对胎儿有一定损害,还可能引起胎儿早产和宫腔内感染,应慎用。

（四）高危因素

胎儿畸形、胎盘功能减退、羊膜病变、双胎、母胎血型不合、糖尿病、母体妊娠期高血压疾病可能导致的胎盘血流减少等。

（五）心理、社会因素

孕妇及家属因担心胎儿可能会有某种畸形,会感到紧张、焦虑不安,甚至产生恐惧心理。

三、护理措施

（一）常规护理

向孕妇及其家属介绍羊水过多或过少的原因及注意事项,包括:指导孕妇摄取低钠饮食,防止便秘;减少增加腹压的活动以防胎膜早破;改善胎盘血液供应;自觉胎动监测;出生后的胎儿应认真全面评估,识别畸形。

(二)症状护理

观察孕妇的生命体征,定期测量宫高、腹围和体重,判断病情进展,并及时发现并发症。观察胎心、胎动及宫缩,及早发现胎儿宫内窘迫及早产的征象。羊水过多时行人工破膜,应密切观察胎心和宫缩,及时发现胎盘早剥和脐带脱垂的征象。产后应密切观察子宫收缩及阴道流血情况,防止产后出血。发生羊水过少时,严格 B 超监测羊水量,并注意观察有无胎儿畸形。

(三)孕产期处理

(1)羊水过多:腹腔穿刺放羊水时应防止速度过快、量过多,一次放羊水量不超过 1 500 mL,放羊水后腹部放置沙袋或加腹带包扎以防血压骤降发生休克。腹腔穿刺放羊水时应注意无菌操作,防止发生感染,同时按医嘱给予抗感染药物。

(2)羊水过少患者合并有过期妊娠、胎儿生长受限等,需及时终止妊娠,应遵医嘱做好阴道助产或剖宫产的准备。若羊水过少患者合并胎膜早破或者产程中发现羊水过少,需遵医嘱进行预防性羊膜腔灌注治疗,应注意严格无菌操作,防止发生感染,同时按医嘱给予抗感染药物。有国外文献报道,羊膜腔输液的治疗方法不降低剖宫产和新生儿窒息的发生率,反而可能增加胎粪吸入综合征的发生率,此项治疗手段现已较少应用。

(四)心理护理

让孕妇及家人了解羊水过多或过少的发生发展过程,正确面对羊水过多或过少可能给胎儿带来的不良结局,引导孕产妇减少焦虑,主动参与治疗护理过程。

四、健康指导

羊水过多或过少产妇若胎儿正常,母婴健康平安,应做好正常分娩及产后的健康指导;羊水过多或过少合并胎儿畸形者,应积极进行健康宣教,引导孕产妇正确面对终止妊娠,顺利度过产褥期。

五、注意事项

腹腔穿刺放羊水时严格操作;严密观察羊水量、性质、病情等变化。

(郭　蕊)

第九节　羊　水　栓　塞

一、概述

(一)定义

羊水栓塞是指在分娩过程中羊水突然进入母体血液循环引起的急性肺栓塞、变应性休克、弥散性血管内凝血(DIC)、肾衰竭等一系列病理改变的严重分娩并发症,可发生在足月分娩、引产和钳刮术中。发生在足月分娩者,产妇死亡率高达 80% 以上。

（二）病因及病理生理

一般认为羊水栓塞是羊水中的有形成分（胎儿毳毛、角化上皮、胎粪、胎脂）进入母体血液循环，通过阻塞肺小动脉，引起机体的变态反应和凝血功能异常而引起的一系列病理生理变化。羊膜腔内压力过高、胎膜破裂、血窦开放是发生羊水栓塞的基本条件。因此，高龄初产、经产妇、子宫收缩过强、急产、胎膜早破、前置胎盘、胎盘早剥、子宫破裂、剖宫产等均是羊水栓塞的诱发因素。

（三）治疗原则

抗过敏、纠正呼吸循环功能衰竭和改善低氧血症；抗休克，防治 DIC 及肾衰竭。

二、护理评估

（一）健康史

详细了解产妇年龄及此次妊娠经过；妊娠破膜情况；有无前置胎盘、胎盘早剥、先兆子宫破裂；是否为剖宫产；分娩过程中宫缩情况及缩宫素应用情况等。

（二）临床表现

1.症状

羊水栓塞多发生于分娩过程中，尤其是胎儿娩出前后的短时间内，一般经过以下三个阶段。①心肺功能衰竭和休克：产妇突感寒战，出现恶心、呕吐、气急、烦躁等先兆症状，继而出现呛咳、呼吸困难、抽搐、昏迷；病情严重者，产妇仅惊叫一声或打一哈欠或抽搐一下，即呼吸心搏骤停，于数分钟内死亡。②出血：度过第一阶段后，产妇开始出现难以控制的全身广泛性出血，如大量阴道流血、切口渗血，全身皮肤黏膜出血、血尿、消化道大出血等。③急性肾衰竭：由于循环功能衰竭引起的肾缺血及 DIC 前期形成的血栓堵塞肾内小血管，引起肾脏缺血、缺氧，导致肾脏器质性损害，存活患者出现少尿和尿毒症表现。

2.体征

产妇出现发绀、脉搏细速、血压急骤下降、肺底部湿啰音等，全身皮肤、黏膜出现出血点或瘀斑。

（三）辅助检查

1.全身检查

全身检查可发现全身皮肤黏膜有出血点及瘀斑，针眼及切口渗血，心率增快，肺部湿啰音等。

2.实验室检查

血涂片及痰液涂片检查可见羊水有形成分；DIC 相关检查示凝血功能障碍。

3.心电图或心脏彩色多普勒超声检查

心电图或心脏彩色多普勒超声检查可提示右心房、右心室扩大，而左心室缩小，ST 段下降。

（四）心理、社会因素

羊水栓塞发病急骤，产妇及家属无心理准备，常无法接受，表现为恐惧及愤怒，甚至出现过激行为。

（五）高危因素

（1）高龄初产或多产妇。

（2）胎膜早破、前置胎盘或胎盘早剥者。

（3）于宫缩期行人工破膜者。

（4）子宫收缩过强者。

（5）不恰当使用子宫收缩剂者。

（6）子宫先兆破裂或破裂者。

（7）行剖宫产手术者。

（8）行钳刮术终止妊娠者。

三、护理措施

（一）羊水栓塞的预防

（1）加强产前检查，及时发现羊水栓塞的诱发因素并处理。

（2）掌握缩宫素的使用方法，防止宫缩过强。

（3）人工破膜应在宫缩的间歇期进行，破口要小且要控制羊水的流出速度。

（4）中期妊娠引产者，羊膜穿刺次数不超过 3 次，钳刮者应先刺破胎膜，使羊水流出后再钳夹胎块。

（二）羊水栓塞的紧急处理与配合

1.抗过敏，解除肺动脉高压，改善低氧血症

（1）吸氧：产妇取半卧位，正压给氧，必要时行气管插管或气管切开，保证氧气的供给，减轻肺水肿，改善心、脑、肾等重要脏器的缺氧状况。

（2）抗过敏：立即遵医嘱予氢化可的松或地塞米松有限公司推注。

（3）解除肺动脉高压：遵医嘱予盐酸罂粟碱、阿托品、氨茶碱、酚妥拉明等解痉药缓解肺动脉高压。

2.抗休克

（1）补充血容量：及时补充新鲜血和血浆，也可用低分子右旋糖酐-40 等扩容。

（2）升压：补足血容量后血压仍不回升者，可用多巴胺加于葡萄糖液中静脉滴注。

（3）纠正酸中毒：5％碳酸氢钠 250 mL 静脉滴注纠正酸中毒，并及时纠正电解质紊乱。

（4）纠正心衰：常用毛花苷 C 静脉推注，必要时 4～6 小时重复用药。

3.防治弥散性血管内凝血

（1）肝素：用于治疗羊水栓塞早期的高凝状态，发病后 10 分钟内使用效果更佳。

（2）补充凝血因子：及时输新鲜血或血浆、纤维蛋白原等。

（3）抗纤溶药物：晚期纤溶亢进时，用氨甲环酸、氨甲苯酸等静脉滴注，同时补充纤维蛋白原。

4.预防肾衰竭

若血容量补足后仍少尿，可选用呋塞米静脉注射或甘露醇快速静脉滴注，无效者提示急性肾衰竭，应尽早行血液透析等急救处理。

（三）产科护理

（1）若羊水栓塞发生于胎儿娩出前，应在产妇呼吸循环功能得到明显改善、凝血功能纠正后处理分娩。第一产程发病者立即行剖宫产结束分娩，第二产程发病者行阴道助产结束分娩。若发生产后出血，经积极处理仍不能止血者，应及时做好子宫切除术前准备。

（2）若发生于中期妊娠钳刮术或羊膜腔穿刺术时，应立即终止手术，及时进行抢救。

（3）若发生羊水栓塞时正在滴注缩宫素，应立即停止，同时监测产妇生命体征变化，记录出入量。

（四）心理护理

（1）对神志清醒的产妇，予以心理支持，增强其战胜疾病的信心。

（2）对家属的恐惧情绪表示理解，争取其对诊疗措施的配合。

（3）对于抢救失败者，理解其家属表达悲伤情绪。

四、注意事项

（1）羊水栓塞是产科严重的并发症，及早识别和处理是抢救成功的关键。

（2）产科需要建设一支强有力的快速反应团队，通过学习和演练，做到抢救时分工明确、忙而不乱。

（张元娥）

第十节 胎儿窘迫

一、概述

（一）定义

胎儿窘迫是指胎儿在子宫内因急性或慢性缺氧而危及健康和生命的综合症状，分为急性和慢性两种，急性胎儿窘迫多发生在分娩期，慢性胎儿窘迫多发生在妊娠晚期，但临产后常表现为急性胎儿窘迫，所以应予以重视。

（二）病因

导致胎儿窘迫的因素可归纳为三大类：母体血氧含量不足、母胎间血氧运输及交换障碍、胎儿自身因素异常。

1.急性胎儿窘迫的常见原因

前置胎盘、胎盘早剥；脐带异常，如脐带绕颈、脐带扭转、脐带脱垂、脐带真结等；母体休克导致胎盘灌注急剧减少；缩宫素使用不当致过强及不协调宫缩；过量应用麻醉剂及镇静剂，抑制呼吸。

2.慢性胎儿窘迫的常见原因

（1）母体血氧含量不足，如合并心脏病、心功能不全、重度贫血或肺部感染等。

（2）子宫胎盘血管硬化、狭窄、梗死等，如过期妊娠、妊娠期高血压疾病等。

（3）胎儿异常，如心血管疾病、呼吸系统疾病、胎儿畸形、胎儿宫内感染等。

（三）治疗原则

急性胎儿窘迫者，应积极寻找原因，改善胎儿缺氧状态，尽快终止妊娠。慢性胎儿窘迫者，应根据孕周、胎儿成熟度和窘迫程度决定处理方案。

二、护理评估

（一）健康史

详细了解妊娠经过及临产后的处理措施，了解孕妇有无心脏病、糖尿病、高血压、重度贫血等合并症,了解胎儿有无畸形、母儿血型不合、宫内感染等,了解有无脐带异常,了解临产后有无麻醉剂、镇静剂、缩宫素使用不当等。

(二)临床表现

1.症状

孕妇自觉胎动变化,在胎儿窘迫早期可表现为胎动过频,若缺氧未被纠正或加重则胎动转弱且次数减少,进而消失。

2.体征

(1)胎心率异常:此为胎儿窘迫最重要的征象,缺氧早期胎心率加快,持续缺氧则胎心率变慢,胎儿电子监护出现晚期减速或重度变异减速。

(2)羊水胎粪污染:但目前认为羊水胎粪污染并不是胎儿窘迫的征象,胎儿可在宫内排出胎粪,孕周越大,羊水胎粪污染的概率越高,但某些高危因素,如妊娠期肝内胆汁瘀积症也会增加胎粪排出的概率。

(3)胎儿酸中毒:取胎儿头皮血进行血气分析,pH 值小于 7.20,氧分压(PO_2)小于 1.3 kPa(10 mmHg),二氧化碳分压(PCO_2)大于 8.0 kPa(60 mmHg)。

(4)胎儿生物物理评分降低:8～6 分提示可能有急或慢性缺氧,6～4 分提示有急性或慢性缺氧,4～2 分提示有急性缺氧伴慢性缺氧,0 分提示有急慢性缺氧。

(三)辅助检查

1.胎儿电子监护

基线胎心率大于 160 次/分或小于 110 次/分,并伴有晚期减速或重度变异减速。

2.胎儿头皮血气分析

pH 值小于 7.20 提示酸中毒。

3.胎儿生物物理评分

胎儿生物物理评分小于等于 4 分提示胎儿窘迫。

4.脐动脉多普勒超声血流检查

进行性舒张期血流降低、脐血流指数升高提示胎盘灌注不足。

5.B 型超声检查

B 型超声检查可了解有无胎儿畸形及胎盘功能分级。

(四)心理、社会因素

评估孕产妇及家属有无焦虑、恐惧、无助感等,以及对胎儿窘迫的认识程度及家庭支持度。

(五)高危因素

(1)妊娠期肝内胆汁瘀积症者。

(2)妊娠期高血压疾病或合并肾炎、糖尿病等导致子宫胎盘血管硬化、狭窄、梗死者。

(3)妊娠合并心脏病、肺部疾病等导致母体血氧含量不足者。

(4)缩宫素应用不当导致子宫过强收缩或不协调性子宫收缩者。

(5)过多使用麻醉剂、镇静剂,导致呼吸抑制者。

(6)胎盘早剥、前置胎盘者。

(7)脐带异常,如脐带真结、脐带先露等,导致母胎血氧运输障碍者。

(8)胎儿患有严重心脏病、呼吸系统疾病或宫内感染,导致胎儿运输及利用氧的能力下降者。

三、护理措施

（一）常规护理

执行产科常规护理。

（二）症状护理

(1)严密监测胎心变化,行胎儿电子监护,发现胎心异常及时通知医生,并协助其处理。

(2)指导孕妇自数胎动,主诉胎动减少者,应立即行全面检查,以评估母儿状态。

（三）终止妊娠的护理

除少数孕周小,估计胎儿娩出后存活可能性小者可考虑采取期待治疗以延长胎龄外,其余均需要尽快终止妊娠,并做好新生儿抢救准备。

(1)宫口开全,胎先露部已达坐骨棘水平以下者,可经阴道助产以尽快娩出胎儿。

(2)宫口未开全或预计短时间内不能阴道分娩者,应尽快做好剖宫产术前准备,行剖宫产终止妊娠。

（四）心理护理

(1)提供相关信息,鼓励孕产妇配合治疗护理。

(2)鼓励家属陪伴孕产妇,为其提供心理社会支持,缓解紧张、焦虑情绪。

(3)对于胎儿宫内死亡或新生儿死亡者,尽量将其安排在远离其他产妇和新生儿的房间,鼓励其表达悲伤情绪,指导其选择合适的应对措施。

四、健康指导

(1)教会孕妇自数胎动,以便早期发现胎动异常。

(2)督促其定期产前检查,及早发现胎儿窘迫的高危因素,并予以纠正。

五、注意事项

（一）重视孕妇自数胎动

胎动异常是最先出现的胎儿缺氧征象,应指导孕妇正确自数胎动,发现异常及时处理。

（二）能初步识别胎儿电子监护图形

常规做胎儿电子监护者,应尽早发现胎儿电子监护图形的异常,及时处理胎儿宫内缺氧。

（郭　蕊）

第十一节　妊娠合并心脏病

一、概述

（一）定义

妊娠合并心脏病是一种严重的妊娠合并症,包括妊娠前已患有心脏病以及妊娠后发现或发生的心脏病。其中,先天性心脏病占 35％～50％,位居第一位。妊娠合并心脏病在我国孕产妇死因顺位中高居第二位,为非直接产科死亡原因的首位。我国妊娠合并心脏病的发病率约为 1%。

(二)妊娠、分娩对心脏病的影响

1.妊娠期

循环血容量于妊娠 6 周开始逐渐增加,32～34 周达高峰,产后 2～6 周逐渐恢复正常,总循环血量的增加可导致心排出量增加和心率增快。另外,妊娠末期,增大的子宫使膈肌升高,心脏向上、向左前发生移位,导致心脏大血管轻度扭曲,使心脏负荷进一步加重,心脏病孕妇容易发生心力衰竭。

2.分娩期

强力的宫缩及耗氧量的增加使分娩期成为心脏负担最重的时期。第一产程,每次宫缩会导致 250～500 mL 血液被挤入体循环,增加回心血量和心排出量,加重心脏负担;第二产程,除子宫收缩外,腹肌和骨骼肌的收缩使外周阻力增加,加之分娩时屏气使肺循环压力增加,腹腔压力增高,内脏血液回流入心脏增加,此时心脏前后负荷显著加重;第三产程,胎儿娩出后,腹压骤减,大量血液流向内脏,回心血量减少;而胎盘娩出后由于胎盘循环终止,子宫收缩使子宫内血液迅速进入体循环,使回心血量骤增。血流动力学的急剧变化容易导致心力衰竭。

3.产褥期

产后 3 天内,子宫收缩使大量血液进入体循环,且产妇组织中潴留的大量水分也回流到体循环,使心脏负担再次加重,因此仍需谨防心力衰竭的发生。

综上,妊娠 32～34 周、分娩期以及产后 3 天内,是心脏病患者最危险的时期,护理人员应严密观察,确保母婴安全。

(三)治疗原则

积极防治心力衰竭和感染。

二、护理评估

(一)健康史

详细了解产科病史和既往病史,包括有无不良孕产史、心脏病史、心脏病相关疾病史、心力衰竭史,以及心功能状态等。

(二)临床表现

1.症状

活动受限、发绀等,应特别注意有无早期心力衰竭的症状和体征,包括:①轻微活动后即出现胸闷、心悸、气短;②休息时心率超过 110 次/分,呼吸超过 20 次/分;③夜间常因胸闷而需坐起呼吸或到窗口呼吸新鲜空气;④肺底部出现少量持续性湿啰音,咳嗽后不消失。

2.体征

呼吸、心率增快,心脏增大、肝大、水肿、颈静脉怒张、杵状指等。

(三)辅助检查

1.产科检查

产科检查可评估胎儿宫内状况。

2.影像学检查

B 型超声心动图检查有无心肌肥厚、瓣膜运动异常、心内结构畸形等。

3.心电图检查

心电图检查有无严重心律失常,如心房颤动、心房扑动、三度房室传导阻滞等。

(四)心理、社会因素

孕产妇有无焦虑、恐惧等心理问题,孕产妇及家属对疾病知识的掌握情况、重视程度以及家庭支持度。

三、护理措施

(一)常规护理

执行产科常规护理,但妊娠合并心脏病的孕妇还应注意以下问题。

(1)休息指导:孕妇应保证每天 10 小时以上的睡眠,且中午宜休息 2 小时;避免过度劳累及情绪激动。分娩后,在心功能允许的情况下,鼓励其早期下床活动,以防血栓形成。

(2)营养指导:指导孕妇高热量、高维生素、低盐低脂饮食,少量多餐,多食蔬菜、水果,以防便秘加重心脏负担;每天食盐量不超过 4～5 g。

(3)定期产前检查:妊娠 20 周前每 2 周检查一次,妊娠 20 周后,尤其是 32 周后,每周检查一次。若心功能在Ⅲ级或以上,有心力衰竭征象,应立即入院治疗;若心功能为Ⅰ～Ⅱ级,应在妊娠 36～38 周入院待产。

(4)妊娠合并心脏病的孕妇应适当放宽剖宫产指征,经阴道分娩者应采取半卧位,臀部抬高,下肢放低,产程中加强观察。

(二)症状与体征护理

1.生命体征及自觉症状

根据病情,定期观察孕产妇的生命体征及自觉症状,或使用生理监护仪连续监护;正确识别早期心力衰竭的症状与体征,预防心力衰竭的发生。

2.分娩期的产程观察

有条件的医院应使用生理监护仪进行持续监护,无生理监护仪的医院应严密观察患者生命体征和自觉症状。第一产程,每 15 分钟监测一次血压、脉搏、呼吸、心率及自觉症状,每 30 分钟测胎心率一次;减轻或消除紧张情绪,必要时遵医嘱使用镇静剂。第二产程,指导产妇使用呼吸等放松技巧以减轻疼痛;每 10 分钟监测血压、脉搏、呼吸、心率等一次;行胎儿电子监护,持续监测胎儿情况;宫口开全后行产钳助产术或胎头吸引术以缩短产程。

3.预防产后出血和感染

胎儿娩出后立即压沙袋于腹部,持续 24 小时,以防腹压骤降诱发心力衰竭。输液时,严格控制输液速度,有条件者使用输液泵,并随时评估心脏功能。严格遵循无菌操作规程,产后遵医嘱给予抗生素预防感染。

(三)用药护理

为预防产后出血,遵医嘱应用缩宫素,但禁用麦角新碱,以防静脉压升高,增加心脏负担;产后遵医嘱预防性使用抗生素;使用强心药者,应严密观察不良反应。

(四)心理护理

妊娠合并心脏病的孕产妇最担心的问题是自身和胎儿的安全,医务人员应指导孕产妇及家属掌握心力衰竭的诱发因素,预防心衰及识别早期心衰等相关知识。

（五）急性心力衰竭的急救

（1）体位：坐位，双腿下垂，以减少回心血量。

（2）吸氧：高流量给氧 6～8 L/min，必要时面罩加压给氧。

（3）用药：遵医嘱给予镇静剂、利尿剂、血管扩张剂、洋地黄制剂、氨茶碱等。

（4）紧急情况下无抢救条件时，可采取四肢轮流三肢结扎法，以减少静脉回心血量。

四、健康指导

（一）预防心力衰竭的诱因

多休息，避免过度劳累；注意保暖，预防感冒；保持心情愉快，避免过度激动；进食清淡食物，避免过饱；适度运动，多进食高纤维食物，防止便秘。

（二）母乳喂养指导

心功能Ⅰ～Ⅱ级者，可以母乳喂养，但要避免过劳；心功能Ⅲ级或以上者，不宜母乳喂养，应指导其及时回乳，并教会家属人工喂养的方法。

（三）出院指导

全面评估产妇的身心状况，与家属共同制订康复计划；在心功能允许的情况下，鼓励其适度参与新生儿照护，促进亲子关系建立；新生儿有缺陷或死亡者，鼓励其表达情感，并给予理解与安慰。

（四）避孕指导

不宜再妊娠者，应在剖宫产的同时行输卵管结扎术，或在产后 1 周行绝育术；未行绝育术者，应指导其采取适宜的避孕措施，严格避孕。

五、注意事项

（一）预防心力衰竭

孕产期应避免过度劳累、感冒、过度激动、便秘等，防止发生心力衰竭。

（二）识别心力衰竭的早期临床表现

容易发生心衰的三个时期为妊娠 32～34 周、分娩期、产后 72 小时，识别心力衰竭的早期临床表现对于及早处理、改善预后具有十分重要的意义。

（三）心力衰竭急救时用药

发生心力衰竭时，应快速、准确按医嘱给药。因此，应熟练掌握常用急救药物的剂量、用药方法、药理作用及不良反应。

（张元娥）

第十二节　妊娠合并缺铁性贫血

一、概述

（一）定义

贫血是妊娠期常见的合并症，其中以缺铁性贫血最常见，占妊娠期贫血的 95%。

（二）发病原因

妊娠期对铁的需要量增加是孕妇缺铁的主要原因。妊娠期血容量增加及胎儿生长发育约需铁 1 000 mg。因此,孕妇每天需铁至少 4 mg,每天饮食中含铁 10～15 mg,但吸收利用率仅为 10％,妊娠中晚期铁的最大吸收率可达 40％,仍不能满足需要,若不及时补充铁剂,则可能耗尽体内的储存铁导致贫血。

（三）治疗原则

补充铁剂,纠正贫血;积极预防产后出血和感染。

二、护理评估

（一）健康史

了解有无月经过多或消化道慢性失血疾病史,有无长期偏食、妊娠剧吐等导致的营养不良病史,有无代谢障碍性疾病。

（二）临床表现

1.症状

轻者多无明显症状,重者有头晕、乏力、心悸、气短、食欲缺乏、腹胀、腹泻等症状,甚至出现贫血性心脏病、胎儿宫内窘迫、胎儿生长受限、早产等并发症的相应症状。

2.体征

皮肤、口唇、指甲、睑结膜苍白,皮肤毛发干燥无光泽、脱发、指甲脆薄,重者还表现出口角炎、舌炎等体征。

（三）辅助检查

1.血常规

血常规呈小细胞、低色素的特点。

2.血清铁测定

血清铁的下降可出现在血红蛋白下降之前。

3.骨髓检查

红细胞系统增生活跃,中、晚幼红细胞增多。

（四）心理、社会因素

了解孕妇及家属对贫血知识的知晓程度,对用药注意事项的掌握情况;了解孕妇是否担心胎儿及自身安全,有无焦虑等心理问题。

（五）高危因素

(1)妊娠前月经过多者。

(2)消化道慢性失血性疾病者。

(3)长期偏食,摄入铁不足者。

(4)吸收不良或代谢障碍性疾病者。

(5)妊娠剧吐未能得到及时纠正者。

三、护理措施

（一）常规护理

执行产科常规护理。

（二）症状护理

轻度贫血者可根据耐受情况适当活动,严重贫血者应卧床休息铁剂,以减少机体对氧的消耗。同时应加强防跌倒教育,防止患者在体位突然改变时因头晕、乏力而跌倒。

（三）用药护理

需要口服铁剂者,指导其饭后服用铁剂,以减少对胃肠道的刺激,可同时服用维生素C或酸性果汁以促进吸收。服用后,铁与肠内硫化氢作用形成黑便,应予以解释。铁剂不可与茶叶同服,以免影响铁的吸收。

（四）分娩期护理

(1)中、重度贫血者,临产前遵医嘱给予止血剂,如维生素C、维生素 K_1 等,并配血备用。

(2)密切观察产程进展情况,产程中加强胎心监护,并行低流量吸氧,可行助产缩短第二产程,以减少产妇用力。

(3)贫血产妇易发生因宫缩乏力所致的产后出血,且贫血患者对失血的耐受性差,故产后应及时给予宫缩剂预防产后出血。

(4)严格无菌操作,遵医嘱予抗生素预防感染。

（五）心理护理

向孕妇及家属详细讲解疾病知识,使其了解目前身体状况。分娩时,陪伴产妇,给予支持与鼓励,及时提供产程进展信息以减轻其焦虑。

四、健康指导

(1)饮食指导:指导孕妇多食高铁、高蛋白、高维生素、易消化的食物,如肉类、肝脏、胡萝卜、木耳、紫菜、新鲜水果、菠菜、甘蓝等深色蔬菜。

(2)母乳喂养指导:对于重度贫血不宜哺乳者,应解释原因,指导产妇及家属掌握人工喂养的方法,并行退乳指导。

(3)对于无再次生育要求者,产后行避孕指导;对于有再次生育要求者,指导其下次妊娠前纠正贫血并增加铁的储备。

五、注意事项

(1)有高危因素者,应进行针对性的健康指导。

(2)服用铁剂者,详细指导注意事项。

（张元娥）

第十三节　妊娠期糖尿病

一、概述

（一）定义及发病率

妊娠合并糖尿病有两种情况:一种为原有糖尿病(diabetes mellitus,DM)的基础上合并妊娠，又称糖尿病合并妊娠（pregestational diabetes mellitus，PGDM）；另一种为妊娠前糖代谢正常，妊娠期才出现的糖尿病，称为妊娠期糖尿病（gestational diabetes mellitus，GDM）。糖尿病孕妇中 90% 以上是 GDM，糖尿病合并妊娠者不足 10%。GDM 发生率世界各国报道为 1%～14%，我国 GDM 发生率为 1%～5%，近年有明显增高趋势。多数 GDM 患者于产后可以恢复正常糖代谢，但将来患 2 型糖尿病机会增加。糖尿病孕妇的临床经过复杂，对母儿结局均有较大危害，必须引起重视。

（二）主要发病机制

妊娠中后期孕妇对胰岛素的敏感性逐渐下降，为维持正常糖代谢水平，胰岛素需求量必须相应增加，对于胰岛素分泌受限的孕妇，妊娠期不能代偿这一生理变化而使血糖升高，使原有糖尿病加重或出现妊娠期糖尿病。

（三）治疗原则

妊娠期管理，包括血糖控制、医学营养治疗、胰岛素等药物治疗、妊娠期糖尿病酮症酸中毒的处理以及母儿监护等。

妊娠期血糖控制目标：GDM 患者妊娠期血糖应控制在餐前及餐后 2 小时血糖值分别小于等于 5.3 mmol/L、小于等于 6.7 mmol/L（95 mg/dL、120 mg/dL），特殊情况下可测餐后 1 小时血糖值小于等于 7.8 mmol/L（140 mg/dL）；夜间血糖不低于 3.3 mmol/L（60 mg/dL）；妊娠期糖化血红蛋白 HbA1c 宜小于 5.5%。

二、护理评估

（一）健康史

由于胰岛素分泌缺陷和（或）胰岛素作用缺陷而引起糖、蛋白质、脂肪代谢异常，久病可引起眼、肾、神经、血管、心脏等组织的慢性进行性病变，导致功能缺陷及衰竭。

（二）症状体征

GDM 孕妇妊娠期有三多症状（多饮、多食、多尿），或外阴阴道假丝酵母菌感染反复发作，孕妇体重超过 90 kg，本次妊娠并发羊水过多或巨大胎儿者，应警惕合并糖尿病的可能。但大多数妊娠期糖尿病患者无明显的临床症状。

（三）辅助检查

（1）有条件的医疗机构应该做 OGTT（75 g 糖耐量试验）：妊娠 24～28 周者，OGTT 前禁食至少 8 小时，最迟不超过上午 9 点，试验前连续 3 天正常饮食，即每天进食糖类不少于 150 g，检查期间静坐、禁烟。检查时，5 分钟内口服含 75 g 葡萄糖的液体 300 mL，分别抽取孕妇服糖前空腹及服糖后 1 小时、2 小时的静脉血（从开始饮用葡萄糖水时计算时间），放入含有氟化钠的试管中，采用葡萄糖氧化酶法测定血糖水平。75 g 糖 OGTT 的诊断标准：服糖前空腹及服糖后 1 小时、2 小时，3 项血糖值应分别低于 5.1 mmol/L、10.0 mmol/L、8.5 mmol/L（92 mg/dL、180 mg/dL、153 mg/dL）。孕妇任何一项血糖值达到或超过上述标准，即可诊断为 GDM。

（2）孕妇具有 GDM 高危因素或者医疗资源缺乏地区，建议妊娠 24～28 周首先检查空腹血糖（FPG）。FPG 大于 5.1 mmol/L，可以直接诊断 GDM，不必行 OGTT；FPG 小于 4.4mmol/L（80 mg/dL），发生 GDM 可能性极小，可以暂时不行 OGTT。FPG 大于 4.4 mmol/L 且小于 5.1 mmol/L 时，应尽早行 OGTT。

（3）糖化血红蛋白 HbA1c 水平的测定：HbA1c 反映取血前 2～3 个月的平均血糖水平，可作为评估糖尿病长期控制情况的良好指标,多用于 GDM 初次评估。应用胰岛素治疗的糖尿病孕妇,推荐每 2 个月检测一次。

(4)尿酮体的监测:尿酮体有助于及时发现孕妇糖类或能量摄取的不足,也是早期糖尿病酮症酸中毒(diabetes mellitus ketoacidosis,DKA)的一项敏感指标,孕妇出现不明原因恶心、呕吐、乏力等不适或者血糖控制不理想时应及时监测尿酮体。

(5)尿糖的监测:由于妊娠期间尿糖阳性并不能真正反映孕妇的血糖水平,不建议将尿糖作为妊娠期常规监测手段。

(6)肝肾功能检查,24 小时尿蛋白定量,眼底等相关检查。

(四)高危因素

1.孕妇因素

年龄大于等于 35 岁、妊娠前超重或肥胖、糖耐量异常史、多囊卵巢综合征。

2.家族史

糖尿病家族史。

3.妊娠分娩史

不明原因的死胎、死产、流产史、巨大儿分娩史、胎儿畸形和羊水过多史、妊娠期糖尿病史。

4.本次妊娠因素

妊娠期发现胎儿大于孕周、羊水过多、反复外阴阴道假丝酵母菌病者。

(五)心理、社会因素

由于糖尿病疾病的特殊性,孕妇及家人对疾病知识的了解程度、认知态度存在问题,会出现焦虑、恐惧心理,应该关注社会及家庭支持系统是否完善等。

三、护理措施

(一)常规护理

(1)评估妊娠期糖尿病既往史、家族史、不良孕产史、本次妊娠经过、存在的高危因素、合并症、病情控制及用药情况等。

(2)营养摄入量推荐包括每天摄入总能量、糖类、蛋白质、脂肪、膳食纤维、维生素、矿物质及非营养性甜味剂的使用。

(3)餐次的合理安排,少量多餐、定时定量进餐,控制血糖升高。

(二)症状护理

(1)评估孕妇有无糖代谢紊乱综合征,即三多一少症状(多饮,多食,多尿,体重下降),重症者症状明显。孕妇有无皮肤瘙痒,尤其外阴瘙痒。因高血糖可导致眼房水的晶体渗透压改变而引起眼屈光改变,患病孕妇可出现视力模糊。

(2)评估糖尿病孕妇有无产科并发症,如低血糖、高血糖、妊娠期高血压疾病、酮症酸中毒、感染等。

(3)确定胎儿宫内发育情况,注意有无巨大儿或胎儿生长受限。

(4)分娩期重点评估孕妇有无低血糖及酮症酸中毒症状,如心悸、出汗、面色苍白、饥饿感、恶心、呕吐、视力模糊、呼吸快且有烂苹果味等。

(5)产褥期主要评估有无低血糖或高血糖症状,有无产后出血及感染征兆,评估新生儿状况。

(6)妊娠期糖尿病酮症酸中毒的处理:在检测血气、血糖、电解质并给予相应治疗的同时,主张应用小剂量胰岛素 0.1 U/(kg·h)静脉滴注,每 1～2 小时监测血糖一次。血糖大于等于 13.9 mmol/L 时,应将胰岛素加入 0.9％氯化钠注射液静脉滴注,血糖小于等于 13.9 mmol/L 时,开始将胰岛素加入 5％葡萄糖氯化钠注射液中静脉滴注,酮体转阴后可改为皮下注射。

(三)用药护理

1.常用的胰岛素制剂及其特点

(1)超短效人胰岛素类似物:门冬胰岛素已被我国国家食品药品监督管理总局(SFDA)批准用于妊娠期,其特点是起效迅速,药效维持时间短,具有最强或最佳的降低餐后血糖的作用,不易发生低血糖,可用于控制餐后血糖水平。

(2)短效胰岛素:其特点是起效快,剂量易于调整,可皮下、肌内和静脉注射使用。

(3)中效胰岛素:是含有鱼精蛋白、短效胰岛素和锌离子的混悬液,只能皮下注射而不能静脉使用,注射后必须在组织中蛋白酶的分解作用下,将胰岛素与鱼精蛋白分离,释放出胰岛素再发挥生物学效应。其特点是起效慢,药效持续时间长,其降低血糖的强度弱于短效胰岛素。

(4)长效胰岛素类似物:地特胰岛素也已经被 SFDA 批准应用于妊娠期,可用于控制夜间血糖和餐前血糖。静脉注射胰岛素后能使血糖迅速下降,半衰期为 5～6 分钟,故可用于抢救糖尿病酮症酸中毒 DKA。

(5)妊娠期胰岛素应用的注意事项:①胰岛素初始使用应从小剂量开始,0.3～0.8 U/(kg·d)。每天计划应用的胰岛素总量应分配到三餐前使用,分配原则是早餐前最多,中餐前最少,晚餐前用量居中。每次调整后观察 2～3 天判断疗效,每次以增减 2～4 U 或不超过胰岛素每天用量的 20％为宜,直至达到血糖控制目标。②胰岛素治疗期间清晨或空腹高血糖的处理:夜间胰岛素作用不足、黎明现象和索马吉(Somgoyi)效应均可导致高血糖的发生。前两种情况必须在睡前增加中效胰岛素用量,而出现 Somogyi 效应时应减少睡前中效胰岛素的用量。③妊娠过程中机体对胰岛素需求的变化:妊娠中、晚期对胰岛素需求量有不同程度的增加;妊娠 32～36 周胰岛素需要量达高峰,妊娠 36 周后稍有下降,应根据个体血糖监测结果,不断调整胰岛素用量。

2.口服降糖药在 GDM 孕妇中的应用

(1)格列本脲:临床应用最广泛的、治疗 GDM 的口服降糖药,靶器官为胰腺,99％以蛋白结合形式存在,极少通过胎盘屏障。目前临床研究显示,妊娠中、晚期 GDM 孕妇应用格列本脲与胰岛素治疗相比,疗效一致,但前者使用方便,且价格便宜。但用药后发生子痫前期和新生儿黄疸需光疗的风险升高,少部分孕妇有恶心、头痛及低血糖反应。

(2)二甲双胍:可增加胰岛素的敏感性,目前的资料显示,妊娠早期应用对胎儿无致畸性,在多囊卵巢综合征的治疗过程中对早期妊娠的维持有重要作用。由于该药可以透过胎盘屏障,妊娠中晚期应用对胎儿的远期安全性尚有待证实。

因磺脲类及双胍类降糖药均能通过胎盘对胎儿产生毒性反应,因此孕妇不宜口服降糖药物治疗。对通过饮食治疗不能控制的妊娠期的糖尿病患者,为避免低血糖或酮症酸中毒的发生,胰岛素是其主要的治疗药物。显性糖尿病患者应在孕前改为胰岛素治疗,在使用胰岛素治疗的过程中,应特别注意用药的时间、剂量、使用方法等。

(四)分娩期护理

(1)妊娠合并糖尿病本身不是剖宫产指征,如有胎位异常、巨大儿、病情严重需终止妊娠时,常选择剖宫产,做好术前准备。若胎儿发育正常,宫颈条件较好,则适宜经阴道分娩。

(2)分娩时机及方式:分娩时,应严密监测血糖、密切监护胎儿状况,妊娠期糖尿病孕妇在分娩过程中,仍需维持身心舒适,给予支持以减缓分娩压力。

分娩时机:①无须胰岛素治疗而血糖控制达标的 GDM 孕妇,如无母儿并发症,在严密监测下可等待预产期到来,到预产期仍未临产者,可引产终止妊娠。②PGDM 及胰岛素治疗的 GDM 孕妇,如血糖控制良好且无母儿并发症,在严密监测下,妊娠 39 周后可终止妊娠;若血糖控制不满意或出现母儿并发症,应及时收入院观察,根据病情决定终止妊娠时机。③糖尿病伴发微血管病变或既往有不良产史者,需严密监护,终止妊娠时机应个体化。

分娩方式:糖尿病本身不是剖宫产指征。决定阴道分娩者,应制订分娩计划,产程中密切监测孕妇的血糖、宫缩、胎心率变化,避免产程过长。择期剖宫产的手术指征为糖尿病伴严重微血管病变,或其他产科指征。妊娠期血糖控制不好、胎儿偏大(尤其估计胎儿体重≤4 250 g 者)或有死胎、死产史者,应适当放宽剖宫产指征。

(五)心理护理

妊娠期糖尿病孕妇了解糖尿病对母儿的危害后,可能会因无法完成"确保自己及胎儿安全顺利地度过妊娠期和分娩期"这一母性心理发展任务而产生焦虑、恐惧及低自尊的反应,严重者造成身体意象紊乱。如妊娠分娩不顺利,胎婴儿产生不良后果,则孕妇心理压力更大,护理人员应提供各种交流的机会,鼓励其讨论面临的问题及心理感受。以积极的心态面对压力,并协助其澄清错误的观念和行为,促进身心健康。

四、健康指导

(1)宣教妊娠、分娩经过,提高母婴健康共识。

(2)指导实施有效的血糖控制方法,保持良好的自我照顾能力。

(3)预防产褥感染,鼓励母乳喂养。

(4)指导产妇定期接受产科和内科复查,重新确诊。

五、注意事项

(1)注意妊娠期糖尿病孕妇的管理,特别是饮食管理和药物治疗。

(2)重视酮症酸中毒的预防及早期识别。

(3)胰岛素使用的各项注意事项。

(4)注意对胎儿发育、胎儿成熟度、胎儿状况和胎盘功能等进行检测,必要时及早住院。

(毕翠翠)

参考文献

[1] 初钰华,刘慧松,徐振彦.妇产科护理[M].济南:山东人民出版社,2021.

[2] 成立红.妇产科疾病临床诊疗进展与实践[M].昆明:云南科学技术出版社,2020.

[3] 李佳琳.妇产科疾病诊治要点[M].北京:中国纺织出版社,2021.

[4] 丁丽.临床妇产科诊疗实践[M].北京:科学技术文献出版社,2020.

[5] 张秋香.妇产科疾病诊疗思维[M].沈阳:沈阳出版社,2020.

[6] 张海红.妇产科临床诊疗手册[M].西安:西北大学出版社,2021.

[7] 牛夕华.妇产科临床技术与实践[M].长春:吉林科学技术出版社,2020.

[8] 丁海燕,张力.妇产科护理[M].长春:吉林科学技术出版社,2019.

[9] 石一复,郝敏.妇产科症状鉴别诊断学[M].北京:人民卫生出版社,2021.

[10] 孙梅玲.妇产科疾病诊断与思维[M].北京:科学技术文献出版社,2020.

[11] 陈艳.现代妇产科诊疗[M].北京:中国纺织出版社,2019.

[12] 魏广琴.妇产科疾病诊疗与保健[M].北京:科学技术文献出版社,2020.

[13] 刘长慧,金百灵.妇产科护理[M].上海:上海科学技术出版社,2020.

[14] 张凤.临床妇产科诊疗学[M].昆明:云南科技出版社,2020.

[15] 焦杰.临床妇产科诊治[M].长春:吉林科学技术出版社,2019.

[16] 李境.现代妇产科与生殖疾病诊疗[M].开封:河南大学出版社,2020.

[17] 张勇华.临床妇产科诊治技术[M].天津:天津科学技术出版社,2020.

[18] 杨秀霞.现代妇产科护理技术与应用[M].汕头:汕头大学出版社,2020.

[19] 崔静.妇产科症状鉴别诊断与处理[M].开封:河南大学出版社,2020.

[20] 胡相娟.妇产科疾病诊断与治疗方案[M].昆明:云南科学技术出版社,2020.

[21] 李淑文,王丽君.妇产科护理[M].北京:人民卫生出版社,2020.

[22] 王玲.妇产科诊疗实践[M].福州:福建科学技术出版社,2020.

[23] 韩凤红.实用妇产科护理[M].长春:吉林科学技术出版社,2019.

[24] 郭历琛.妇产科诊断与治疗[M].天津:天津科学技术出版社,2020.

[25] 王春芳.妇产科疾病诊断与治疗[M].长春:吉林科学技术出版社,2020.

[26] 刘红霞.妇产科疾病诊治理论与实践[M].昆明:云南科学技术出版社,2020.

[27] 魏继文,郑海燕,王容.妇产科护理[M].武汉:华中科技大学出版社,2020.

[28] 谢莉玲,张秀平.妇产科护理学[M].北京:人民卫生出版社,2020.

[29] 崔英善,王喜慧.妇产科护理[M].上海:同济大学出版社,2020.

[30] 洪蕊,丁郭平,王雅娟.妇产科护理学[M].天津:天津科学技术出版社,2019.

[31] 刚香平.妇产科护理精要[M].长春:吉林科学技术出版社,2020.

[32] 樊明英.临床妇产科诊疗[M].北京:科学技术文献出版社,2020.

[33] 李建华,陈晓娟,徐成娟.现代妇产科诊治处理[M].北京:科学技术文献出版社,2019.

[34] 郑洋洋.妇产科疾病临床诊治[M].长春:吉林科学技术出版社,2020.

[35] 张茜.临床妇产科诊疗实践[M].北京:科学技术文献出版社,2020.

[36] 邢洁.子宫颈癌患者实施优质护理干预的效果[J].中国医药指南,2021,19(3):136-137.

[37] 卢成词.地诺前列酮栓在过期妊娠产妇中的应用价值[J].现代诊断与治疗,2021,32(3):368-369.

[38] 孔凡静,王瑜,武海英.妊娠期子宫破裂14例临床分析[J].医药论坛杂志,2021,42(6):10-14.

[39] 高宗芬,刘双.滴虫性阴道炎的临床诊疗探究[J].中外女性健康研究,2021,(7):69-70.

[40] 白志杰.黄体酮胶囊治疗闭经与无排卵型功能失调性子宫出血的效果探讨[J].基层医学论坛,2021,25(8):1070-1071.